现代临床护理新进展

杜蕾　刘招弟　孙艳芳　秦丽红　王睿　章蕾◎主编

吉林科学技术出版社

图书在版编目（CIP）数据

现代临床护理新进展/杜蕾等主编. --长春:吉林科学技术出版社,2024.3
ISBN 978-7-5744-1186-9

Ⅰ.①现… Ⅱ.①杜… Ⅲ.①护理学 Ⅳ.①R47

中国国家版本馆 CIP 数据核字(2024)第 064122 号

现代临床护理新进展

主　　编　杜　蕾　等
出 版 人　宛　霞
责任编辑　张　楠
封面设计　长春市阴阳鱼文化传媒有限责任公司
制　　版　长春市阴阳鱼文化传媒有限责任公司
幅面尺寸　185mm×260mm
开　　本　16
字　　数　310 千字
印　　张　13.25
印　　数　1~1500 册
版　　次　2024 年 3 月第 1 版
印　　次　2024 年10月第 1 次印刷

出　　版　吉林科学技术出版社
发　　行　吉林科学技术出版社
地　　址　长春市福祉大路5788 号出版大厦A 座
邮　　编　130118
发行部电话/传真　0431-81629529 81629530 81629531
81629532 81629533 81629534
储运部电话　0431-86059116
编辑部电话　0431-81629510
印　　刷　廊坊市印艺阁数字科技有限公司

书　　号　ISBN 978-7-5744-1186-9
定　　价　85.00元

目　　录

第一章　内科护理

第一节　支气管扩张症

支气管扩张症(简称支扩)是由于多种原因引起支气管树病理性、永久性的扩张,导致反复化脓性感染及气道慢性炎症,临床上表现为持续或反复地咳嗽、咳痰,有时伴有咯血,症状反复发作,可导致呼吸功能障碍及慢性肺源性心脏病。支气管扩张可分为先天性与继发性两种。先天性支气管扩张较少见,继发性支气管扩张症的发病基础多为反复感染、支气管阻塞及支气管壁的炎性损伤。炎症造成阻塞,阻塞又导致感染或引起感染的持续存在,最终导致支气管管壁平滑肌、弹力纤维甚至软骨的破坏,逐渐形成支气管持久性扩张。下呼吸道感染尤其是婴幼儿时期下呼吸道感染、支气管和肺结核是支气管扩张最常见的病因,还应注意排除支气管异物、误吸、免疫缺陷病、纤毛功能异常等少见病因。

一、诊断标准

支气管扩张的诊断应根据既往病史、临床表现、体征及实验室检查等资料综合分析确定,胸部高分辨CT(HRCT)是诊断支气管扩张的主要手段。明确诊断后还需要通过病史和相应的检查了解有无相关的基础疾病。

1.临床表现

咳嗽是支扩最常见的症状,且多伴有咳痰,痰常为脓性,清晨为多,可伴有呼吸困难。半数患者可出现咯血,多与感染相关,咯血量大小不等,可痰中带血至大量咯血。仅有咯血而无咳嗽及咳痰的称干性支气管扩张。原有症状中任一症状加重(痰量增加或脓性痰、呼吸困难加重、咳嗽增加、肺功能下降、疲劳乏力加重)或出现新症状(发热、胸膜炎、咯血),需要抗菌药物治疗往往提示感染导致的急性加重。反复发作者可有食欲缺乏、消瘦和贫血等全身症状。

听诊时于病变部位闻及粗糙的湿啰音是支气管扩张特征性的表现,以肺底部最为多见,多自吸气早期开始,吸气中期最响亮,一直持续至吸气末,且部位固定,不易消失。1/3的患者也可闻及哮鸣音或粗大的干啰音。杵状指(趾)较常见。

常见的并发症有反复肺部感染、脓胸、气胸和肺脓肿等,小部分患者可出现肺心病。

2.辅助检查

(1)胸部X线检查:X线胸片诊断支扩的敏感性及特异性均较差,病程早期胸片可能正常。也可有特征性的气道扩张和增厚,表现为类环形阴影或轨道征,囊性支气管扩张时可出现特征性的卷发样阴影。也可在同一部位反复出现炎症或炎症消散缓慢。

(2)胸部 HRCT:胸部 HRCT 诊断支气管扩张症的敏感性和特异性均达到了 90%以上,可代替支气管碘油造影确诊支气管扩张。支扩在 HRCT 上的主要表现为支气管内径与其伴行动脉直径对比的增大,称为“印戒征”,此外还可见到支气管呈柱状及囊状改变(呈“双轨征”或“串珠”状),气道壁增厚、黏液阻塞,细支气管炎时可出现树芽征及马赛克征。

(3)支气管碘油造影:可明确支气管扩张的部位、性质和范围,但由于此检查为创伤性检查,合并症较多,临床上很少应用,现已逐渐被胸部 HRCT 所取代。

(4)支气管镜检查:有助于除外异物堵塞等病因,通过支气管镜检查获取下呼吸道分泌物有助于明确病原菌,经支气管冲洗可清除气道内分泌物,解除气道阻塞。

(5)肺功能检查:所有患者均建议行肺通气功能检查并至少每年复查 1 次,多数患者表现为阻塞性通气功能障碍,弥散功能下降,33%~76%患者存在气道高反应性。合并气流阻塞者应行舒张试验评价用药后肺功能改善情况。

(6)实验室检查:血炎症标志物(血常规白细胞和中性粒细胞计数,ESR,CRP,PCT)可反映疾病活动性及感染导致的急性加重严重程度;血清免疫球蛋白(IgG,IgA,IgM)测定和血清蛋白电泳可除外体液免疫缺陷;血清 IgE 测定,烟曲霉过敏原皮试及烟曲霉特异性 IgE、IgG 测定有助于除外变应性支气管肺曲霉菌病;必要时可检测类风湿因子、抗核抗体、ANCA 除外结缔组织病;血气分析可判断是否合并低氧血症和(或)高碳酸血症。

(7)微生物学检查:所有支扩患者均常规留取合格痰标本行微生物学检查,急性加重时应在应用抗菌药物前留取痰标本,痰培养及药敏试验对抗菌药物的选择具有重要的指导意义。

(8)其他检查:糖精试验和(或)鼻呼出气一氧化氮测定可用于筛查纤毛功能异常,疑诊者需须进行鼻和支气管黏膜活检的电镜检查;两次汗液氯化物检测及 CFTR 基因突变分析有助于除外囊性纤维化。

二、辅助检查

1.影像学检查

①胸部平片:早期轻症患者常无异常,偶见一侧或双侧下肺纹理增多或增粗,典型者可见多个不规则的蜂窝状透亮阴影或沿支气管的卷发状阴影,感染时阴影内可有平面。②CT 扫描:高分辨 CT(HRCT)诊断的敏感性和特异性均可达到 90%以上,现已成为支气管扩张的主要诊断方法。特征性表现为管壁增厚的柱状扩张或成串成簇的囊样改变。③支气管造影:是确诊支气管扩张的主要依据。可确定支气管扩张的部位、性质、范围和病变的程度,为外科决定手术指征和切除范围提供依据。但由于这一技术为创伤性检查,现已被 CT 取代。

2.其他检查

纤维支气管镜有助于鉴别管腔内异物,肿瘤或其他阻塞性因素引起的支气管扩张,还可进行活检、局部灌洗等检查。肺功能测定可以证实由弥散性支气管扩张或相关的阻塞性肺病导致的气流受限。痰涂片及痰培养可指导抗生素治疗。急性感染时血常规白细胞及中性粒细胞增高。血清免疫球蛋白和补体检查有助于发现免疫缺陷病引起呼吸道反复感染所致的支气管扩张。

三、诊断要点

根据反复发作的咳嗽、咳脓性痰、咯血的病史和体征，以及儿童时期诱发支气管扩张的呼吸道感染史，结合X线、CT检查，临床可作出诊断。如要进一步明确病变部位和范围，可作支气管造影。

四、治疗要点

治疗原则是防治呼吸道反复感染，保持呼吸道引流通畅，必要时手术治疗。

1.清除痰液，畅通呼吸道

包括稀释脓性痰和体位引流，必要时还可经纤维支气管镜吸痰。

(1)稀释脓性痰：可选用祛痰药或生理盐水20mL加α-糜蛋白酶5mg，超声雾化吸入，使痰液变稀，易于排出。支气管痉挛可影响痰液排出，如无咯血，可选用支气管舒张剂，如口服氨茶碱0.1g，每天3～4次，或其他茶碱类药物。必要时可加用β_2受体激动剂或抗胆碱药物喷雾吸入。

(2)体位引流：有助于排除积痰，减少继发感染和全身中毒症状。对痰多、黏稠而不易排出者，有时其作用强于抗生素治疗。

(3)纤维支气管镜吸痰：体位引流无效时，可经纤支镜吸痰及用生理盐水冲洗稀释痰液，也可局部滴入抗生素。必要时在支气管内滴入1/1000肾上腺素消除黏膜水肿，减轻阻塞，有利痰液排出。

2.控制感染

控制感染是支气管扩张急性感染期治疗的主要措施。根据痰液细菌培养和药敏试验结果，选用有效抗菌药物。一般轻症者可口服阿莫西林或氨苄西林，或第一、二代头孢菌素，氟喹诺酮类或磺胺类抗菌药。重症者，尤其是假单胞属细菌感染者，常需第三代头孢菌素加氨基糖苷类药联合静脉用药。如有厌氧菌混合感染者加用甲硝唑(灭滴灵)或替硝唑。

3.咯血的处理

如咯血达中等量(100mL)以上，经内科治疗无效者，可行支气管动脉造影，根据出血小动脉的定位，注入明胶海绵或聚乙烯醇栓，或导入钢圈行栓塞止血。

4.手术治疗

病灶范围较局限，全身情况较好，经内科治疗后仍有反复大咯血或感染，可根据病变范围做肺段或肺叶切除术，但术前须明确出血部位。如病变范围广泛或伴有严重心、肺功能障碍者不宜手术治疗。

五、护理要点

1.休息和环境

急性感染或病情严重者应卧床休息。保持室内空气流通,维持适宜的温、湿度,注意保暖。使用防臭、除臭剂,消除室内异味。病情稳定时避免诱因如戒烟,避免到空气污染的公共场所和有烟雾的场所,避免接触呼吸道感染患者等。

2.饮食护理

提供高热量、高蛋白质、富含维生素饮食,避免冰冷食物诱发咳嗽,少食多餐。因咳大量脓痰,指导患者在咳痰后及进食前用清水或漱口剂漱口,保持口腔清洁,增加食欲。鼓励患者多饮水,每天 1500mL 以上,充足的水分可稀释痰液,有利于排痰。

3.促进排痰

帮助患者掌握有效咳嗽、雾化吸入、体位引流方法,促进痰液排出。

4.病情观察

观察咳嗽、痰液的量、颜色和黏稠度,与体位的关系,痰液是否有臭味。观察咯血程度,及发热、消瘦、贫血等全身症状,出现气促、发绀常表示病情严重。

5.用药护理

按医嘱用抗生素、祛痰剂、支气管舒张药物,指导患者掌握药物的疗效、剂量、用法和不良反应。

6.咯血护理

(1)休息与体位:小量咯血嘱患者静卧休息,少活动。中量咯血应卧床休息,平卧,头偏向一侧或取患侧卧位。大量咯血取患侧向下,头低脚高位卧位,便于血液引流。保持环境安静,大量咯血者床旁备好吸痰、气管插管、气管切开等抢救设备。

(2)心理护理:安慰患者,消除患者恐惧和紧张心理,防止患者屏气或声门痉挛,鼓励患者轻轻咳出积在气管内的痰液或血液,及时帮助患者去除污物,给予口腔护理祛除口腔血腥味。

(3)止血治疗:垂体后叶素是咯血治疗常用药物。静脉滴注垂体后叶素可使动脉收缩,从而达到止血目的。但其可以引起全身血管的收缩,并可引起子宫收缩,因此使用时注意控制滴速,监测血压。在存在冠心病或高血压时慎用,妊娠者则禁止使用。药物止血失败时可采取支气管动脉栓塞治疗或外科手术治疗。

(4)饮食护理:小量咯血者进温凉饮食,少量多餐,禁烟及辛辣刺激性食物,适当进食纤维素食物,以保持大便通畅。中量或大量咯血者暂禁食。

(5)病情观察:定期监测体温、心率、呼吸、血压,观察并记录咯血量、颜色及频率。每日咯血量在 100mL 以内为小量,100～500mL 为中等量,500mL 以上或一次咯血 300mL 以上为大量。观察咯血先兆,如胸闷、气急、咽痒、咳嗽、心窝部灼热、口感甜或咸等症状。大咯血好发时间多在夜间或清晨,应严格交接班制度,密切观其病情变化,加强夜班巡视,特别注意倾听患者的诉说及情绪变化。咯血时颜色为鲜红色常提示活动性出血,应警惕咯血不畅引起窒息。密切观察患者有无胸闷、烦躁不安、气急、面色苍白、口唇发绀、咯血不畅等窒息前症状。

(6)大咯血窒息的抢救：抢救的关键是及时解除呼吸道梗阻，畅通呼吸道。出现窒息征象时，如呼吸极度困难、表情恐怖、张口瞪目、两手乱抓、大汗淋漓、一侧或双侧呼吸音消失，甚至神志不清等，应立即：①将患者抱起，取头低脚高俯卧位，使上半身与床沿呈 45°～90°角，助手轻托患者头部使其后仰，以减少气道的弯曲，利于血液引流。②嘱患者一定要将血咯出，不要屏气，并轻拍健侧背部促进血块排出，迅速挖出或吸出口、咽、喉、鼻部血块。无效时立即气管插管或气管切开，解除呼吸道阻塞。③吸氧：立即高流量吸氧。④迅速建立静脉通路：最好是两条静脉通路，根据需要给予呼吸兴奋剂、止血或扩容升压治疗。⑤呼吸心搏骤停者立即心肺复苏。

六、健康教育

支气管扩张与感染密切相关。因此，应指导患者和家属早期发现和治疗呼吸道感染，以免发展为支气管扩张。戒烟、避免烟雾和灰尘刺激有助于避免疾病的复发，防止病情恶化。各种阻塞性损害和异物应迅速解除。

教会患者掌握有效咳嗽、雾化吸入、体位引流方法，以及抗生素的作用、用法、不良反应等。患者和家属还应学会识别支气管扩张典型的临床表现：痰量增多、血痰、呼吸困难加重、发热、寒战和胸痛等。一旦发现症状加重，应及时就诊。

鼓励患者参加体育锻炼，增强机体免疫力和抗病能力。建立良好的生活习惯，劳逸结合，消除紧张心理，防止病情进一步恶化。

第二节　呼吸衰竭

呼吸衰竭(简称呼衰)，是由于肺内和(或)肺外各种原因引起肺通气功能和(或)换气功能障碍，导致患者不能进行有效的气体交换，在呼吸空气(海平面，大气压、静息状态下)时，产生严重缺氧(或)伴二氧化碳潴留，从而引起一系列生理功能和代谢紊乱。呼吸衰竭是指全部的呼吸系统的功能不全(包括肺、胸壁、脑)，不能完成正常的氧供给和二氧化碳的清除。最终，将在细胞水平影响呼吸功能。

多种因素都会导致呼吸衰竭，常见病因可归纳为以下两个方面。

(1)中枢神经系统及传导系统疾病、呼吸肌疾患、呼吸道疾病和胸廓疾病等，均可引起呼吸动力损害、增加气道阻力和限制肺的扩张，导致通气不足、通气与血流比例失调，产生缺氧，或伴二氧化碳潴留。

(2)肺组织病变，如肺炎、肺不张、肺水肿、急性肺损伤、肺血管病和肺纤维化，主要引起通气和血流比例失调、肺内静脉血分流增加和弥散功能障碍，导致换气功能损害，发生缺氧，因通气过度引起二氧化碳分压降低，出现Ⅰ型呼吸衰竭。严重者因肺部病变加重、呼吸肌疲劳伴二氧化碳潴留而出现酸中毒，发生Ⅱ型呼吸衰竭。

根据病因和发病机制，呼吸衰竭可分为急性呼吸衰竭和慢性呼吸衰竭。

一、诊断标准

1.临床表现

(1)呼吸困难：表现为呼吸频率、幅度、节律和体位的改变。如COPD患者呼衰由慢而深的呼吸变为浅快；半卧位或坐位，辅助呼吸肌参与点头或提肩呼吸。ARDS患者先为快而深大变为浅弱呼吸，伴鼻翼翕动。中枢性呼吸衰呈潮式、间歇或抽泣样呼吸等。

(2)发绀：是缺氧的典型表现。当 $SaO_2 < 85\%$ 时，可在口唇、指(趾)甲出现发绀。

(3)精神神经症状：急性缺氧可立即出现精神错乱、恐惧、狂躁、昏迷、抽搐等症状；慢性缺氧多有智力或定向功能障碍。高碳酸血症在中枢性抑制之前出现失眠、烦躁、躁动的兴奋症状，随后因中枢抑制表现为神志淡漠、肌肉震颤、间歇抽搐、昏睡，甚至昏迷等，并出现腱反射消失，锥体束征阳性。急性呼吸性酸中毒，$pH < 7.25$ 时，会出现精神症状。

(4)血液循环系统症状：心率加快，血压上升和右心功能不全体征。二氧化碳潴留可出现皮肤温暖、颜面红润和搏动性头痛。严重缺氧和酸中毒($pH < 7.25$)会引起心肌损害、血压下降、心律失常、心脏停搏($pH < 6.8$)。

(5)消化道和泌尿系统症状：严重缺氧和二氧化碳潴留引起肝肾功能损害。常因胃肠道黏膜充血水肿、糜烂渗血，或应激性溃疡出血。吐咖啡样物或黑便，隐血试验阳性。肾功能损害者还可出现尿少、无尿等。

2. 诊断依据

(1)患者有急性或慢性呼吸衰竭基础疾病病史及诱因。

(2)缺氧和(或)伴有二氧化碳潴留的上述临床表现。

(3)动脉血气分析能确诊呼吸衰竭的类型及其程度，对指导氧疗、机械通气各种参数的调节，以及纠正酸碱失衡和电解质紊乱均有重要意义。

3.诊断标准

呼吸空气条件(海平面大气压)下，$PaO_2 < 60mmHg$，或伴 $PaCO_2 < 35mmHg$，诊断为Ⅰ型呼吸衰竭。若伴有 $PaCO_2 > 50mmHg$，诊断为Ⅱ型呼吸衰竭；根据病程的发展，可分为急性呼吸衰竭和慢性呼吸衰竭；慢性呼吸衰竭因机体的代偿，将 $PaO_2 < 55mmHg$、$PaCO_2 > 55mmHg$ 作为慢性呼吸衰竭诊断的参考指标，且无明显酸中毒。

二、治疗原则

1.对呼吸衰竭的病因和诱因作相应处理

2.保持呼吸道通畅

据患者情况做相应处理；应用祛痰剂，鼓励患者咳痰；应用雾化吸入 β_2 受体激动剂和胆碱能受体阻滞剂扩张支气管。吸入或静脉应用糖皮质激素；排痰能力较差的患者可吸出口腔、咽喉部的分泌物和胃内反流物，有条件可用纤维支气管镜将分泌物吸出，或采用气管插管或气管切开吸痰后机械通气。

3.氧疗和改善换气功能

(1)通过鼻导管、鼻塞、面罩和机械通气氧疗。吸入氧浓度使动脉血气中 PaO_2＞60mmHg、SaO_2＞95％。鼻导管或鼻塞(闭口呼吸)的吸入氧浓度(FiO_2)＝($VIO_2 \times Ti/T_{tot} \times$79％)/VE，从公式中可知 FiO_2 与吸入氧流量(VIO_2、L/min)和吸气时间与呼气时间之比成正比，而与每分钟通气量(VE)成反比。文丘里(Venturi)面罩供氧是利用氧流量产生负压，吸入的空气来稀释氧，使 VIO_2 控制在25％～50％氧浓度。机械通气吸入氧浓度是通过氧电极来测呼吸机为空气与氧混合器的 FiO_2。

(2)加用呼气末正压(PEEP)的机械通气模式。PEEP有利于陷闭的小气道和肺泡复张，减轻肺泡和肺间质水肿，改善患者的通气与血流比例、弥散功能，更为重要的是降低肺内静脉血的分流量，提高氧合功能。PEEP的数值应符合患者的病理生理的需要，PEEP过高反而增高肺泡压，可引起肺损伤，影响血流动力学。

(3)注意出入液量平衡，减轻肺水肿，必要时在患者血流动力学和电解质(血钾)允许的条件下，应用利尿剂。

(4)并发肾功能不全时，在条件许可下，可进行血液净化，改善肺水肿，清除炎症介质。

(5)糖皮质激素对非感染因素，如脂肪栓塞，羊水栓塞、中毒性肺损伤，经大剂量短时间的应用，对改善非感染性肺水肿有良好的疗效。

4.增加肺泡通气量，改善二氧化碳潴留

肺泡通气不足导致二氧化碳潴留，只有增加肺泡通气量才能有效地排出二氧化碳。无创或有创机械通气治疗呼吸衰竭不仅能增加有效肺泡通气量，亦能改善氧合功能。

5.纠正酸碱平衡失调和电解质紊乱

呼吸性酸中毒应通过增加通气量来纠正，如急性呼吸衰竭或慢性呼吸衰竭急性加重产生严重酸中毒，pH＜7.25或发生低血压，或合并代谢性酸中毒，应适当补充碳酸氢钠。呼吸性酸中毒合并代谢性碱中毒且有碱血症者，可适当补氯化钾或氯化钠溶液。

6.抗感染治疗

呼吸道感染是呼吸衰竭最常见的诱因。建立人工气道机械通气后或免疫功能低下的患者易反复发生感染，且不易控制。应根据痰细菌、真菌等培养和药物敏感试验结果等，选择有效的抗生素。

7.合并症的防治

呼吸衰竭可合并消化道出血、心功能不全、休克、肝、肾功能障碍、凝血功能障碍，或并发气胸纵隔气肿，应做相应治疗。

8.营养支持

呼吸衰竭机体代谢增加，易发生营养不良。急性加重时，应做鼻饲高蛋白、高脂肪和低碳水化合物，以及多种维生素和微量元素的饮食，必要时给予静脉高营养。营养途径包括：经胃肠营养;胃肠外营养;营养成分为高蛋白(15%~20%),高脂肪(30%~35%),低碳水化合物(45%~50%),适量维生素及微量元素原则:小量开始,循序渐进。应保证热卡量为基础能耗的20%~50%,经验上1500~2000kal/d。

[附:基础能耗:BEE(男性)(kal/d)=66.47+13.75W+5H-6.8A(kcal)

BEE(女性)(kal/d)=66.5+9.68W+1.85H-4.68A(kcal)]

(W:体重,kg;H:身高,cm;A:年龄,岁)

三、护理要点

1.病情观察

呼吸衰竭往往会累及心肾等重要脏器,因此应及时将重症患者转入ICU,加强对重要脏器功能的监测与支持。

(1)神志:神志与精神的改变,对发现肺性脑病先兆极为重要。如精神恍惚、白天嗜睡、夜间失眠、多语或躁动为肺性脑病表现。若患者出现昏迷要检查瞳孔大小及对光反射、肌张力、腱反射及病理征,以判断昏迷程度。

(2)生命体征:定时测量并记录体温、脉搏、呼吸、血压。注意呼吸幅度、频率、节律的变化,辅助呼吸肌参与呼吸运动的情况。若呼吸变浅、减慢、节律不齐或呼吸暂停,为呼吸中枢受抑制的表现。病程早期患者心率加速、血压上升,后期心脏功能失代偿可致心率减慢、血压下降。

(3)痰:注意痰量、性状及排痰是否通畅。痰量及颜色的改变可直接反映感染的程度及治疗效果。如痰量增多,黄色脓性,表示感染加重;原有大量痰液突然减少,常见于快速利尿,分泌物干结,病情加重,痰栓堵塞小支气管等情况。

(4)尿量、呕吐物和粪便颜色:尿量多少,反映患者体液平衡和心、肾功能的情况。在呼吸衰竭尤其是合并心力衰竭、肾衰竭、休克患者,应每日记录出入量。呼吸衰竭患者常合并消化道出血,应注意观察呕吐物和粪便颜色,并做隐血试验,以便及早发现。

(5)皮肤黏膜:缺氧可致口唇、甲床等部位出现发绀。如发现在输液过程容易发生针头堵塞、注射部位出血或有瘀斑、皮肤黏膜自发出血等,提示呼衰合并弥散性血管内凝血的可能,应及时与医师联系,尽早采取治疗措施。

(6)动脉血气监测:遵医嘱定时采集动脉血,标本及时送检进行血气分析检查,以了解缺氧或二氧化碳潴留的程度,有无酸碱失衡。

2.保持呼吸道通畅,改善通气

通畅的呼吸道是进行各种呼吸支持治疗的前提条件。

(1)清除气道内分泌物及异物:及时清除痰液,清醒患者鼓励用力咳痰,痰液黏稠难以咳出者,可进行雾化,稀释痰液。对于咳嗽无力或昏迷患者,给予定时协助翻身、拍背,促进排痰,必要时可机械吸痰.以保持呼吸道通畅。

(2)遵医嘱应用支气管扩张剂、祛痰药、呼吸兴奋剂等。呼吸兴奋剂主要适用于以中枢抑制为主、通气量不足引起的呼吸衰竭,对以肺炎、肺水肿、弥散性肺纤维化等病变引起的以肺换气功能障碍为主所导致的呼吸衰竭患者，一般不使用。尼可刹米是常用的呼吸中枢兴奋剂，可使呼吸加深加快，能增加通气量，还有一定的复苏作用。常规用量为0.375～0.75静脉缓慢推注，继以3.0～3.75g加入250mL或500mL的液体中以每分钟25～30滴静脉滴注。可根据动脉血气改变而调节尼可刹米用量。多沙普伦除直接兴奋呼吸中枢外，还可通过颈动脉化学感受器反射性兴奋呼吸中枢，作用强，安全范围大。应用呼吸兴奋剂时应注意：①必须保持呼吸道通畅，控制滴速，适当提高吸氧浓度。不可突然停药。②密切观察用药后反应，及时调整药量和给药速度。应用呼吸兴奋剂后，若出现颜面潮红、面部肌肉颤动、烦躁不安等现象，表示过量，应减慢滴速或停用。

(3)加强心理护理，教会患者自我放松等各种缓解焦虑的方法，以缓解呼吸困难，改善通气。

(4)对烦躁不安、失眠的Ⅱ型呼吸衰竭患者，禁用对呼吸有抑制的药物，如吗啡等，慎用镇静剂，如地西泮等，以防引起呼吸抑制。

(5)若患者昏迷，应使其处于仰卧位，头后仰，托起下颌并将口打开。患者昏迷逐渐加深，呼吸不规则或出现暂停，呼吸道分泌物增多，咳嗽和吞咽反射明显减弱或消失时，应立即建立人工气道，即气管插管或气管切开，使用机械通气。

(6)气道湿化：干燥的气体长期吸入将损伤呼吸道上皮细胞和支气管表面的黏液层，使痰液不易排出，细菌容易侵入而致呼吸道或肺部感染，因此，无论是经过患者自身气道或人工气道进行氧疗，均必须充分湿化呼吸道黏膜。保证患者足够液体摄入是保持呼吸道湿化最有效的措施。目前已有多种提供气道湿化用的湿化器或雾化器装置，可以直接使用或与呼吸机连接应用。湿化是否充分最好的标志是观察痰液是否容易咳出或吸出。应用湿化装置后应当记录每日湿化器消耗的液体量，以免湿化过量。

(7)氧疗：通过鼻导管或面罩吸氧，以提高PaO_2和血氧饱和度，改善组织缺氧。急性呼吸衰竭患者，应立即实施氧疗。慢性呼吸衰竭机体有一定的代偿和适应能力，一般将PaO_2＜60mmHg(6.6kPa)定为氧疗的指征，PaO_2＜55mmHg必须氧疗。对于确定吸氧浓度的原则是保证PaO_2提高到60mmHg或脉搏容积血氧饱和度(SpO_2)达90%以上的前提下，尽量减低吸氧浓度，以免发生氧中毒。

Ⅰ型呼吸衰竭：其主要问题为氧合功能障碍而通气功能基本正常，较高浓度(35%～50%)或高浓度氧(＞50%)给氧可以迅速缓解低氧血症而不致引起CO_2潴留，当PaO_2＞70mmHg时应逐渐降低氧浓度。由于肺水肿和肺不张所致的肺内静脉血分流增加性缺氧，由于肺泡内充满液体和肺泡萎陷不张，若分流＞30%，即使吸纯氧也难以纠正缺氧，往往需要机械通气治疗。

Ⅱ型呼吸衰竭：如COPD引起的慢性呼吸衰竭，应采取低浓度(＜30%)持续给氧，这样既能纠正缺氧又能防止CO_2潴留的加重。

3.吸氧装置

(1)鼻导管或鼻塞：主要优点为简单、方便；不影响患者咳痰、进食。缺点为氧浓度不恒定，易受患者呼吸的影响;高流量时对局部黏膜有刺激,氧流量不能大于 7L/min。吸入氧浓度与氧流量的关系:吸入氧浓度(%)=21+4×氧流量(L/min)。

(2)面罩:主要包括简单面罩、带储气囊无重复呼吸面罩和文丘里面罩,主要优点为吸氧浓度相对稳定,可按需调节,该方法对于鼻黏膜刺激小,缺点为在一定程度上影响患者咳痰、进食。

4.纠正酸碱平衡失调和电解质紊乱

在呼吸衰竭治疗过程中,以下几种类型的酸碱平衡失调为多见。

(1)呼吸性酸中毒:主要的治疗措施是改善通气,维持有效的通气量,促进 CO_2 排出。失代偿严重者可以给予碱性药,如三羟基氨基甲烷(THAM),碳酸氢钠可暂时纠正 pH,但会使通气量减少,加重 CO_2 潴留,应慎用。

(2)代谢性酸中毒:多为低氧血症所致乳酸增多,血容量不足,周围循环衰竭,肾功能障碍影响酸性代谢产物的排出而引起酸中毒,其治疗是通过改善缺氧,并及时治疗引起代谢性酸中毒的因素,若 pH<7.20,可给予碱性药。

(3)呼吸性酸中毒合并代谢性碱中毒:主要原因为快速利尿或使用激素而致低血钾、低血氯,补充碱性药过量,机械通气治疗中 $PaCO_2$ 下降过快。因此应注意在使用机械通气时避免 CO_2 排出过快,严格掌握补碱的量,在应用利尿剂时注意补充氯化钾等。若 pH>7.45 而且 $PaCO_2$≤60mmHg 时,也可考虑使用碳酸酐酶抑制剂如乙酰唑胺或精氨酸盐等药物。

(4)呼吸性碱中毒:常因过度通气,$PaCO_2$ 下降过快所致,因此应适当控制通气量。

(5)电解质紊乱:以低钾、低氯、低钠最为常见,应及时纠正。

5.预防及控制感染

呼吸道感染是呼吸衰竭最常见的诱因,尤其在安置人工呼吸机和免疫功能低下时,感染更易反复发生,且不易控制。

(1)做好基础护理,预防感染,尤其是呼吸道感染的发生。

(2)在加强痰液引流的同时,应选择有效抗生素迅速控制呼吸道感染。药物选择应综合临床表现、痰培养及药敏试验结果全面分析。

6.营养支持

营养支持对提高呼吸衰竭的抢救成功率及患者生活质量均有重要意义。呼吸衰竭患者由于呼吸增快、发热等因素,导致能量消耗增加,机体代谢处于负平衡。抢救时常规鼻饲高蛋白、高脂肪、低糖类,以及含多种维生素、微量元素的流质饮食,必要时给予静脉营养治疗。一般热量达 14.6kJ(kg·d),病情稳定后,鼓励患者经口进食。

7.防治并发症

慢性呼吸衰竭常见的合并症是慢性肺源性心脏病、右心衰竭,急性加重时可合并上消化道出血、休克和多器官功能衰竭等,应积极防治。严重呼吸衰竭可因脑水肿、脑疝危及生命,应给予脱水治疗。一般主张以轻、中度脱水为宜,以防止脱水后血液浓缩,痰液不能排出。

8.病因治疗

协助医生积极进行相关检查，寻找引起呼吸衰竭的不同原发病，积极治疗，如处理药物中毒，脑血管疾病、肌肉疾病等。

第三节　心力衰竭

一、概述

心力衰竭是由于各种心脏疾病导致心功能不全的临床综合征。心力衰竭通常伴有肺循环和(或)体循环的充血，故又称之为充血性心力衰竭。

心功能不全分为无症状和有症状两个阶段，无症状阶段是有心室功能障碍的客观指标如射血分数降低，但无充血性心力衰竭的临床症状，如果不积极治疗，将会发展成有症状心功能不全。

(一)临床类型

1.发展速度分类

按其发展速度可分为急性和慢性两种，以慢性居多。急性心力衰竭常因急性的严重心肌损害或突然心脏负荷加重，使心排血量在短时间内急剧下降，甚至丧失排血功能。临床以急性左侧心力衰竭为常见，表现为急性肺水肿、心源性休克。

慢性心力衰竭病程中常有代偿性心脏扩大、心肌肥厚和其他代偿机制参与的缓慢的发展过程。

2.发生部位分类

按其发生的部位可分为左心、右心和全心衰竭。左侧心力衰竭临床上较常见，是指左心室代偿功能不全而发生的，以肺循环淤血为特征的心力衰竭。

右侧心力衰竭是以体循环淤血为主要特征的心力衰竭，临床上多见于肺源性心脏病、先天性心脏病、高血压、冠心病等。

全心衰竭常是左侧心力衰竭使肺动脉压力增高，加重右心负荷，长此以往，右心功能下降、衰竭，即表现出全心功能衰竭症状。

3.功能障碍分类

按有无舒缩功能障碍又可分为收缩性和舒张性心力衰竭。收缩性心力衰竭是指心肌收缩力下降，心排血量不能满足机体代谢的需要，器官、组织血液灌注不足，同时出现肺循环和(或)体循环淤血表现。

舒张性心力衰竭见于心肌收缩力没有明显降低，可使心排血量正常维持，心室舒张功能障碍以致左心室充盈压增高，使肺静脉回流受阻，而导致肺循环淤血。

(二)心力衰竭分期

心力衰竭的分期可以从临床上判断心力衰竭的不同时期，从预防着手，在疾病源头上给予干预,减少和延缓心力衰竭的发生,减少心力衰竭的发展和死亡。心力衰竭分期分为四期。

A期:心力衰竭高危期,无器质性心脏或心力衰竭症状,如患者有高血压、代谢综合征、心绞痛,服用心肌毒性药物等,均可发展为心力衰竭的高危因素。

B期:有器质性心脏病如心脏扩大、心肌肥厚、射血分数降低,但无心力衰竭症状。

C期:有器质性心脏,病程中有过心力衰竭的症状。

D期:需要特殊干预治疗的难治性心力衰竭。

心力衰竭的分期在病程中是不能逆转的,只能停留在某一期或向前发展,只有在A期对高危因素进行有效治疗,才能减少发生心力衰竭,在B期进行有效干预,可以延缓发展到有临床症状的心力衰竭。

(三)心功能分级

(1)根据患者主观症状和活动能力,心功能分为四级。

Ⅰ级:患者表现为体力活动不受限制,一般活动不出现疲乏、心悸、心绞痛或呼吸困难等症状。

Ⅱ级:患者表现为体力活动轻度受限制,休息时无自觉症状,但日常活动可引起气急、心悸、心绞痛或呼吸困难等症状。

Ⅲ级:患者表现为体力活动明显受限制,稍事活动可有气急、心悸等症状,有脏器轻度淤血体征。

Ⅳ级:患者表现为体力活动重度受限制,休息状态也有气急、心悸等症状,体力活动后加重,有脏器重度淤血体征。

此分级方法多年来在临床应用,优点是简便易行,缺点是仅凭患者主观感觉,常有患者症状与客观检查有差距,患者个体之间差异比较大。

(2)根据客观评价指标,心功能分为A、B、C、D级。

A级:无心血管疾病的客观依据。

B级:有轻度心血管疾病的客观依据。

C级:有中度心血管疾病的客观依据。

D级:有重度心血管疾病的客观依据。

此分级方法对于轻、中、重度的标准没有具体的规定,需要临床医师主观判断。但结合第一个根据患者主观症状和活动能力进行分级的方案,是能弥补第一分级方案的主观症状与客观指标分离情况的。如患者心脏超声检查提示轻度主动脉瓣狭窄,但没有体力活动受限制的情况,联合分级定为Ⅰ级B。又如患者体力活动时有心悸、气急症状,但休息症状缓解,心脏超声检查提示左心室射血分数(LVEF)为<35%,联合分级定为Ⅱ级C。

(3)6分钟步行试验:要求患者6分钟之内在平直走廊尽可能地快走,测定其所步行的距离,若6分钟步行距离<150m,表明为重度心功能不全,150~425m为中度,426~550m为轻度心功能不全。

此试验简单易行、安全、方便,用于评定慢性心力衰竭患者的运动耐力,评价心脏储备能力，也常用于评价心力衰竭治疗的效果。

（四）护理措施

1.一般护理

（1）休息与活动：保证患者体位的舒适性，有明显呼吸困难者给予高枕卧位或半卧位；端坐呼吸者可使用床上小桌，必要时双腿下垂；伴胸腔积液、腹腔积液者宜采取半卧位；下肢水肿者可抬高下肢，促进下肢静脉回流。协助卧床患者定时改变体位，以防止发生压疮；卧床期间可给予气压式血液循环驱动泵，或指导患者进行踝泵运动，以促进下肢血液循环；必要时加床挡防止坠床、跌倒的发生。长期卧床者易发生静脉血栓形成甚至发生肺栓塞，因此应根据其心功能分级制订活动计划，可按照半卧位、坐位、床边摆动肢体、床边站立、室内活动、短距离步行等方式逐步进行。

（2）吸氧：遵医嘱给予氧气吸入，指导患者及家属安全用氧，嘱其不可自行调节氧流量。

（3）皮肤护理：保持床单位清洁、干燥、平整，可使用气垫床。指导并告知患者变换体位的方法、间隔时间及其重要性。膝部及踝部、足跟、背部等骨隆突处可垫软枕以减轻局部压力，必要时可用减压敷料保护局部皮肤。翻身及床上使用便器时动作轻巧，避免拉、拽等动作，防止损伤皮肤。严重水肿患者可给予芒硝湿敷并及时更换。

（4）饮食：遵医嘱给予低盐、清淡、易消化饮食，少食多餐，伴低蛋白血症者可给予高蛋白饮食。

2.病情观察

密切观察并记录患者体温、心率、心律、血压、呼吸、血氧饱和度等，发现异常及时通知医生。水肿患者每日观察水肿变化，下肢水肿患者测量腿围并记录，腹腔积液患者测量腹围并记录，胸腔积液及心包积液患者观察呼吸困难的程度，准确记录24小时出入量，每日测量体重，以便早期发现液体潴留，协助做好相应检查及抽液的配合。

3.用药护理

静脉输液速度不宜过快，输液量不宜过多，可遵医嘱使用输液泵控制输液速度。

（1）利尿剂：包括呋塞米、托拉塞米、螺内酯、双氢克尿噻等。不良反应主要有电解质紊乱、直立性低血压、头晕、疲乏、胃肠道反应。嘱患者用药后应缓慢改变体位，并遵医嘱监测电解质、体重、血压及尿量的变化。

（2）洋地黄制剂：包括地高辛、毛花苷C等。洋地黄中毒的临床表现主要有心脏毒性反应、神经毒性反应、胃肠道症状等。用药期间，注意定期监测地高辛浓度，按时给药，口服给药前若患者心率低于60次/分或节律不规则时应暂停给药，并通知医生处理；静脉使用洋地黄制剂时，应缓慢给药，同时监测心率、心律变化。若出现洋地黄中毒症状应立即停药，遵医嘱根据电解质结果给予补钾及使用抗心律失常药物处理。

（3）正性肌力药物：包括多巴酚丁胺，多巴胺等。使用时注意观察患者的心率和血压变化，定时观察输液及穿刺部位血管的情况，及时发现血管活性药物对穿刺部位血管的刺激情况，必要时重新更换穿刺部位，防止发生静脉炎或药物渗出，保证患者的用药安全。

(4)血管扩张剂：常选用硝酸酯类药物，其不良反应包括搏动性头痛、头晕、疲乏、胃肠道反应、晕厥、低血压、面部潮红等，使用时注意观察患者用药的反应及血压变化。

(5)ACEI：包括贝那普利、福辛普利钠等。其不良反应主要有皮疹、直立性低血压、干咳、头晕、疲乏、胃肠道反应，与保钾利尿剂合用时易致血钾升高。服药时若出现不明原因的干咳应通知医生，遵医嘱减量或更换药物，并每天监测患者的血压、体重，记录出入量。

(6)β受体拮抗剂：常用药物为美托洛尔，必须从小剂量开始逐渐加大剂量，不良反应有直立性低血压、头晕、疲乏、水肿、心衰、心率减慢等。应用期间每天要注意监测患者的心率、血压，防止出现传导阻滞使心衰加重，告知患者变换体位时宜缓慢。

(7)抗凝和抗血小板药物：如阿司匹林、华法林等，服药期间观察患者有无牙龈、鼻黏膜、皮下出血等表现，遵医嘱监测出凝血时间。

4.心理护理

慢性心力衰竭患者因病程长且多次反复发作，易产生焦虑及抑郁情绪。对于此类患者，护士要热情、耐心地给予护理并加以安慰。护士通过耐心讲解疾病诱因、治疗、预后等知识，使其对所患疾病有所了解，积极地参与及配合治疗，增强战胜疾病的信心。此外家庭成员还需营造和谐的家庭气氛，给予患者心理支持。鼓励患者参加各种娱乐活动，使其增添生活情趣，转移注意力，调整心情，提高免疫力，加强身体素质，从而减少心衰的发生。

5.健康宣教

(1)监测体重：每日测量体重，评估是否有体液潴留。如在3天内体重突然增加2kg以上，应考虑钠、水潴留的可能，需要及时就医，调整利尿剂的剂量。

(2)饮食指导：指导患者清淡饮食，少食多餐，适当补充蛋白质的摄入，多食新鲜水果和蔬菜，忌辛辣刺激性食品及咖啡、浓茶等刺激性饮料，戒烟酒，避免钠含量高的食品如腌制、熏制食品，香肠、罐头、海产品、苏打饼干等，以限制钠盐摄入。一般钠盐(食盐、酱油、黄酱、咸菜等)可限制在每天5g以下，病情严重者在每天2g以下。液体入量以每日1.5～2L为宜，可适当根据尿量、出汗的情况进行调整。告知患者及家属治疗饮食的重要性，需要家属鼓励和督促患者执行。

(3)活动指导：在患者活动耐力许可范围内，鼓励患者尽可能做到生活自理。心功能Ⅰ级患者，不需限制一般体力活动，可适当参加体育锻炼，但应避免剧烈运动；心功能Ⅱ级患者需适当限制体力活动，增加午睡时间，可进行轻体力劳动或家务劳动；心功能Ⅲ级患者，应以卧床休息为主，严格限制一般的体力活动，鼓励患者日常生活自理；心功能Ⅳ级患者应绝对卧床休息，日常生活由他人照顾。心力衰竭症状改善后可增加活动量，应首先考虑增加活动时间和活动频率，再考虑增加活动强度。应以有氧运动作为主要形式，如走路、游泳、骑自行车、爬楼梯、打太极拳等。运动时间以30～60分钟为宜，包括运动前热身、运动及运动后整理时间。体力虚弱的慢性心力衰竭患者，建议延长热身时间，以10～15分钟为宜，正式运动时间以20～30分钟为宜。运动频率以每周3～5次为宜。运动强度据运动时的心率来确定，从最大预测心率(HRmax)[HRmax＝220－年龄(岁)]的50%～60%开始，之后逐步递增。

(4)用药指导：告知患者及家属目前口服药物的名称、服用方法、剂量、不良反应及注意事项，嘱咐患者不能自行更改药物或停药，如有不适及时就诊。

(5)避免诱发因素：避免过度劳累、剧烈运动、情绪激动、精神过于紧张、受凉、感染。

6.延续护理

(1)进行电话及门诊随访，指导患者科学地休息活动、按时服药、定期复查、避免诱发心力衰竭加重的因素等。

(2)告知患者出现药物不良反应、呼吸困难进行性加重、尿少、体重短期内迅速增加、水肿时应到医院及时就诊。

(3)嘱咐使用抗凝、抗血小板治疗患者定期复查出凝血功能。

二、慢性心力衰竭

慢性心力衰竭是多数心血管疾病的终末阶段，也是主要的死亡原因。心力衰竭是一种复杂的临床综合征，特定的症状是呼吸困难和乏力，特定的体征是水肿，这些情况可造成器官功能障碍，影响生活质量。主要表现为心脏收缩功能障碍的主要指标是左心室射血分数下降，一般＜40％；而心脏舒张功能障碍的患者左心室射血分数相对正常，通常心脏无明显扩大，但有心室充盈指标受损。

我国引起慢性心力衰竭的基础心脏病的构成比与过去有所不同，过去我国以风湿性心脏病为主，近10年来其所占比例趋于下降，而冠心病、高血压的所占比例明显上升。

(一)病因及发病机制

1.病因

各种原因引起的心肌、心瓣膜、心包或冠状动脉、大血管的结构损害，导致心脏容量负荷或压力负荷过重均可造成慢性心力衰竭。

冠心病、高血压、瓣膜病和扩张性心肌病是主要的病因；心肌炎、肾炎、先天性心脏病是较常见的病因；而心包疾病、贫血、甲状腺功能亢进与减退症、脚气病、心房黏液瘤、动脉-静脉瘘、心脏肿瘤和结缔组织病、高原病以及少见的内分泌病等，是比较少见易被忽视的病因。

2.诱因

(1)感染：感染是最主要的诱因，最常见的呼吸道感染，其次是风湿热，在幼儿患者中风湿热则占首位。女性患者泌尿系统感染的诱发亦常见，感染性心内膜炎、全身感染均是诱发因素。

(2)心律失常：特别是快速心律失常，如房颤等。

(3)生理、心理压力过大：如劳累过度、情绪激动、精神紧张。

(4)血容量增加：液体摄入过多过快、高钠饮食。

(5)妊娠与分娩。

(6)其他：大量失血、贫血；各种原因引起的水、电解质、酸碱平衡紊乱；某些药物应用不当等。

3.发病机制

慢性心力衰竭的发病机制是很复杂的过程，心脏功能大致经过代偿期和失代偿期。

(1)心力衰竭代偿期：心脏受损初始引起机体短期的适应性和代偿性反应，启动了 Frank-Starling 机制，增加心脏的前负荷，使心回血量增加，心室舒张末容积增加，心室扩大，心肌收缩力增强，而维持心排血量的基本正常或相对正常。

机体的适应性和代偿性反应，激活交感神经体液系统，交感神经兴奋性增强，增强心肌收缩力并提高心率，以增加心排血量，但同时机体周围血管收缩，增加了心脏后负荷，心肌增厚，心率加快，心肌耗氧量加大。

心脏功能下降，心排血量降低、肾素-血管紧张素-醛固酮系统也被激活，代偿性增加血管阻力和潴留水、钠，以维持灌注压；交感神经兴奋性增加，同时激活神经内分泌细胞因子如心钠素、血管升压素、缓激肽等，参与调节血管舒缩，排钠利尿，对抗由于交感神经兴奋和肾素-血管紧张素-醛固酮系统激活造成的水钠潴留效应。在多因素作用下共同维持机体血压稳定、保证了重要脏器的灌注。

(2)心力衰竭失代偿期：长期、持续的交感神经和肾素-血管紧张素-醛固酮系统高兴奋性，多种内源性的神经激素和细胞因子的激活与失衡，又造成继发心肌损害，持续性心脏扩大、心肌肥厚，使心肌耗氧量增加，加重心肌的损伤。神经内分泌系统活性增加不断，加重血流动力学紊乱，损伤心肌细胞，导致心排血量不足，出现心力衰竭症状。

(3)心室重构：所谓的心室重构，就是在心脏扩大、心肌肥厚的过程中，心肌细胞、胞外基质、胶原纤维网等均有相应变化，左心室结构、形态、容积和功能发生一系列变化。研究表明，心力衰竭的发生发展的基本机制就是心室重构。由于基础病的不同，进展情况不同和各种代偿机制的复杂作用，有些患者心脏扩大、肥厚已很明显，但临床可无心力衰竭表现。但如基础病病因不能除，随着时间的推移，心室重构的病理变化，可自身不断发展，心力衰竭必然会出现。

从代偿到失代偿，除了因为代偿能力限度、代偿机制中的负面作用外，心肌细胞的能量供应和利用障碍，导致心肌细胞坏死、纤维化也是重要因素。

心肌细胞的减少使心肌收缩力下降，又因纤维化的增加使心室的顺应性下降，心室重构更趋明显，最终导致不可逆的心肌损害和心力衰竭。

(二)临床表现

慢性心力衰竭早期可以无症状或仅出现心动过速、面色苍白、出汗、疲乏和活动耐力减低症状等。

1.左侧心力衰竭

(1)症状

①呼吸困难：劳力性呼吸困难是最早出现的呼吸困难症状，因为体力活动会使回心血量增加，左心房压力升高，肺淤血加重。开始仅剧烈活动或体力劳动后出现症状，休息后缓解，随肺淤血加重，逐渐发展到更轻活动后，甚至休息时，也出现呼吸困难。

夜间阵发性呼吸困难是左侧心力衰竭早期最典型的表现，又称为"心源性哮喘"。是由于平卧血液重新分布使肺血量增加，夜间迷走神经张力增加，小支气管收缩，膈肌位高，肺活量减少所致。典型表现是患者熟睡1～2小时，突然憋气而惊醒，被迫坐起，同时伴有咳嗽、咳泡沫痰和(或)哮鸣性呼吸音。多数患者端坐休息后可自行缓解，次日白天无异常感觉。严重者可持续发作，甚至发生急性肺水肿。

端坐呼吸多在病程晚期出现，是肺淤血达到一定程度，平卧回心血量增多、膈肌上抬，呼吸更困难，必须采用高枕卧位、半卧位，甚至坐位，才可减轻呼吸困难。最严重的患者即使端坐床边，下肢下垂，上身前倾，仍不能缓解呼吸困难。

②咳嗽、咳痰、咯血：咳嗽、咳痰早期即可出现，是肺泡和支气管黏膜淤血所致，多发生在夜间，直立或坐位症状减轻。咳白色浆液性泡沫样痰为其特点，偶见咳痰中带有血丝。如发生急性肺水肿，则咳大量粉红色泡沫痰。

③其他症状：倦怠、乏力、心悸、头晕、失眠、嗜睡、烦躁等症状，重者可有少尿，是与心排血量低下，组织、器官灌注不足的有关表现。

(2)体征

①慢性左侧心力衰竭可有心脏扩大，心尖冲动向左下移位。心率加快、第一心音减弱、心尖区舒张期奔马律，最有诊断价值。部分患者可出现交替脉，是左侧心力衰竭的特征性体征。

②肺部可闻湿啰音，急性肺水肿时可出现哮鸣音。

2.右侧心力衰竭

(1)症状：主要表现为体循环静脉淤血。消化道症状如食欲缺乏、恶心、呕吐、水肿、腹胀、肝区胀痛等为右侧心力衰竭的最常见症状。

劳力性呼吸困难也是右侧心力衰竭的常见症状。

(2)体征

①水肿：早期在身体的下垂部位和组织疏松部位，出现凹陷性水肿，为对称性。重者可出现全身水肿，并伴有胸腔积液、腹水和阴囊水肿。胸腔积液是因体静脉压力增高所致，胸腔静脉有一部分回流到肺静脉，所以胸腔积液更多见于全心衰竭时，以双侧为多见。

②颈静脉征：颈静脉怒张是右侧心力衰竭的主要体征，其程度与静脉压升高的程度正相关；压迫患者的腹部或肝，回心血量增加而使颈静脉怒张更明显，称为肝颈静脉回流征阳性，肝颈静脉回流征阳性则更是具有特征性。

③肝大和压痛：可出现肝大和压痛；持续慢性右侧心力衰竭可发展为心源性肝硬化，晚期肝脏压痛不明显，但伴有黄疸、肝功能损害和腹水。

④发绀：发绀是由于供血不足，组织摄取血氧相对增加，静脉血氧降低所致。表现为面部毛细血管扩张、发绀、色素沉着。

3.全心衰竭

右侧心力衰竭继发于左侧心力衰竭而形成全心衰竭，但当右侧心力衰竭后，肺淤血的临床表现减轻。扩张型心肌病等表现左、右心同时衰竭者，肺淤血症状都不严重，左侧心力衰竭的表现主要是心排血量减少的相关症状和体征。

(三)辅助检查

1.X线检查

(1)心影的大小、形态可为病因诊断提供重要依据,根据心脏扩大的程度和动态改变,间接反映心功能状态。

(2)肺门血管影增强是早期肺静脉压增高的主要表现;肺动脉压力增高可见右下肺动脉增宽;肺间质水肿可使肺野模糊;Kerley B线是在肺野外侧清晰可见的水平线状影,是肺小叶间隔内积液的表现,是慢性肺淤血的特征性表现。

2.超声心动图

超声心动图比X线检查更能准确地提供各心腔大小变化及心瓣膜结构情况。左心室射血分数(LVEF值)可反映心脏收缩功能,正常左心室射血分数值>50%,左心室射血分数值≤40%为收缩期心力衰竭诊断标准。

应用多普勒超声是临床上最实用的判断心室舒张功能的方法,E峰是心动周期的心室舒张早期心室充盈速度的最大值,A峰是心室舒张末期心室充盈的最大值,正常人E/A的比值不小于1.2,中青年应更大。

3.有创性血流动力学检查

此检查常用于重症心力衰竭患者,可直接反映左心功能。

4.放射性核素检查

帮助判断心室腔大小,反映左心室射血分数值和左心室最大充盈速率。

(四)治疗要点

1.病因治疗

(1)基本病因治疗:对有损心肌的疾病应早期进行有效治疗,如高血压、冠心病、糖尿病、代谢综合征等;心血管畸形、心瓣膜病力争在发生心脏衰竭之前进行介入或外科手术治疗;对于一些病因不明的疾病亦应早期干预如原发性扩张型心肌病,以延缓心室重构。

(2)诱因治疗:积极消除诱因,最常见的诱因是感染,特别是呼吸道感染,积极应用有针对性的抗生素控制感染。心律失常特别是房颤是引起心脏衰竭的常见诱因,对于快速房颤要积极控制心室率,及时复律。纠正贫血、控制高血压等均可防止心力衰竭发生和(或)加重。

2.一般治疗

减轻心脏负担,限制体力活动,避免劳累和精神紧张。低钠饮食,少食多餐,限制饮水量。给予持续氧气吸入,流量2~4L/min。

3.利尿药

利尿药是治疗心力衰竭的常用药物,通过排钠排水减轻水肿、减轻心脏负荷、缓解淤血症状。原则上应长期应用,但在水肿消失后应以最小剂量维持,如氢氯噻嗪25mg,隔日1次。常用利尿药有排钾利尿药如氢氯噻嗪等;襻利尿药如呋塞米、布美他尼(丁脲胺)等;保钾利尿药如螺内酯、氨苯蝶啶等。排钾利尿药主要不良反应是可引起低血钾，应补充氯化钾或与保钾利尿药同用。噻嗪类利尿药可抑制尿酸排泄，引起高尿酸血症，大剂量长期应用可影响胆固醇及糖的代谢，应严密监测。

4.肾素-血管紧张素-醛固酮系统抑制药

(1)血管紧张素转化酶(ACE)抑制药的应用：ACE 抑制药扩张血管，改善淤血症状，更重要的是降低心力衰竭患者代偿性神经-体液的不利影响，限制心肌、血管重构，维护心肌功能，推迟心力衰竭的进展，降低远期病死率。

①用法：常用 ACE 抑制药如卡托普利 12.5～25mg，2 次/d，培哚普利 2～4mg，1 次/d，贝那普利对有早期肾功能损害患者较适用，使用量是 5～10mg，1 次/d。临床应用一定要从小剂量开始，逐渐加量。

②ACE 抑制药的不良反应：有低血压、肾功能一过性恶化、高血钾、干咳等。

③ACE 抑制药的禁忌证：无尿性肾衰竭、肾动脉狭窄、血肌酐升高≥225μmol/L、高血压、低血压、妊娠、哺乳期妇女及对此药过敏者。

(2)血管紧张素受体阻滞药(ARBs)的应用：ARBs 在阻断肾素-血管紧张素系统作用与 ACE 抑制药作用相同，但缺少对缓激肽降解抑制作用。当患者应用 ACE 抑制药出现干咳不能耐受，可应用 ARBs 类药，常用 ARBs 如坎地沙坦、氯沙坦、缬沙坦等。

ARBs 类药的用药注意事项、不良反应除干咳以外，其他均与 ACE 抑制药相同。

(3)醛固酮拮抗药的应用：研究证明螺内酯 20mg，1～2 次/d 小剂量应用，可以阻断醛固酮效应，延缓心肌、血管的重构，改善慢性心力衰竭的远期效果。

注意事项：中重度心力衰竭患者应用时，需注意血钾的监测；肾功能不全、血肌酐异常、高血钾及应用胰岛素的糖尿病患者不宜使用。

5.β 受体阻滞药

β 受体阻滞药可对抗交感神经激活，阻断交感神经激活后各种有害影响。临床应用其疗效常在用药后 2～3 个月才出现，但明显提高运动耐力，改善心力衰竭预后，降低病死率。

β 受体阻滞药具有负性肌力作用，临床中应慎重应用，应用药物应从小剂量开始，如美托洛尔 12.5mg，1 次/d；比索洛尔 1.25mg，1 次/d；卡维地洛 6.25mg，1 次/d，逐渐加量，适量维持。

注意事项：用药应在心力衰竭稳定、无体液潴留情况下、小剂量开始应用。

患有支气管痉挛性疾病、心动过缓、二度以上包括二度的房室传导阻滞的患者禁用。

6.正性肌力药物

是治疗心力衰竭的主要药物，适于治疗以收缩功能异常为特征的心力衰竭，尤其对心腔扩大引起的低心排血量心力衰竭，伴快速心律失常的患者作用最佳。

(1)洋地黄类药物：是临床最常用的强心药物，具有正性肌力和减慢心率作用，在增加心肌收缩力的同时，不增加心肌耗氧量。

①适应证：充血性心力衰竭，尤其伴有心房颤动和心室率增快的心力衰竭是最好指征，对心房颤动、心房扑动和室上性心动过速均有效。

②禁忌证：严重房室传导阻滞、肥厚性梗阻型心肌病、急性心肌梗死24小时内不宜使用。洋地黄中毒或过量者为绝对禁忌证。

③用法：地高辛为口服制剂，维持量法，0.25mg，1次/d。此药口服后2～3小时血浓度达高峰，4～8小时获最大效应，半衰期为1.6天，连续口服7天后血浆浓度可达稳态。适用于中度心力衰竭的维持治疗。

毛花苷C为静脉注射制剂，注射后10分钟起效，1～2小时达高峰，每次0.2～0.4mg，稀释后静脉注射，24小时总量0.8～1.2mg。适用于急性心力衰竭或慢性心力衰竭加重时，尤其适用于心力衰竭伴快速心房颤动者。

④毒性反应：药物的治疗剂量和中毒剂量接近，易发生中毒。易导致洋地黄中毒的情况主要有：急性心肌梗死、急性心肌炎引起的心肌损害、低血钾、严重缺氧、肾衰竭等情况。

常见毒性反应有：胃肠道表现如恶心、呕吐；神经系统表现如视物模糊、黄视、绿视；心血管系统表现多为各种心律失常，也是洋地黄中毒最重要的表现，最常见的心律失常是室性期前收缩，多呈二联律。快速房性心律失常伴有传导阻滞是洋地黄中毒特征性的表现。

(2)β受体兴奋药：临床通常短期应用治疗重症心力衰竭，常用静脉滴注多巴酚丁胺、多巴胺。适用于急性心肌梗死伴心力衰竭的患者；小剂量多巴胺2～5μg/(kg·min)能扩张肾动脉，增加肾血流量和排钠利尿，从而用于充血性心力衰竭的治疗。

三、急性心力衰竭

急性心力衰竭(AHF)是指急性心脏病变引起心排血量显著、急骤降低，导致组织器官灌注不足和急性肺淤血的一组临床综合征。临床上以急性左心衰较为常见，表现为急性肺水肿或心源性休克等，为内科急危重症，需及时抢救。急性右心衰竭相对少见。

(一)病因

心脏解剖或功能的突发异常，使心排血量急剧降低，肺静脉压骤然升高而发生急性左心衰竭。

(1)与冠心病有关的急性广泛前壁心肌梗死、乳头肌断裂、室间隔破损穿孔等。

(2)感染性心内膜炎引起瓣膜穿孔等所致急性反流。

(3)其他，如高血压心脏病血压急剧升高、在原有心脏病的基础上快速心律失常或严重缓慢性心律失常、输液过多过快等。

(二)病理生理

心脏收缩力突然严重减弱，心输出量急剧减少；或左室瓣膜急性反流，使左室舒张末压迅速升高，肺静脉回流受阻而压力快速升高，引起肺毛细血管压升高而使血管内液体渗到肺间质和肺泡内形成急性肺水肿。急性肺水肿早期可因交感神经激活，血压可一过性升高，随着病情进展，血压常下降，严重者可出现心源性休克。

（三）临床表现

急性肺水肿为急性左心衰的最常见表现。主要表现为突发严重呼吸困难，呼吸频率常达30～40次/分，频繁咳嗽，咳大量白色或粉红色泡沫状痰。常极度烦躁不安，面色灰白，取坐位，两腿下垂，大汗淋漓，皮肤湿冷，极重者可因脑缺氧而致神志模糊。听诊时两肺满布湿性啰音和哮鸣音，心尖部第一心音减弱，心率增快，同时有舒张早期奔马律，肺动脉瓣第二心音亢进。

AHF的临床严重程度常用Killip分级：

Ⅰ级：无AHF；Ⅱ级：AHF，肺部中下肺野湿性啰音，心脏奔马律，胸片见肺淤血；Ⅲ级：严重AHF，严重肺水肿，双肺布满湿啰音；Ⅳ：心源性休克。

（四）诊断要点

根据患者典型症状与体征，如突发极度呼吸困难、咳粉红色泡沫痰，两肺满布湿性啰音和哮鸣音、心脏舒张期奔马律等一般即可诊断。

（五）抢救配合

1.体位

立即协助患者取坐位，双腿下垂，以减少静脉回流。

2.吸氧

在保证气道通畅的前提下，高流量（6～8L/min）鼻导管或面罩给氧，应用酒精（一般可用30%～50%）湿化，使肺泡内泡沫的表面张力降低而破裂，有利于改善肺泡通气。对于病情特别严重者应给予无创呼吸机正压通气（NIPPV）加压面罩给氧。上述措施无效时采取气管插管。

3.药物治疗

迅速建立静脉通路，遵医嘱正确用药。

（1）减少肺血容量，降低肺循环压力。

①吗啡：镇静，可减轻患者焦虑、躁动所带来的额外心脏负担，还可扩张小静脉和小动脉，减轻心脏前后负荷。可用3～5mg静脉注射，于3分钟内推完，必要时每间隔15分钟重复一次。年老体弱者应酌情减量或改为皮下或肌内注射。同时严密观察生命体征。

②快速利尿：呋塞米20～40mg静脉注射，于2分钟内推完，4小时可重复1次。本药除利尿作用外，还有扩张静脉作用，有利于缓解肺水肿。

③血管扩张剂：根据病情选择硝普钠、硝酸甘油或酚妥拉明静脉滴注，并监测血压。应用硝普钠或硝酸甘油血管扩张剂时，需每5～10分钟监测血压一次，根据血压逐步增加剂量至目标剂量，使收缩压维持在100mmHg左右，病情控制后采取逐步减量、停药。不可突然停药，以免引起病情反跳。硝普钠含有氰化物，连续用药时间不宜超过24小时。

（2）增加心肌收缩力

①毛花苷C：最适用于肺水肿伴有快速心房颤动，并已知有心室扩大伴左心室收缩功能不全者。首剂0.4～0.8mg，稀释后缓慢静脉注射，2小时后酌情再给0.2～0.4mg。急性心肌梗死发

病 24 小时内患者不宜用洋地黄类药物。

②氨茶碱:具有平喘、强心、扩血管、利尿作用。常用 250mg 稀释后缓慢静脉注射,1～2 小时可重复一次。

③多巴胺、多巴酚丁胺:肺水肿伴有低血压,组织器官灌注不足时可选用。

4.其他治疗

激素可降低肺毛细血管通透性,减少渗出,常用地塞米松。仔细寻找并消除诱因,加强基本病因治疗。对于心源性休克,尤其是急性心肌梗死合并肺水肿者,可采取主动脉内球囊反搏术增加心排血量,改善肺水肿。

第四节　原发性高血压

原发性高血压是以血压升高为主要临床表现伴或不伴有多种血管危险因素的综合征,通常简称为高血压病。原发性高血压是临床最常见的心血管疾病之一,也是多种心、脑血管疾病的重要危险因素,长期高血压状态可影响重要脏器如心、脑、肾的结构与功能,最终导致这些器官的功能衰竭。原发性高血压应与继发性高血压相区别,后者约占 5%,其血压升高只是某些疾病的临床表现之一,如能及时治疗原发病,血压可恢复正常。

一、临床表现

根据起病和病情进展的缓急及病程的长短,原发性高血压可分为两型:缓进型和急进型。前者又称良性高血压,绝大部分患者属于此型,后者又称恶性高血压,仅占患病率的 1%～5%。

(一)缓进型(或良性)高血压

1.临床特点

缓进型高血压多在中年以后起病,有家族史者发病可较早。起病多数隐匿,病情发展慢,病程长。早期患者血压波动,血压时高时正常,在劳累、精神紧张、情绪波动时易有血压升高。休息、去除上述因素后,血压常可降至正常。随着病情的发展,血压可趋向持续性升高或波动幅度变小。患者的主观症状和血压升高的程度可不一致,约半数患者无明显症状,只是在体检或因其他疾病就医时才发现有高血压,少数患者则在发生心、脑、肾等器官的并发症时才明确高血压的诊断。

2.症状

早期患者由于血压波动幅度大,可有较多症状。而在长期高血压后即使在血压水平较高时也可无明显症状。因此,无论有无症状,都应定期检测患者的血压。

(1)神经精神系统表现:头痛、头晕和头胀是高血压常见的神经系统症状,也可有头枕部或颈项扳紧感。高血压直接引起的头痛多发生在早晨,位于前额、枕部或颞部。经降压药物治疗后头痛可减轻。高血压引起的头晕可为暂时性或持续性,伴有眩晕者较少,与内耳迷路血管障碍有关，经降压药物治疗后症状可减轻。但要注意有时血压下降得过快过多也可引起头晕。部分患者有乏力、失眠、工作能力下降等。

(2)靶器官受损的并发症如下。

脑血管病：包括缺血性脑梗死、脑出血。

心脏：出现高血压心脏病(左心室肥厚、扩张)、冠心病、心力衰竭。

肾脏：长期高血压致肾小动脉硬化，肾功能减退，称为高血压肾病，晚期出现肾衰竭。

其他：主动脉夹层、眼底损害。

3.体征

听诊可闻及主动脉瓣区第二心音亢进、主动脉瓣区收缩期杂音(主动脉扩张致相对主动脉瓣狭窄)。长期高血压可有左心室肥厚，体检心界向左下扩大。左心室扩大致相对二尖瓣关闭不全时心尖区可闻及杂音及第四心音。

(二)急进型(或恶性)高血压

此型多见于年轻人，起病急骤，进展迅速，典型表现为血压显著升高，舒张压持续≥130mmHg。头痛且较剧烈、头晕、视力模糊、心悸、气促等。肾损害最为突出，有持续蛋白尿、血尿与管型尿。眼底检查有出血、渗出和乳头水肿。如不及时有效降压治疗，预后很差，常死于肾衰竭，少数因脑卒中或心力衰竭死亡。

(三)高血压危象

因紧张、疲劳、寒冷、嗜铬细胞瘤发作、突然停服降压药等诱因下，全身小动脉发生暂时性强烈痉挛，周围血管阻力明显增加，血压急剧上升，累及靶器官缺血而产生一系列急诊临床症状，称为高血压危象。在高血压早期与晚期均可发生。临床表现血压显著升高，以收缩压突然升高为主，舒张压也可升高。心率增快，可大于110次/分。患者出现头痛、烦躁、多汗、尿频、眩晕、耳鸣、恶心、呕吐、心悸、气急及视力模糊等症状。每次发作历时短暂，持续几分钟至数小时，偶可达数日，祛除诱因或及时降压，症状可逆转，但易复发。

(四)高血压脑病

产生的机制可能是由于过高的血压突破了脑血流自动调节范围，导致脑部小动脉由收缩转为被动性扩张，脑组织血流灌注过多引起脑水肿。临床表现除血压升高外，有脑水肿和颅内高压表现，表现为弥散性剧烈头痛、呕吐、继而烦躁不安、视力模糊、黑矇、心动过缓、嗜睡甚至昏迷。如发生局限性脑实质损害，可出现定位体征，如失语、偏瘫和病理反射等。眼底检查视盘水肿、渗出和出血。颅部CT检查无出血灶或梗死灶。经积极降压治疗后临床症状和体征消失，一般不会遗留脑损害的后遗症。

二、护理措施

(一)休息

轻度高血压可通过调整生活节奏、保证休息和睡眠而恢复正常。故高血压初期可不限制一般的体力活动，避免重体力活动，保证足够的睡眠。血压较高、症状较多或有并发症的患者应卧床休息，避免体力过度劳累和脑力的过度疲劳。

（二）控制体重

应限制每日摄入总热量，以达到控制和减轻体重的目的。

（三）运动要求

增强运动如跑步、行走、游泳等。运动量指标可以为收缩压升高、心率的增快，但舒张压不升高，一段时间后，血压下降，心率增加的幅度下降的运动量。

（四）避免诱因

应指导患者控制情绪，避免寒冷，注意保暖。避免蒸汽浴和过热的水洗浴。保持大便通畅，避免剧烈运动和用力。避免突然改变体位和禁止长时间站立。

（五）用药护理

本病需长期服药。①提高患者用药依从性，不得自行增减和撤换药物。②某些降压药物可有直立性低血压不良反应，指导患者在改变体位时要动作缓慢，当出现头晕、眼花时，立即平卧。③用药一般从小剂量开始，可联合数种药物，以增强疗效，减少不良反应，应根据血压的变化，遵医嘱调整剂量。④降压不宜过快过低，尤其老年人，可因血压过低而影响脑部供血。⑤应用硝普钠需注意避光使用，调节速度需在严密监测血压情况下进行，连续使用一般不超过5天，以免引起硫氰酸中毒。注意要防止药物外渗引起局部组织反应。

（六）并发症护理

高血压脑血管意外患者应半卧位，避免活动、安定情绪、遵医嘱给予镇静药。建立静脉通路，血压高时首选硝普钠静脉点滴治疗。

发生心力衰竭时应给予吸氧，4～6L/min，急性肺水肿时35%乙醇湿化吸氧，6～8L/min。

（七）健康教育

1.限制钠摄入

钠摄入＜6g/d，可减少水钠潴留，减轻心脏负荷，降低外周阻力，达到降低血压，改善心功能的目的。

2.减轻体重

血压与体重指数呈相关，特别是向心性肥胖，可使血容量增加，内分泌失调，是高血压的重要危险因素，应限制患者每日摄入总热量，以达到控制和减轻体重的目的。

3.运动

运动时（如跑步、行走、游泳）收缩压升高，伴心搏出量和心率的增高，但舒张压不升高，一段时间后，静息血压下降，心搏出量和心率增加的幅度下降。

4.坚持合理服药

因人而异确定服药时间、提供药物说明书，注意药物不良反应，并教会患者自己观察用药后的反应。

5.避免诱因

①避免情绪激动、精神紧张、劳累、精神创伤等可使交感神经兴奋，血压上升，故指导患者自己控制情绪调整生活节奏。②寒冷可使血管收缩，血压升高，冬天外出时注意保暖，室温不宜过低。③保持大便通畅，避免剧烈运动和用力咳嗽，以防回心血量骤增而发生脑血管意外。④生活环境应安静，避免噪声刺激和引起精神过度兴奋的活动。

6.行为安全

需要注意的安全事项避免突然改变体位，不用过热的水洗澡和蒸汽浴，禁止长时间站立。

7.指导患者学会观察技能

自测血压，每日定时、定位测量血压，定期随诊复查，病情变化如胸痛、水肿、鼻出血、血压突然升高、心悸、剧烈头痛、视物模糊、恶心呕吐、肢体麻木、偏瘫、嗜睡、昏迷等症状立即就医。

第五节　上消化道出血

上消化道出血是指屈氏韧带以上的消化道，包括食管、胃、十二指肠等病变引起的出血。上消化道大量出血是指在数小时内失血量超过1000mL或占循环血容量的20%，主要表现为呕血、黑便，并伴有急性周围循环衰竭的表现。上消化道急性大量出血是临床常见的急症，如不及时抢救，可危及患者生命。

一、病因与发病机制

上消化道大量出血临床最常见的病因为消化性溃疡、食管胃底静脉曲张破裂、急性胃黏膜损害及胃癌。

1.上消化道疾病

(1)胃、十二指肠疾病：消化性溃疡为最常见，其次胃癌、急性胃炎、十二指肠炎等。

(2)食管疾病：可见食管炎、食管癌、食管损伤等。

2.门静脉高压引起食管、胃底静脉曲张破裂

肝硬化最常见。

3.上消化道邻近器官或组织疾病

如胆管或胆囊结石、癌瘤，胆道蛔虫病等，胰腺疾病累及十二指肠，如胰腺癌等。

4.全身性疾病

①血液病：可见于过敏性紫癜、白血病等。②应激相关胃黏膜损伤：指各种严重疾病引起的应激状态下产生的急性糜烂出血性胃炎乃至溃疡。见于脑血管意外、败血症、大手术后、烧伤、休克等患者。③其他：尿毒症、流行性出血热等。

二、临床表现

上消化道大量出血的临床表现主要取决于出血量及出血速度。

1.呕血与黑便

是上消化道出血的特征性表现。出血部位在幽门以下者多只表现为黑便，若出血量大且速度快，血液反流入胃，也可有呕血。在幽门以上者常兼有呕血与黑便，但是在出血量小、出血速度慢者也常仅见黑便。呕血多呈咖啡色，这与血液经胃酸作用形成正铁血红素有关。未经胃酸充分混合而呕出血液可为鲜红色或兼有血块。黑便呈柏油样，是血红蛋白含的铁经肠内硫化物作用形成硫化铁所致。若出血量大，血液在肠内推进较快，粪便可呈暗红或鲜红色。

2.失血性周围循环衰竭

出血量较大，且速度快者，循环血容量可迅速减少，可出现一系列表现，如头晕、心悸、脉细数、血压下降（收缩压＜80mmHg），皮肤湿冷，烦躁或意识不清，少尿或无尿者应警惕并发急性肾衰竭。

3.氮质血症

上消化道大量出血后，大量血液蛋白在肠道被消化吸收，血尿素氮可暂时增高，称为肠源性氮质血症。一般在大出血后数小时血尿素氮开始上升，24～48 小时可达高峰，3～4 天后方降至正常。若超过 4 天血尿素氮持续升高者，应注意可能上消化道继续出血或发生肾衰竭。

4.发热

在上消化道大量出血后，多数患者在 24 小时内出现低热，一般不超过 38.5℃，可持续 3～5 天。

5.血常规变化

急性失血早期，血红蛋白常无变化，出血后体内组织液逐渐渗入血管内，使血液稀释，一般需 3～4 小时以上才出现血红蛋白降低。出血后骨髓有明显代偿性增生，表现在出血 24 小时内网织红细胞可增高，随着出血停止，网织细胞逐降至正常，若出血未止，网织红细胞可持续升高。白细胞计数也可暂时增高，止血后 2～3 天即恢复正常。

三、实验室检查

1.胃镜检查

为上消化道出血病因诊断首选检查方法。一般在上消化道出血后 24～48 小时急诊行内镜检查，不仅可明确病因，同时可做紧急止血治疗。

2.血、便检查

测血红蛋白、白细胞及血小板计数、网织红细胞、肝功能、肾功能、血尿素氮、大便隐血试验等，有助于确定病因、了解出血程度及出血是否停止。

3.X 线钡剂造影

目前主张 X 线钡剂检查应在出血已停止及病情基本稳定数天后进行，不宜作为首选病因诊断检查方法。

4.选择性动脉造影

适用于内镜检查无阳性发现或病情严重不宜做内镜检查者。

四、治疗要点

上消化道大量出血病情严重者可危及生命，应进行紧急抢救，抗休克、补充血容量是首位治疗措施。

(一)一般抢救措施

卧床休息，保持呼吸道通畅，避免呕血时误吸血液引起窒息。活动性出血期间应禁食。

(二)积极补充血容量

立即开放静脉、取血配血，迅速补充血容量，输液开始宜快，可用生理盐水、林格液、右旋糖酐、706 代血浆，必要时及早输入全血，以恢复有效血容量，保持血红蛋白在 90～100g/L 为佳。输液量可依据中心静脉压进行调节，尤其对原有心脏病、病情严重或老年患者。肝硬化患者需输新鲜血，库血含氨多易诱发肝性脑病。

(三)止血措施

1.消化性溃疡及其他病因所致上消化道大量出血的止血措施

(1)抑制胃酸分泌药物：常用药物包括西咪替丁(甲氰咪胍)、雷尼替丁、法莫替丁等 H_2 受体阻断药和奥美拉唑(洛赛克)等质子泵抑制药。减少胃酸分泌，使pH＞6.0 时血液凝血系统才能有效发挥作用。

(2)内镜治疗：包括激光、热探头、高频电灼、微波及注射疗法。

(3)手术治疗：由于不同病因可采用相应手术。

(4)介入治疗：对不能进行内镜治疗及不能耐受手术者，可选择肠系膜动脉造影找到出血灶同时行血管栓塞治疗。

2.食管胃底静脉曲张破裂大出血的止血措施

(1)药物止血：垂体后叶素(即血管升压素)为常用药物，临床一般使用剂量为 10U 加入 5%葡萄糖液 200mL 中，在 20 分钟内缓慢静脉滴注，每日不超过 3 次为宜。对冠心病者禁用。生长抑素近年来临床多用于食管胃底静脉曲张破裂出血。其具有减少内脏血流量，降低门静脉压力、减少侧支循环的作用，不伴全身血流动力学改变，不良反应少，但价格较高。

(2)三腔气囊管压迫止血：适用于食管胃底静脉曲张破裂出血，此方法患者很痛苦，且易出现窒息、食管黏膜坏死等并发症，故不作为首选止血措施。

(3)内镜治疗：内镜直视下注射硬化剂，如无水乙醇、鱼肝油酸钠、高渗盐水等达曲张静脉部位，或用皮圈套扎曲张静脉，目前将内镜治疗作为食管胃底静脉曲张破裂出血的治疗的重要手段。

(4)手术治疗:上述治疗方法无效时可做急诊外科手术。

五、护理措施

1.一般护理

(1)体位:患者绝对卧床休息,取侧卧位或平卧位,头侧偏,双下肢略抬高。注意保暖。

(2)保持呼吸道通畅,及时清除口腔残留血块,必要时床旁备负压吸引器。

(3)氧疗:鼻导管中低流量持续或间断吸氧。

(4)非食管胃底静脉曲张出血者可留置胃管,便于观察和局部止血治疗。大失血昏迷者可留置导尿管,观察每小时尿量。

(5)加强基础护理,及时清除呕血或黑便后的血液或污物,减少不良刺激。

2.补充血容量及抗休克

(1)输液:立即用大号针头选择粗大且直的血管建立有效的输液通路,躁动不安者可采取留置针,按医嘱迅速补充血容量,进行各种止血治疗及用药等抢救措施。可先输平衡液或输葡萄糖盐水,开始快速输液。待血压有所回升后,输液速度和种类应根据中心静脉压或血压和每小时尿量而定。血管升压素滴注速度宜缓慢。肝病患者忌用吗啡、巴比妥类药物。

(2)配血:立即抽血采集血标本,进行交叉配血。

(3)输血:改善急性失血周围循环衰竭的关键是输足量全血,下列情况为紧急输血指征:①患者改变体位出现晕厥、血压下降和心率加快;②收缩压<90mmHg(或较基础压下降25%);③血红蛋白<70g/L,或血细胞比容<25%。

输血注意事项:①输血前必须仔细核对患者和供血者姓名、血型和交叉配合血单,并检查血袋是否渗漏,血液颜色有无异常。②除了生理盐水外,不可向全血或浓缩红细胞内加入任何药物,以免产生药物配伍禁忌或溶血。③输血速度需根据患者的具体情况来决定,成人一般调节在每分钟 4～6mL,老年人或心脏病患者每分钟约 1mL,小儿每分钟为 10 滴左右。大出血时输入速度宜快,可参照血压、中心静脉压、每小时尿量、患者的意识状态等调节输血的量和速度。④输血过程中要严密观察患者有无不良反应,注意观察体温、脉搏、血压及尿的颜色等。⑤输血完毕后,血袋应保留 2 小时,以便必要时进行化验复查。⑥对于肝硬化食管胃底静脉曲张破裂出血者,应注意输入新鲜血,且输血量适中,以免门静脉压力增高导致再出血,或诱发肝性脑病。

3.心理护理

大出血时陪伴患者,协助全部生活护理,及时清除污染物、血迹,以免加重心理恐慌。当患者有头晕心悸时,变化体位宜缓慢,如厕时要有人陪伴,以免发生晕厥意外。关心、安慰患者,消除患者紧张、恐惧心理,避免诱发和加重出血。

4.病情观察

(1)严密观察并记录生命体征、面色、神志变化、末梢循环状况,准确记录 24 小时出入量。

大出血时根据病情，一般30分钟～1小时测量生命体征一次，有条件者进行心电、血压监护，测定中心静脉压(CVP)。可根据收缩压判断出血量：血压下降到90～100mmHg，出血量大约为总血量的1/5；血压下降到60～80mmHg，出血量大约为总血量的1/3；血压下降到40～50mmHg，出血量大约为总血量的1/2。如收缩压小于90mmHg、脉率大于120次/分、尿量小于30mL/h、CVP小于5cmH_2O，提示休克或低血容量状态。肝硬化患者大出血后易诱发肝性脑病，特别要注意有无嗜睡、昏睡或昏迷的意识障碍改变。

(2)估计出血量及程度：观察呕血黑便的颜色、次数、量、性状，估计出血量及程度，大便隐血试验阳性提示每日出血量＞5mL；出现黑便提示出血量在50～70mL以上；胃内积血量达250～300mL可引起呕血；一次出血量不超过400mL时，体内循环血容量的减少可很快被肝脾所贮藏血液和组织液补充，一般不引起全身症状；如超过1000mL，临床即出现急性周围循环衰竭的表现，严重者引起失血性休克。

出血量的估计，主要根据血容量减少所致的周围循环衰竭表现，如果患者由平卧改为半卧位即出现脉搏增快、血压下降、头晕、出汗甚至晕厥，则表示出血量大，有紧急输血的指征。呕血与黑便的频度与数量虽有助于估计出血量，但因呕血与黑便分别混有胃内容物及粪便，且出血停止后仍有部分血液贮留在胃肠道内，故不能据此对出血量作出精确的估计。此外，患者的血常规检验包括血红蛋白的测定、红细胞计数及红细胞比容并不能在急性失血后立即反映出来，且还受到出血前有无贫血存在的影响，因此也只能作为估计出血量的参考。

(3)定期复查血红蛋白浓度、红细胞计数、血细胞比容与血尿素氮。

(4)判断出血是否停止：患者脉搏、血压稳定在正常水平，大便转黄色，提示出血停止。如出现下述情况提示继续出血或再出血。

①反复呕血，甚至呕吐物由咖啡色转为鲜红色，黑便次数增多，粪质稀薄，色泽转为暗红色或鲜红色，伴肠鸣音亢进。

②周围循环衰竭的表现经足量补容后未见明显改善或好转后又恶化，血压波动，中心静脉压不稳定。

③红细胞计数与比容、血红蛋白测定不断下降，网织红细胞计数持续增高。

④足量补液、尿量正常的情况下，血尿素氮持续或再次增高。

⑤门脉高压的患者原有脾大，在出血后应暂时缩小，如不见脾恢复肿大亦提示出血未止。

5.饮食护理

(1)大量呕血伴恶心、呕吐者应禁食。少量出血无呕吐者，可进温凉、清淡流食，这对消化性溃疡患者尤为重要，因进食可减少胃收缩运动并可中和胃酸，促进溃疡愈合，有利止血。出血停止后可逐渐改为营养丰富、易消化、无刺激性半流质、软食，开始少量多餐，以后改为正常饮食。

(2)食管、胃底静脉曲张破裂出血的患者，急性期应禁食，止血后1～2天渐进高热量、高维生素流食，限制钠和蛋白质摄入，避免诱发肝性脑病和加重腹水。饮食不当是诱发再出血的主要原因之一。避免粗糙、坚硬、刺激性食物，且应细嚼慢咽，防止损伤曲张静脉而再次出血。

(3)禁食期间应保持热量补充,静脉输液和高营养,补充电解质,维持水、电解质平衡,积极预防和纠正体液不足。

六、健康教育

(1)帮助患者和家属认识引起上消化道出血的病因和诱因,防治疾病的知识,以减少再度出血的危险。学会早期识别出血征象及应急措施:如出现头晕、心悸等不适,或呕血、黑便时,应立即卧床休息,保持安静,减少身体活动;呕吐时取侧卧位,以免误吸。

(2)合理饮食是避免上消化道出血诱因的重要环节。注意饮食规律和饮食卫生,避免过饥和暴饮暴食,避免粗糙和刺激性食物等,应戒烟、戒酒。

(3)指导患者注意生活起居要有规律,劳逸结合,保持乐观情绪,保证身心休息并在医生指导下用药,勿自我处置。避免长期精神紧张和过度劳累。

(4)慢性疾病引起出血者应定期门诊复查。

第六节 肾病综合征

肾病综合征(NS)是指各种肾疾病表现出的一组综合征,不是一独立的疾病,而是多种肾疾病的共同表现。肾病综合征典型表现为大量蛋白尿、低蛋白血症、高度水肿、高脂血症。

一、病因与发病机制

肾病综合征可由多种肾小球疾病引起,分为原发性和继发性两类。原发性肾病综合征是指肾小球与肾本身的肾小球肾病。继发性肾病综合征是指继发于全身性疾病或先天遗传性疾病,常见于感染性疾病、自身免疫性疾病、过敏性紫癜、代谢性疾病、肿瘤、先天遗传性疾病如 Alport 综合征等。病理类型有很多种,其中儿童及少年以微小病变型较多见,中年以膜型肾病、系膜增生性病变多见,局灶性硬化性肾病、膜性增生性肾炎也可呈肾病综合征表现。肾病综合征常见的几种病理类型如下。

1.微小病变

光镜下肾小球基本正常,偶见上皮细胞肿胀,轻微的系膜细胞增生,免疫荧光无阳性发现,偶可见微量免疫球蛋白和补体 C_3 的沉积。电镜下足突广泛融合消失,伴上皮细胞空泡变性,微绒毛形成,无电子致密物沉积,是小儿肾病综合征最常见的病理类型。

2.系膜增生性肾炎

弥散性肾小球系膜细胞增生伴基质增多为本病特征性改变。光镜下肾小球系膜细胞增殖,每个系膜区系膜细胞在 3 个以上,系膜基质增多,重度病变系膜基质扩张压迫局部毛细血管襻,导致管腔狭窄,小动脉透明变性,部分可发展为局灶节段性肾小球硬化,可出现间质炎性细胞浸润及纤维化,肾小管萎缩,肾血管一般正常。

3.局灶节段性肾小球硬化

特征为局灶损害，影响少数肾小球（局灶）及肾小球的局部（节段），起始于近髓质的肾小球受累，轻者仅累及数个毛细血管襻区，重者波及大部分肾小球。病变呈均匀一致的无细胞或细胞极少的透明变性物质，严重见球囊粘连。另一种为局灶性全肾小球硬化，受累肾单位的肾小管上皮细胞常萎缩，周围基质见细胞浸润，纤维化。

4.膜增殖性肾炎

也称系膜毛细血管性肾炎，病理改变以系膜细胞增殖，毛细血管襻增厚及基膜的双轨征为主要特点，弥散性系膜细胞增殖，增殖的系膜基质插入内皮与基膜之间，基膜出现双轨征改变。

5.膜性肾病

光镜下可见毛细血管壁增厚，肾小球基膜外上皮细胞下免疫复合物沉积，基膜上有多个细小钉突，而肾小球细胞增殖不明显，晚期病变加重，可发展成硬化及透明样变，近曲小管上皮细胞出现空泡变性。

6.IgA 肾病

系膜区显著 IgA 沉积，WHO 将 IgA 肾病组织学表现分 5 级：Ⅰ级轻度损害；Ⅱ级微小病变伴少量节段性增殖；Ⅲ级局灶节段性肾小球肾炎；Ⅳ级弥散性系膜损害伴增殖和硬化；Ⅴ级弥漫硬化性肾小球肾炎。

二、临床表现

1.大量蛋白尿

在正常生理情况下，肾小球滤过膜具有分子屏障及电荷屏障作用，当这些屏障作用受损时，致使原尿中蛋白含量增多，当其增多明显超过近曲小管回吸收量时，形成大量蛋白尿。在此基础上，增加肾小球内压力及导致高灌注、高滤过的因素（如高血压、高蛋白饮食或大量输注血浆蛋白）均可加重尿蛋白的排出。

2.低蛋白血症

大量白蛋白从尿中丢失，促进白蛋白肝代偿性合成增加，同时由于近端肾小管摄取滤过蛋白增多，也使肾小管分解蛋白增加。当肝白蛋白合成增加不足以克服丢失和分解时，则出现低白蛋白血症。此外，因胃肠道黏膜水肿导致饮食缺乏、蛋白质摄入不足、吸收不良或丢失，也是加重低白蛋白血症的原因。除血浆白蛋白减少外，血浆的某些免疫球蛋白（如 IgG）和补体成分、抗凝及纤溶因子、金属结合蛋白及内分泌素结合蛋白也可减少，尤其是肾小球病理损伤严重，大量蛋白尿，和非选择性蛋白尿时更为显著。患者易产生感染、高凝、微量元素缺乏、内分泌紊乱和免疫功能低下等并发症。

3.水肿

低白蛋白血症、血浆胶体渗透压下降，使水分从血管腔内进入组织间隙，是造成水肿的基本原因。近年的研究表明，约 50%患者血容量正常或增加，血浆肾素水平正常或下降，提示某些原发于肾内钠、水潴留因素在导致水肿发生机制中起一定作用。

4.高脂血症

高胆固醇和(或)高三酰甘油血症、脂蛋白浓度增加,常与低蛋白血症并存。其发生机制与肝脏合成脂蛋白增加和脂蛋白分解减弱相关,目前认为后者可能是高脂血症更为重要的原因。

5.并发症

(1)感染:是常见的并发症,与蛋白质营养不良、免疫功能紊乱及应用糖皮质激素治疗有关。患者可出现全身各系统的感染,常见感染部位顺序为呼吸道、泌尿道、皮肤。感染是导致肾病综合征复发和疗效不佳的主要原因之一。

(2)血栓、栓塞:由于血液浓缩及高脂血症造成血液黏稠度增加,此外,因某些蛋白质从尿中丢失及肝代偿性合成蛋白增加,引起机体凝血、抗凝和纤溶系统失衡;加之血小板功能亢进、应用利尿药和糖皮质激素等均进一步加重高凝状态。因此,肾病综合征容易发生血栓、栓塞,其中以肾静脉血栓最为常见。

(3)急性肾衰竭:肾病综合征患者可因有效血容量不足而致肾血流量下降,诱发肾前性氮质血症。经扩容、利尿后可得到恢复。少数病例可出现急性肾衰竭,尤以微小病变型肾病者居多,发生多无明显诱因,表现为少尿甚或无尿,扩容利尿无效。即上述变化形成肾小管腔内高压,引起肾小球滤过率骤然减少,又可诱发肾小管上皮细胞损伤、坏死,从而导致急性肾衰竭。

(4)其他:长期低蛋白血症可导致营养不良、小儿生长发育迟缓;免疫球蛋白减少造成机体免疫力低下、易致感染;金属结合蛋白丢失可使微量元素(铁、铜、锌等)缺乏;内分泌素结合蛋白不足可诱发内分泌紊乱(如低 R 综合征等);药物结合蛋白减少可能影响某些药物的药代动力学(使血浆游离药物浓度增加、排泄加速),影响药物疗效。高脂血症增加血液黏稠度,促进血栓、栓塞并发症的发生,还将增加心血管系统并发症,并可促进肾小球硬化和肾小管-间质病变的发生,促进肾脏病变的慢性进展。

三、实验室检查

1.尿常规检查

尿蛋白定性多为(++~+++),24 小时尿蛋白定量>3.5g,尿中可检查到免疫球蛋白、补体 C_3 等。可有透明管型和颗粒管型,肾炎性肾病者可有红细胞。

2.血生化测定

表现为低蛋白血症(血清白蛋白<30g/L,婴儿<25g/L),白蛋白与球蛋白比例倒置,血清蛋白电泳显示球蛋白增高;血胆固醇显著增高(儿童>5.7mmol/L,婴儿>5.1mmol/L)。

3.肾功能测定

少尿期可有暂时性轻度氮质血症,单纯性肾病肾功能多正常,如果存在不同程度的肾功能不全,出现血肌酐和尿素氮的升高,则提示肾炎性肾病。

4.血清补体测定

有助于区别单纯性肾病与肾炎性肾病,前者血清补体正常,后者则常有不同程度的低补体血症,C_3 持续降低。

5.血清及尿蛋白电泳

通过检测尿中 IgG 成分反映尿蛋白的选择性，同时可鉴别假性大量蛋白尿和轻链蛋白尿。如果尿中 γ 球蛋白与白蛋白的比值小于 0.1，则为选择性蛋白尿(提示为单纯型肾病)，大于 0.5 为非选择性蛋白尿(提示为肾炎型肾病)。

6.血清免疫学检查

检测抗核抗体，抗双链 DNA 抗体，抗 5m 抗体，抗 RNP 抗体，抗组蛋白抗体，乙肝病毒标志物以及类风湿因子，循环免疫复合物等，以区别原发性与继发性肾病综合征。

7.凝血、纤溶有关蛋白的检测

如血纤维蛋白原及第Ⅴ，Ⅶ，Ⅷ及Ⅹ因子，抗凝血酶Ⅲ，尿纤维蛋白降解产物(FDP)等的检测可反映机体的凝血状态，为是否采取抗凝治疗提供依据。

8.尿酶测定

测定尿溶菌酶，N-乙酰-β-氨基葡萄糖苷酶(NAG)等有助于判断是否同时存在肾小管-间质损害。

9.B 超等影像学检查

双肾正常或缩小。

10.经皮肾穿刺活体组织检查

对诊断为肾炎型肾病或糖皮质激素治疗效果不好的病儿应及时行肾穿刺活检，进一步明确病理类型，以指导治疗方案的制订。

四、治疗要点

肾病综合征是肾内科的常见疾患，常用以肾上腺皮质激素为主的综合治疗，原则为控制水肿，维持水、电解质平衡，预防和控制感染及并发症，合理使用肾上腺皮质激素，对复发性肾病或对激素耐药者应配合使用免疫抑制药。治疗不仅以消除尿蛋白为目的，同时还应重视保护肾功能。

1.利尿消肿

①噻嗪类利尿药：主要作用于髓襻升支厚壁段和远曲小管前段，常用氢氯噻嗪 25mg，3 次/天，口服，长期服用应防止低钾，低钠血症。②潴钾利尿药：主要作用于远曲小管后段，适用于有低钾血症的患者，单独使用时利尿作用不显著，可与噻嗪类利尿药合用，常用氨苯蝶啶 50mg，3 次/天，或醛固酮拮抗药螺内酯 20mg，3 次/天，长期服用须防止高钾血症，对肾功能不全患者应慎用。③襻利尿药：主要作用于髓襻升支，常用呋塞米(速尿)20～120mg/d，或布美他尼(丁尿胺)1～5mg/d(同等剂量时作用较呋塞米强 40 倍)，分次口服或静脉注射。④渗透性利尿药可使组织中水分回吸收入血，减少水，钠的重吸收而利尿，常用不含钠的右旋糖酐 40(低分子右旋糖酐)或羟乙基淀粉(706 代血浆，分子量均为 2.5 万～4.5 万 Da)，250～500mL 静脉滴注，隔天 1 次，随后加用襻利尿药可增强利尿效果，但对少尿(尿量＜400mL/d)患者应慎用此类药物。⑤提高血浆胶体渗透压：血浆或人血白蛋白等静脉滴注，并立即静脉滴注呋塞

米 60～120mg(加于葡萄糖溶液中缓慢静脉滴注1 小时)，能获得良好的利尿效果。

2.抑制免疫与炎症反应

(1)糖皮质激素(简称激素)：①起始足量，②缓慢减药，③长期维持。常用方案一般为泼尼松 1mg/(kg·d)，口服 8 周，必要时可延长至 12 周，足量治疗后每 1～2 周减原用量的 10%，当减至 20mg/d 左右时症状易反复，应更加缓慢减量；最后以最小有效剂量(10mg/d)作为维持量，再服半年至 1 年或更长。激素的用法可采取全天量 1 次顿服，或在维持用药期间 2 天量隔天一次性顿服，以减轻激素的不良反应。水肿严重、有肝功能损害或泼尼松疗效不佳时，可更换为泼尼松龙(等剂量)口服或静脉滴注。

(2)细胞毒药物：国内外最常用的细胞毒药物是环磷酰胺(CTX)，在体内被肝细胞微粒体羟化，产生有烷化作用的代谢产物而具有较强的免疫抑制作用，应用剂量为每天每千克体重 2mg，分 1～2 次口服；或 200mg 加入生理盐水注射液 20mL 内，隔天静脉注射，累计量达 6～8g 后停药。主要不良反应为骨髓抑制及中毒性肝损害，并可出现性腺抑制(尤其男性)、脱发、胃肠道反应及出血性膀胱炎，近来也有报道环磷酰胺(CTX)静脉疗法治疗容易复发的肾病综合征，与口服作用相似，但不良反应相对较小。

(3)环孢素：能选择性抑制 T 辅助细胞及 T 细胞毒效应细胞，已作为二线药物用于治疗激素及细胞毒药物无效的难治性肾病综合征，常用量为 5mg/(kg·d)，分 2 次口服，服药期间须监测并维持其血浓度谷值为 100～200ng/mL，服药 2～3 个月后缓慢减量，共服半年左右，主要不良反应为肝肾毒性，并可致高血压，高尿酸血症，多毛及牙龈增生等，该药价格昂贵，有较多不良反应及停药后易复发，使其应用受到限制。

3.非特异性降低尿蛋白

(1)ACEI 或 ARB：肾功能正常者，常可选用组织亲和性较好的 ACEI-贝那普利(洛汀新) 10～20mg/d；肾功能减退者可选用双通道的 ACEI-福辛普利(蒙诺)10～20mg/d，缬沙坦或氯沙坦等 ARB 药物也可选用。

(2)降脂治疗：由于肾病综合征常合并高脂血症，增加血浆黏度和红细胞变性，机体处于高凝状态，导致肾小球血流动力学的改变；脂代谢紊乱，肾内脂肪酸结构发生改变，导致肾内缩血管活性物质释放增加，肾小球内压升高，尿蛋白增加；高胆固醇和高 LDL 血症，氧化 LDL 清除降解减少，一方面促进单核和(或)巨噬细胞释放炎症细胞生长因子，另外还可能影响内皮细胞功能，导致肾小球毛细血管通透性增加，尿蛋白增多，因而降脂治疗可降低蛋白尿。

4.抗凝血药及抗血小板聚集药

肝素或低分子肝素治疗肾病综合征，一方面可以降低患者的血浆黏度和红细胞变性，改善高凝倾向和肾小球血流动力学异常；另一方面可增加肾脏基底膜的阴电荷屏障，减少尿蛋白的漏出。

五、护理措施

1.病情观察

(1)尿量变化：如发现患者血压突然下降，尿量突然减少，甚至无尿应及时通知医生，警惕循环衰竭或急性肾损伤。

(2)深静脉、肾静脉血栓的观察：每日测量双下肢腿围，询问患者有无一侧肢体突然肿胀，有无浅表静脉曲张，皮肤有无由暖变冷，甚至苍白等深静脉血栓的表现；有无腰痛、肾绞痛、肉眼血尿；有无胸痛、胸闷、呼吸困难，有无口渴、烦躁等情况，警惕肺栓塞的发生。

(3)监测体重变化：指导患者每日正确测量体重，并由护士进行记录。

(4)监测水肿变化：每日观察患者皮肤有无凹陷性水肿以及水肿有无进行性加重，尤其是颜面、下肢、阴囊等处的水肿情况；伴有腹腔积液的患者每日测量腹围；观察患者水肿部位随体位改变而移动的情况有无改变或加重。

(5)观察患者的皮肤有无破溃、感染，有无压疮形成。

2.饮食护理

一般给予正常量的优质蛋白，但当肾功能受损时，应根据肾小球滤过率调整蛋白质的摄入量；供给足够的热量；少食富含饱和脂肪酸的动物脂肪，并增加富含可溶性纤维的食物，以控制高脂血症；注意维生素及铁、钙等的补充；严重水肿患者给予低盐饮食。

3.用药护理

(1)利尿剂：治疗原则是不宜过快过猛。使用利尿剂要预防水电解质紊乱，特别是低钾血症、低钠血症，应当定时监测患者的生化检查中的各项指标变化。严格记录患者出入量及体重，密切观察尿量及血压变化，避免因过度利尿导致血容量不足，加重血液高凝状态。

(2)糖皮质激素：使用原则为起始剂量要足、疗程要长、减药要慢和小剂量维持治疗。长期应用者可出现感染、胃溃疡、骨质疏松、血压和血糖紊乱等并发症，少数患者甚至还可发生股骨头无菌性缺血性坏死。因此，服药期间询问患者有无骨痛、抽搐等症状，遵医嘱及时补充钙剂和活性维生素 D，以防骨质疏松；观察患者有无腹痛及黑粪等消化道出血症状；观察患者有无感染征象，监测患者生命体征变化，做好皮肤、口腔护理，预防感染；观察患者血压、血糖、尿糖的变化；嘱患者不得自行增减药量或停药；口服激素的患者应饭后服用，以减少对胃黏膜的刺激；因为长期口服激素的患者常会有“满月脸，水牛背”的改变，护士应耐心向患者讲解药物的不良反应，做好心理辅导。

(3)环磷酰胺：使用该药物的患者易发生胃肠道反应、出血性膀胱炎等症状，所以应密切观察患者尿液颜色，并鼓励患者多饮水，以促进药物从尿中排出，减少出血性膀胱炎的发生；观察患者有无恶心、呕吐、畏食等消化道不适症状，以及脱发、皮疹、腹痛等表现；定期监测患者血常规。

(4)抗凝药物：定期检查患者凝血时间、凝血酶原及血小板计数，注意观察有无出血倾向；观察患者有无皮肤瘀斑的表现、有无黑粪、尿液颜色有无加深等出血的表现；备用鱼精蛋白等拮抗剂，以对抗因肝素引起的出血。

(5)利妥昔单克隆抗体的应用：该类药物的不良反应主要出现在注射后前几小时，尤其在第 1 次静脉注射时明显，且与静脉注射速度有关，主要表现为过敏反应(荨麻疹、气管痉挛、呼吸困难、喉头水肿等)、发热、寒战、恶心等，对心血管系统可致高血压或直立性低血压，毒副作用大多为轻到中度，减慢输注速度、使用前给予盐酸异丙嗪、地塞米松及苯海拉明等能有效减少毒副作用的发生。

4.并发症的预防及护理

(1)感染：①自我检测：指导患者注意自身体温变化，告知患者出现发热、咽痛、咳嗽、胸痛、尿痛等症状大多提示有感染存在。②指导患者养成良好的卫生习惯。加强口腔护理，进餐后、睡前、晨起用生理盐水或氯已定溶液、碳酸氢钠溶液交替漱口，口腔黏膜有溃疡时，可增加漱口次数或遵医嘱用药；保持皮肤清洁，尽量穿柔软宽松的清洁衣裤，勤剪指甲，蚊虫蜇咬时应正确处理，避免抓伤皮肤；预防泌尿系感染，注意个人卫生，勤换内衣裤等。③预防外源性的感染：保持病室的整洁、空气清新，开窗通风；每日用紫外线照射；每日用消毒液擦拭家具，地面；叮嘱患者注意保暖，防止受凉；限制探视人数，避免到人群聚集的地方或与有感染迹象的患者接触；护士严格无菌操作，对白细胞或粒细胞严重低下的患者实行保护性隔离，向患者及家属解释其必要性，使其自觉配合。

(2)血栓和栓塞：血栓和栓塞是肾病综合征严重的、致死的并发症之一，常见的是肾静脉血栓及其脱落后形成的肺栓塞。

①病情观察：观察患者是否有一侧肢体突然肿胀，触摸肢体相关动脉搏动情况，有无深静脉、肾静脉血栓及肺栓塞的表现。

②护理措施：a.每日测量双侧下肢肢体的腿围情况(测量髌骨下缘以下10cm处，双侧下肢周径差>1cm有临床意义)。b.密切追踪患者血、尿各项检查结果，如尿蛋白突然升高，也应怀疑肾静脉血栓形成的可能。c.指导患者做床上足踝运动如：屈曲、背屈、旋转，教会患者后指导其主动运动，增加下肢血液循环。患者肢体水肿症状减轻时，在医生准许的情况下可鼓励患者适当下床活动，促进静脉回流，防止血栓形成。d.根据病情进行双下肢血液循环驱动泵的治疗，以促进血液循环，已存在下肢血栓的患者禁用。

(3)急性肾损伤：病情观察：监测患者肾功能的变化，如患者无明显诱因出现少尿、无尿，扩容利尿无效，及时通知医生。

5.水肿的护理

①水肿较重的患者应注意衣着柔软、宽松；②长期卧床的患者应协助其经常变换体位，防止发生压疮；胸腔积液者应半卧位，下肢水肿患者应抬高双下肢30°～40°；③保持皮肤清洁干燥，保持床单位平整、无渣屑，嘱患者勿搔抓皮肤；④注意水肿患者的各项穿刺，如肌内注射时，应先将水肿皮肤推向一侧后进针，拔针后用无菌干棉签按压穿刺部位，以防进针口渗液而发生感染；⑤阴囊水肿患者应两腿自然分开，保持阴囊清洁干燥，必要时用三角巾托起阴囊，避免局部水肿加重及摩擦导致皮肤破损；⑥指导家属及患者使用芒硝外敷减轻水肿。

六、健康教育

1.疾病知识

肾病综合征较易复发，因此向患者及家属讲解本病特点及如何预防并发症，如避免受凉，注意个人卫生、预防感染，并适当活动，以免发生肢体血栓等。

2.用药指导

向患者讲解药物作用、注意事项及不良反应，叮嘱其不可擅自增减量或停用药物。

3.自我管理

告知患者根据病情合理安排饮食，指导患者控制血压、监测水肿、尿蛋白和肾功能的变化。定期随访。

第七节 白血病

白血病是一类起源于造血干细胞的克隆性恶性疾病，其克隆的白血病细胞失去进一步分化成熟的能力，而滞留在细胞发育的不同阶段，在骨髓和其他造血组织中异常增生，并广泛浸润其他组织和器官，而正常造血功能受抑制。临床上以进行性贫血，持续发热或反复感染，出血和组织浸润等为表现，外周血中以出现幼稚细胞为特征。国内白血病发病率为2.76/10万，急性白血病比慢性白血病发病率高(约5.5:1)，在恶性肿瘤死亡中，白血病居第6位(男性)和第8位(女性)，在儿童及35岁以下成人则居第一位。

一、病因与发病机制

1.病毒

已证实成人T淋巴细胞白血病(ATL)是由人类T淋巴细胞病毒Ⅰ型(HTLV-Ⅰ)所引起。该病毒是一种C型反转录RNA病毒，具有传染性，可通过哺乳、性生活及输血而传播。目前已能从ATL患者的恶性T细胞分离出该病毒，并从患者血清中均可发现HTLV-Ⅰ抗体。

2.射线

电离辐射有致白血病作用，且与剂量呈正相关，包括α射线、γ射线及电离辐射。短期内接受大剂量，尤其是对年轻人具有更大危险性。日本广岛、长崎发生原子弹爆炸后，受严重辐射地区的发病率是未受辐射地区的17～30倍。电离辐射可使骨髓抑制和机体免疫受损，染色体发生断裂和重组，染色体上DNA断裂。

3.化学因素

苯的致白血病作用已经肯定，接触含苯的黏合剂的制鞋工人发病率高于正常人群3～20倍。亚乙胺类的衍生物乙双吗啉可致细胞微核及染色体畸变。抗肿瘤药如氮芥、环磷酰胺、丙卡巴肼、依托泊苷等都有致白血病作用。氯霉素、保泰松、磺胺类等药物抑制骨髓，可诱发白血病。

4.遗传因素

家族性白血病约占白血病的7/1000，如果一人发生白血病，另一人的发病机会为20%。一些常染色体隐性遗传疾病如Bloom综合征、Fanconi贫血均易发生白血病。21-三体综合征患儿由于 21 号染色体 3 体改变，其白血病发病率达 50/10 万，比正常人群高 20 倍。

5.其他血液病

骨髓增生异常综合征、淋巴瘤、多发性骨髓瘤等都可能发展为白血病。

正常造血白细胞恶性转变的机制尚未完全阐明。但大量研究，特别是分子生物技术在血液学中的广泛应用，已证实上述因素导致染色体异常在肿瘤发生机制中占重要作用。原癌基因的变异和基因异常表达可导致细胞无节制地生长，另外抑癌基因失活，也是肿瘤发生发展的重要环节。

二、分类

1.按病程和白血病细胞的成熟度分类

(1)急性白血病：起病快，进展快，病程短，仅为数月。细胞分化停滞在较早阶段，骨髓和外周血中以原始和早期幼稚细胞为主。

(2)慢性白血病：起病缓，进展慢，病程长，可达数年。细胞分化留在较慢阶段。骨髓和外周血中多为较成熟幼稚细胞和成熟细胞。

2.按白细胞计数分类

多数患者白细胞增高，超过 $10\times10^9/L$，称为白细胞增多性白血病；若超过 $100\times10^9/L$，称为高白细胞性白血病；部分患者白细胞计数在正常水平或减少，称为白细胞不增多性白血病。

(一)急性白血病

急性白血病是造血干细胞克隆性恶性疾病，骨髓中异常的原始细胞(白血病细胞)丧失分化、成熟的能力并异常增生，浸润各种组织、器官，正常造血受抑制。临床表现有贫血、出血、脾肝及淋巴结肿大和继发感染等。

1.分类

急性白血病分为急性淋巴细胞白血病(急淋白血病)及急性非淋巴细胞白血病(急非淋白血病)两大类。这类又分多种亚型。

急性非淋巴细胞白血病分为 M_0～M_7 等亚型。

M_0 急性髓细胞白血病微分化型

M_1 急性粒细胞白血病未分化型

M_2 急性粒细胞白血病部分分化型

M_3 急性早幼粒细胞白血病

M_4 急性粒-单核细胞白血病

M_5 急性单核细胞白血病

M_6 急性红白血病

M_7 急性巨核细胞白血病

急性淋巴细胞白血病，共分 3 型如下：

L_1：原始和幼淋巴细胞以小细胞(直径≤$12\mu m$)为主

L_2:原始和幼淋巴细胞以大细胞(直径>12μm)为主

L_3:原始和幼淋巴细胞以大细胞为主,大小较一致,细胞内有明显空泡,胞质嗜碱性。

2.临床表现

(1)贫血:常为早发症状,呈进行性加重。贫血的原因主要是骨髓中的白细胞极度增生,红细胞增殖受干扰而抑制,造成红细胞生成减少。部分患者存在红细胞寿命及出血等原因。

(2)发热:发热时急性白血病最常见的症状,体温可达39~40℃或以上时,可伴畏寒、出汗。大多数发热是由继发感染引起,但白血病本身也能引起发热,即肿瘤性发热。

继发感染是导致白血病患者死亡最常见原因之一。感染的原因是抗体免疫功能下降,包括正常白细胞增殖受抑,粒细胞减少,细胞免疫功能低下等。此外,当患者应用化疗药物及糖皮质激素促使机体免疫功能进一步下降,更易感染,严重时可发生败血症。最常见的致病菌是革兰阴性杆菌,如肺炎克雷伯杆菌、铜绿假单胞菌、大肠埃希菌和产气杆菌等;长期化疗,糖皮质激素和大量广谱抗生素的应用,易继发二重感染。感染可发生机体任何部位,以口腔黏膜、牙龈、咽喉部最常见,其次是呼吸道和肛周皮肤等。

(3)出血:出血的原因主要是血小板减少,其次为白血病细胞浸润,凝血因子减少,血小板功能异常、感染等。出血可见于全身各部位,多表现皮肤瘀点、瘀斑、鼻出血、月经过多等。发生颅内出血往往后果严重,也是白血病常见的致死原因。

(4)器官和组织浸润的表现

①骨和关节:胸骨下段局部压痛,提示髓腔内白血病细胞过多增生。骨骼和关节疼痛是白血病常见的症状,尤以儿童多见。急性粒细胞白血病患者由于骨膜受累,可在眼眶、肋骨及其他扁平骨的骨面形成粒细胞肉瘤(绿色瘤),以眼眶部位最常见,可引起眼球突出、复视或失明。

②肝、脾和淋巴结:急性白血病可有轻、中度肝、脾大,主要与白血病细胞浸润及新陈代谢增高有关。淋巴结肿大多见于急淋。除非慢粒白血病急性变,巨脾罕见。

③中枢神经系统白血病(CNSL):由于化疗药物难以通过血脑屏障,隐藏在中枢神经系统的白血病细胞不能被有效杀死,因而引起CNSL。CNSL可发生在疾病的各个时期,但多数发生在疾病缓解期,出现脑膜或中枢神经系统症状,表现为头痛,呕吐,视盘水肿,视物模糊,颈项强直,重者抽搐、昏迷,但不发热,脑脊液压力增高。

④口腔和皮肤:皮肤浸润表现为弥散性丘疹、结节性红斑等;牙龈可增生、肿胀。

⑤睾丸:睾丸受浸润表现为无痛性肿大,多为一侧性。睾丸白血病多见于急淋化疗缓解后的幼儿和青年。

3.实验室检查

(1)血常规:外周血白细胞计数高低不一,大多数患者白细胞数增多在$(10\sim50)\times10^9/L$,少数$<5\times10^9/L$或$>100\times10^9/L$,白细胞数过高或过低者预后较差。血涂片可见原始和(或)幼稚细胞,一般达30%~90%。非白血病性白血病则很难找到原始细胞。患者常有不同程度的正常细胞性贫血,可找到幼红细胞;半数以上患者血小板$<60\times10^9/L$。

(2)骨髓象:是急性白血病的必查项目和确诊的主要依据。多数病例骨髓象显示有核细胞增生明显活跃或极度活跃，以有关系列的原始细胞和(或)幼稚细胞为主。当较成熟中间阶段粒细胞缺如，并残留少量成熟粒细胞时，即形成所谓“裂孔”现象。若原始细胞占全部骨髓有核细胞的30%以上，可做出急性白血病的诊断。此外，正常的巨核细胞和幼红细胞减少。Auer小体仅见于急非淋，有助于鉴别急淋与急非淋白血病。

(3)细胞化学：通过过氧化酶，糖原PAS反应，非特异性酯酶，中性粒细胞碱性磷酸酶的测定可鉴别急淋白血病，急粒白血病和急性单核细胞白血病。

(4)免疫学检查：采用特异的单克隆抗体，可将急淋与非急淋，T细胞和B细胞急淋白血病加以区别。

(5)染色体和基因检查：白血病常伴有特异的染色体和基因改变。如M_3白血病，其15号染色体上有早幼粒白血病基因，17号染色体上有维A酸受体基因。这是M_3发病及用维A酸治疗有效的分子基础。

(6)血液生化检查：化疗期间，血清尿酸浓度增高。CNSL时，脑脊液压力升高，脑脊液中可见白细胞计数升高，涂片可见白血病细胞。

4.治疗要点

随着化疗水平提高，新的抗白血病药物的出现，支持治疗的改善，化疗使成人急淋与非急淋的完全缓解(CR)率分别达到72%～77%和60%～85%。骨髓移植的开展15年存活率可达45%～70%。

(1)一般治疗

①防治感染：应加强基础护理，强调口咽、肛门周围和饮食的清洁卫生。继发感染可选用氨基糖苷类及β-内酰胺类药物或氧氟沙星等联合应用。无效可改用第三代头孢菌素，或其他强有力的广谱抗生素。并发真菌感染，可用氟康唑或两性霉素B等。如病毒感染可用阿昔洛韦或干扰素α。

②控制出血：补充血小板是较有效的措施，使周围血小板数维持在$30\times10^9/L$左右，同时可选用安络血、酚磺乙胺等止血药。如出血系DIC引起，应给予适当的抗凝治疗。

③纠正贫血：严重贫血可输入红细胞悬液或全血，改善患者明显缺氧症状。争取白血病缓解是纠正贫血最有效的方法。

④高尿酸血症处理：血尿酸>420mg/L时，给予别嘌醇100mg，每日3次，以抑制尿酸生成。口服碳酸氢钠碱化尿液；补充液体以保持足够的尿量。

(2)化学治疗：是目前治疗白血病最主要的方法。

①化学治疗的策略：化疗的目的是杀灭白血病细胞，达到完全缓解(CR)并延长生存期。所谓CR，即白血病的症状和体征消失；血常规：Hb≥100g/L(男)或90g/L(妇女及儿童)，中性粒细胞绝对值$\geq1.5\times10^9/L$，血小板$\geq100\times10^9/L$，外周血白细胞分类无白血病细胞；骨髓象：原粒细胞+早幼粒细胞≤5%，红细胞及巨核细胞系列正常。所以急性白血病化疗总体采用诱导缓解治疗和缓解后强化维持治疗两个阶段。

诱导缓解：通过联合化疗，迅速、大量地杀灭白血病细胞，恢复机体正常造血，使患者尽可能在较短的时间内获得完全缓解(CR)。

缓解后强化维持:急性白血病未治疗时体内白血病细胞估计为 $10^{10}\sim10^{13}$ 个,经诱导缓解治疗达到 CR 后体内仍有相当于 $10^{8}\sim10^{9}$ 个白血病细胞,所以必须实施强化巩固治疗,以进一步杀灭残存、隐蔽的白血病细胞,防止复发,延长缓解期和无病生存期。

②化疗药物:药物的组成遵循的原则是作用于细胞周期不同阶段的药物;各药物间有相互协同作用;各药物不良反应不重叠,减少对重要脏器的损伤。

③联合化疗方案:方案的选择,剂量的确定,用药天数等,应结合患者的整体情况,如白血病类型、骨髓增生情况、患者年龄、身体状况等综合考虑。

(3)中枢神经系统白血病防治:常选用甲氨蝶呤 10mg,鞘内注射,同时加用地塞米松 5~10mg,每周 2 次,共 3 周。也可选用阿糖胞苷 30~50mg/m^2 鞘内注射。

(4)造血干细胞移植:目前主张移植时机的年龄在 45 岁以下的急性白血病在第一次完全缓解时进行。

(5)细胞因子治疗:粒细胞集落刺激因子(G-CSF)和粒-单集落刺激因子(GM-CSF)与化疗同时应用或化疗后应用,可减轻化疗所致的粒细胞缺乏,缩短粒细胞恢复时间,提高患者对化疗的耐受性。

5.护理措施

(1)休息与饮食

①贫血,感染,出血或化疗期间应注意休息,缓解期和化疗间歇期坚持每天适当活动。散步、打太极拳,饮食起居规律,保证充足休息、睡眠和营养。活动后应注意观察心率、心律、呼吸变化,如有异常,应卧床休息。脾脏增大明显者,可争取左侧卧位以减轻不适,避免弯腰和碰撞腹部,防止脾破裂。骨、关节疼痛者保持卧位舒适,白天可通过与患者交谈、读书、听音乐等分散其注意力,晚间可适当应用止痛药,保证患者休息,减少体力消耗。

②饮食指导:给予高热量,富含维生素,适量纤维素,清淡,易消化饮食。避开化疗前后1~2 小时进餐,鼓励患者多饮水,每天饮水量在 2000mL 以上,以预防尿酸性肾病。

(2)病情观察:注意生命体征的变化,观察并记录体温变化及热型,有无感染,皮肤黏膜淤血或出血点,有无头痛、恶心、呕吐、颈强直、意识障碍等颅内出血表现,注意浅表淋巴结,肝脾的大小,有无骨、关节疼痛。注意了解血常规和骨髓象的检查结果。

(3)预防感染:注意保暖,避免受凉,讲究个人卫生,少去人群拥挤的地方;在化疗诱导缓解期间患者很容易发生感染,当成熟粒细胞绝对值 $\leqslant 0.5\times10^{9}$/L 时,发生感染的可能性更大,应做好保护性隔离。若无层流室应置患者于单人病房,定时对病房进行空气和地面消毒,谢绝探视避免交叉感染,同时加强口腔、皮肤及肛周护理。一旦有感染征象,协助医师做好各项检查和遵医嘱给予抗感染治疗。

(4)口腔护理:指导患者在进餐前后,睡前应漱口。一般情况可选生理盐水、朵贝尔液;疑为口腔厌氧菌感染可选 1%~3%过氧化氢溶液;真菌感染可选 1%~4%碳酸氢钠溶液、2.5%真菌素溶液、1:2000 氯己定溶液或口泰溶液。每次含漱时间 15~20 分钟,每天 3 次。

(5)用药护理

①静脉炎及组织坏死预防与护理:某些化疗药物如阿霉素、柔红霉素、长春新碱等都具有较强局部刺激,多次注射可引起疼痛和静脉炎,严重者可出现血管闭锁,若药液外渗可引起周围组织坏死。

合理选用静脉:反复多次化疗者,最好采用中心静脉或深静脉留置导管供注射用。使用浅表静脉则选择有弹性且直的大血管。

避免药液外渗:化疗前,先用生理盐水冲管,静脉注射时要边抽回血边注药,以保证药液无外渗;若有数种药物时,先用刺激性强的药物;药物输完后给予生理盐水 10~20mL 冲洗后拔针。

化疗药物外渗的处理:输注时疑有化疗药物外渗应立即停止输注,边回抽边退针;局部用生理盐水加地塞米松多处皮下注射;亦可遵医嘱选用相应的拮抗药,如硫代硫酸钠拮抗氮芥、丝裂霉素、放线菌素 D 等,8.4%碳酸氢钠可用于拮抗阿霉素、长春新碱等。

静脉炎处理:局部血管禁止静脉注射,患处勿受压。使用喜辽妥等药物外敷,鼓励患者多做肢体活动,以促进血液循环。

②胃肠道反应的护理:大多数化疗药物均可引起恶心、呕吐、食欲缺乏等不良反应,反应程度和持续时间与药物种类及剂量有关,同时也与患者的个体差异有关。若用致吐作用较强的药时,使用前 30 分钟可给予止吐药物,必要时 6~8 小时重复给药。化疗期间要保证患者休息,避免噪声及异味等不良刺激。若反应严重,呕吐频繁,应注意观察有无水、电解质紊乱。

③骨髓抑制的护理:多数化疗药具有抑制骨髓作用,一般化疗后 7~14 天血象可降至最低点,恢复时间为之后 5~10 天,并逐渐恢复。故从化疗开始至结束后2 周应加强预防出血和感染的护理,定期复查血常规,化疗结束后再行骨髓穿刺,以便了解骨髓抑制情况及评价的疗效,并根据病情给予对症支持治疗。

④肝、肾功能损害的护理:甲氨蝶呤、巯嘌呤、左旋门冬酰胺酶对肝功能有损害作用,故用药期间应观察患者有无黄疸,定期监测肝功能。环磷酰胺可引起血尿,输注期间应保证输液量,并鼓励患者多饮水,每天补水在 4000mL,以稀释尿中药物浓度,防止出血性膀胱炎。遵医嘱口服别嘌醇,以抑制尿酸的合成。观察小便的颜色和量,一旦发生血尿,应停止使用,同时检查肾功能。

⑤心脏毒性护理:如阿霉素、柔红霉素、三尖杉酯碱等药可引起心肌及心脏传导损害,使用前应检查心电图及心功能。对于老年或有心脏疾患的患者,注意调整药物剂量和种类,并要缓慢注入药物,必要时给予心电监护。

⑥其他:甲氨蝶呤可引起口腔黏膜溃疡;长春新碱可引起末梢神经炎而出现手足麻木,停药后可消失,个别可引起自主神经功能紊乱,出现腹胀、便秘及肠麻痹甚至肠梗阻,应注意观察及时处理。某些药物可引起脱发,要加强心理护理,一般脱发后 1~2 个月可再生。

(6)健康指导

①疾病预防:避免接触能对骨髓造血系统有损害的理化因素。

②生活指导：饮食、休息和活动的安排。

③用药指导：说明急性白血病用药的方案和可能的不良反应。

④预防感染和出血。

⑤心理调适指导。

（二）慢性白血病

慢性白血病（CL）的细胞分化停滞在较晚的阶段，多为较成熟幼稚细胞和成熟细胞，病情发展缓慢，自然病程为数年。

CL 临床上可分为两大类，即慢性髓细胞白血病（简称慢粒白血病或慢粒 CML）和慢性淋巴细胞白血病（简称慢淋白血病或慢淋 CLL）。少见类型的白血病，如毛细胞白血病（HCL）、幼淋巴细胞白血病（PLL）等也归于慢性淋巴细胞白血病。我国以慢性粒细胞白血病为多见。

1.慢性粒细胞白血病

本病是一种发生在多能造血干细胞上的恶性骨髓增生性疾病（获得性造血干细胞恶性克隆性疾病）。特点为病程发展缓慢，外周血粒细胞显著增多并有不成熟性，脾脏肿大。在受累的细胞系中，可找到 Ph 染色体和 BCR-ABL 融合基因。其自然病程分三期：慢性期（CP）、加速期（AP）、急变期（BP/BC），多因急性变而死亡。

CML 在各年龄均可发病，以中年最多见，45～50 岁年龄组发病率最高，男性略多于女性。

（1）临床表现：起病缓慢，早期常无自觉症状。患者可因健康检查或因其他疾病就医时发现血常规异常或脾大而被确诊。

①慢性期（CP）：CP 一般持续 1～4 年。患者有乏力、低热、多汗或盗汗、体重减轻等代谢亢进的症状。脾大为最显著体征，程度不一，与外周血白细胞升高水平有关，质地坚实，平滑，无压痛，患者常自觉左上腹坠胀感。50%以上患者就医时脾已达脐或脐以下，如果发生脾梗死，则脾区压痛明显，并有摩擦音，自发性脾破裂罕见。肝脏明显肿大较少见。部分患者胸骨中下段压痛。当白细胞显著增高时，可有眼底充血及出血。白细胞极度增高时，可发生“白细胞淤滞症”。

此期就诊的患者辅助检查可出现如下改变。

a.血常规：外周血白细胞升高是主要的特征。早期即明显增高，常超过 20×10^9/L，可达 100×10^9/L 以上，粒细胞显著增多，分类可见各期粒细胞，以中性中幼、晚幼和杆状核粒细胞居多，原始细胞<10%；血小板多在正常水平，部分患者增多；晚期血小板渐减少，并出现贫血。

b.中性粒细胞碱性磷酸酶（NAP）：活性减低或呈阴性反应。治疗有效时 NAP 活性可以恢复，疾病复发时又下降，合并细菌性感染时可略升高。

c.骨髓象：骨髓增生明显至极度活跃，以粒细胞为主，粒红比例明显增高，其中中性中幼、晚幼及杆状核粒细胞明显增多，原始细胞<10%。嗜酸、嗜碱性粒细胞增多。红细胞相对减少。巨核细胞正常或增多，晚期减少。

d.细胞遗传学及分子生物学改变：95%以上的 CML 细胞中出现 Ph 染色体（小的 22 号染色体），显带分析为 t(9;22)(q34;q11)。9 号染色体长臂上 C-ABL 原癌基因易位至 22 号染色体长臂的断裂点簇集区(BCR)形成 BCR-ABL 融合基因。

e.血液生化:血清及尿中尿酸浓度增高。血清乳酸脱氢酶增高。

②加速期(AP):起病后1～4年间70%的慢粒患者进入加速期,常有发热、虚弱、进行性体重下降、骨骼疼痛,逐渐出现贫血和出血。脾持续和进行性肿大,对原来治疗有效的药物无效。AP可维持几个月到数年。外周血或骨髓原始细胞≥10%,外周血嗜碱性粒细胞>20%,不明原因的血小板进行性减少或增加。除Ph染色体以外又出现其他染色体异常,粒-单系祖细胞(CFU-GM)培养,集簇增加而集落减少,骨髓活检显示胶原纤维显著增生。也有20%～25%的患者无明显加速期阶段,而直接进入急变期。

③急变期(BP/BC):加速期历时几个月到1～2年,即进入急变期,为CML的终末期,临床与AL类似。多数急粒变,少数为急淋变或急单变,偶有巨核细胞及红细胞等类型的急性变。急性变预后极差,往往在数月内死亡。外周血中原粒+早幼粒细胞>30%,骨髓中原始细胞或原淋+幼淋或原单+幼单>20%,原粒+早幼粒细胞>50%,出现髓外原始细胞浸润。

(2)诊断要点:凡有不明原因的持续性白细胞数增高,根据典型的血象、骨髓象改变,脾大,Ph染色体阳性,BCR-ABL融合基因阳性即可做出诊断。

(3)治疗要点:CML治疗应着重于慢性期早期,避免疾病转化,力争细胞遗传学和分子生物学水平的缓解,一旦进入加速期或急变期则预后很差。

①对症治疗:脾放射用于脾大明显、有胀痛而化疗效果不佳时。使用血细胞分离机,单采清除过高的白细胞,可预防和治疗白细胞淤滞征。预防尿酸性肾病可口服别嘌醇,并补充水分、碱化尿液,保证足够的尿量。

②化学治疗:化疗可使大多数CML患者血常规及异常体征得到控制,CML化疗后中位生存期39～47个月,5年生存率25%～35%,8年生存率8%～17%,个别可生存10～20年。

a.羟基脲(Hu):为细胞周期特异性抑制DNA合成的药物。起效快,但持续时间短,用药后两三天白细胞即下降,停药后又很快回升。本药不良反应少,耐受性好,与烷化剂无交叉耐药性,对患者以后接受HSCT也无不良影响,为当前CML首选化疗药物。常用剂量为3g/d,分2次口服,待白细胞减至20×10^9/L左右时,剂量减半。降至10×10^9/L时,改为小剂量(0.5～1g/d)维持治疗。需经常检查血常规,以便调节药物剂量。

b.白消安(马利兰):是一种烷化剂,作用于早期祖细胞,起效慢且后作用长,剂量不易掌握。白消安长期用药可出现皮肤色素沉着,精液缺乏及停经,肺纤维化等,有诱导急变作用,现已较少使用。

c.其他药物:Ara-C、高三尖杉酯碱(HHT)、靛玉红、异靛甲、二溴卫茅醇、6-巯基嘌呤(6-MP)、美法仑、环磷酰胺,砷剂及其他联合化疗亦有效,但多在上述药物无效时才考虑使用。

③干扰素-α(IFN-α):IFN-α具有抗增殖、免疫调节等作用。IFN-α持续用数月至数年不等,50%～70%的患者能获完全缓解。对白细胞显著增多者,lFN-α与Ara-C联合使用可提高有效率。常见毒副反应为流感样症状:畏寒、发热、疲劳、头痛、厌食、恶心、肌肉及骨骼疼痛。并用扑热息痛、苯海拉明等可减轻副反应。

④甲磺酸伊马替尼(格列卫):IM 为 2-苯胺嘧啶衍生物,能抑制 BCR-ABL 阳性细胞的增殖。若经济条件许可,推荐为慢粒的首选治疗药物,有显效。常见的非血液学不良反应包括:水肿、肌痉挛、腹泻、恶心、肌肉骨骼痛、皮疹、腹痛、疲劳、关节痛和头痛等,但一般症状较轻微。联用造血生长因子可预防血象下降不良反应。

⑤异基因造血干细胞移植(Allo-SCT):Allo-SCT 是目前认为可以根治 CML 的标准治疗。骨髓移植应在 CML 慢性期待血象及体征控制后尽早进行。常规移植患者年龄以 45 岁以下为宜。

慢粒白血病一旦进入加速期或急变期,应按急性白血病治疗,但疗效差,缓解率低且缓解期很短,多数患者于几周或几个月内死亡。

(4)护理要点

①疼痛:脾胀痛与脾大、脾梗死有关。

a.病情观察:每天测量患者脾的大小、触诊其质地并做好记录。注意脾区有无压痛,观察有无脾栓塞或脾破裂的表现。脾栓塞或脾破裂时,患者突感脾区疼痛,发热、多汗以至休克。脾区拒按,有明显触痛。脾可进行性肿大,脾区可闻及摩擦音,甚至出现血性腹水。

b.缓解疼痛:置患者于安静、舒适的环境中,减少活动,尽量卧床休息,并取左侧卧,以减轻不适感。指导患者进食宜少量多餐,以减轻腹胀,尽量避免弯腰和碰撞腹部,防止外伤致脾破裂。协助医生作脾放射治疗,减轻患者疼痛。

②潜在并发症:尿酸性肾病

a.病情观察:化疗期间观察患者尿量的变化或记录 24 小时出入量;定期进行白细胞计数、血尿酸水平、尿常规和肾功能等检查。一旦出现少尿或无尿时及时报告医生,协助做好急性肾衰竭的救治。

b.保证足够的尿量:鼓励患者多饮水,化疗期间每天饮水量 3000mL 以上,遵医嘱 24 小时持续静脉补液,保证每小时尿量＞150mL/m^2,以利于尿酸和化疗药物降解产物的稀释和排泄,减少对下尿路的化学刺激。

c.用药护理:遵医嘱预防性服用别嘌醇和碳酸氢钠,以抑制尿酸的生成和碱化尿液,减少尿酸结晶的析出。在化疗给药前后遵医嘱给予利尿剂,以促进尿酸的稀释与排泄,注射化疗药后,最好每半小时排尿 1 次,持续 5 小时,就寝前排尿 1 次。

③健康教育

a.饮食:给予患者高蛋白,高维生素,高热量饮食,以补充体内营养所需。宜多食水果、蔬菜,化疗期间要保证充足的营养,禁食辛辣刺激的食物,宜食清淡易消化的软食,并注意饮食卫生,食物要煮熟,牛奶要消毒,尽量不买熟食,若食用时,需重新蒸 20 分钟,以免发生腹泻。每日用 4%苏打水和 0.05%碘伏溶液交替漱口,保持口腔的清洁。

b.休息与活动:根据患者情况制订合理的活动量。由于患者白细胞过度增殖,基础代谢率升高,贫血、缺氧等,因此患者要多加休息,每日保证睡眠时间在 7 小时或以上。

c.用药:慢性期的患者必须主动配合治疗,以延长慢性期,减少急性变的发生。注意观察药物的不良反应。定期检查血常规，不良反应严重者需减量或暂时停药。

d.自我监测与随访：出现贫血加重、发热、腹部剧烈疼痛，尤其是腹部受撞击致脾破裂时，应立即到医院检查。感染与出血的预防见急性白血病。

2.慢性淋巴细胞白血病

慢性淋巴细胞白血病（CLL）是一种单克隆性小淋巴细胞疾病，细胞以正常或高于正常的速率复制增殖，大量积聚在血液、骨髓、脾、淋巴结和其他器官，最终导致正常造血功能衰竭的低度恶性疾病。这类细胞形态上类似成熟淋巴细胞，但是一种免疫学不成熟的、功能不全的细胞。CLL绝大多数起源于B细胞，T细胞者较少。本病在欧美各国是最常见的白血病，而在我国、日本及东南亚国家较少见。患者多系老年人，90%的患者在50岁以上发病，中位年龄65岁，男女比例2:1。

（1）临床表现：患者起病缓慢，多无自觉症状。许多患者因其他疾病就诊时才被发现。早期症状可能有乏力疲倦，而后出现食欲缺乏、消瘦、发热、盗汗等症状。60%～80%的患者有淋巴结肿大，多见于颈部、锁骨上、腋窝、腹股沟。肿大的淋巴结较硬，无压痛，可移动。CT扫描可发现肺门、腹膜后、肠系膜淋巴结肿大。偶因肿大的淋巴结压迫胆道或输尿管而出现阻塞症状。50%～70%的患者有轻至中度脾大，轻度肝大，但胸骨压痛少见。晚期患者骨髓造血功能受损，可出现贫血、血小板减少和粒细胞减少。由于免疫功能减退，常易并发感染。也常出现自身免疫现象，如Evans综合征、自身免疫性溶血性贫血（AIHA）、免疫性血小板减少性紫癜（ITP）等。终末期可出现幼淋巴细胞白血病（PLL）、Richter综合征（转化为弥漫大B细胞淋巴瘤等）和第二肿瘤。

（2）诊断要点：主要依据患者有全身淋巴结肿大而无压痛，伴肝、脾肿大，结合外周血中持续性单克隆性淋巴细胞大于$5\times10^9/L$，骨髓中小淋巴细胞≥40%，以及根据免疫学表面标志，可以作出诊断和分类。

①血常规：持续淋巴细胞增多为其主要特点。白细胞＞$10\times10^9/L$，淋巴细胞占50%以上，绝对值≥$5\times10^9/L$（持续4周以上）。大多数患者白血病细胞形态与成熟小淋巴细胞相同，胞质少，胞核染色质呈凝块状；随病情发展，血小板减少，贫血逐渐明显。

②骨髓象：有核细胞增生明显活跃或极度活跃，淋巴细胞≥40%，以成熟淋巴细胞为主。红系、粒系及巨核系细胞均减少，伴有溶血时，幼红细胞可代偿性增生。

③免疫学检查：约半数患者血清蛋白含量减少。淋巴细胞具有单克隆性。绝大多数病例的淋巴细胞为B淋巴细胞，20%患者抗人球蛋白试验阳性，晚期T细胞功能障碍。

④细胞遗传学：50%～80%的患者出现染色体异常。部分患者出现基因突变或缺失。

（3）治疗要点：根据临床分期、症状和疾病活动情况而定。CLL为一慢性惰性病程，随访结果表明早期治疗并不能延长患者生存期，早期（Rai0-Ⅰ、Ⅱ期或Binet A期）患者无须治疗，定期复查即可。对B期患者如有足够数量的正常外周细胞且无症状，也多不治疗，定期随访。出现下列情况说明疾病高度活动，应开始化疗：a.体重减少≥10%、极度疲劳、发热（38℃）＞2周、盗汗；b.进行性脾大或脾区疼痛；c.淋巴结进行性肿大或直径＞10cm；d.进行性淋巴细胞增生，2 个月内增加＞50%，或倍增时间＜6 个月；e.激素治疗后，自身免疫性贫血或血小板减少反应较差；f.骨髓进行性衰竭，贫血或血小板减少出现或加重。在疾病进展期（Ⅲ、Ⅳ期或 C 期），而却无疾病进展表现者，有时也可"观察和等待"。

近来研究发现，完全缓解（CR）患者生存期较部分缓解和无效者长，因此应致力于提高 CR 率和尽可能清除微小残留白血病。

①化学治疗：常用的药物有苯丁酸氮芥和氟达拉滨。苯丁酸氮芥（CLB）：为烷化剂，临床首选，有连续和间断两种用法。其间需每周检查血常规，调整药物剂量，以防骨髓过度受抑制。氟达拉滨（Flu）：为嘌呤类似物，烷化剂耐药者换用 Flu 仍有效。其他嘌呤类药物还有喷妥司汀（dCF）和克拉曲宾（2-CdA），烷化剂还有环磷酰胺。

②免疫治疗：常用单克隆抗体，如阿来组单抗、利妥昔单抗。α-干扰素也可选用。

③HSCT：在缓解期行自体干细胞移植治疗 CLL 效果优于传统化疗，患者体内的微小残留白血病可转阴，但随访至 4 年时，50% 复发。Allo-HSCT（异基因造血干细胞移植）治疗 CLL，可使部分患者长期存活至治愈，但患者多为老年，常规方案的移植相关并发症多。

④并发症治疗：因低 γ 球蛋白血症、中性粒细胞缺乏及老龄，CLL 患者极易感染，严重感染常为致死原因，应积极治疗。反复感染者可静脉输注免疫球蛋白。并发 AIHA（自身免疫性溶血性贫血）或 ITP（特发性血小板减少性紫癜）者可用糖皮质激素治疗，无效且脾大明显者，可考虑切脾。

（4）护理要点：CLL 是一种异质性疾病，病程长短不一，有的长达 10 余年，有的仅 2～3 年，多死于骨髓衰竭导致严重贫血、出血或感染。本病患者可能出现的护理问题主要有以下几点。

①有感染的危险与低免疫球蛋白血症、正常粒细胞缺乏、老龄有关。

②活动无耐力与贫血、持续化疗等有关。

③有损伤的危险：出血与本病晚期血小板减少有关。

④营养失调：低于机体需要量与食欲缺乏、持续发热及代谢亢进有关。

⑤知识缺乏：缺乏预防感染的知识。

因低 γ 球蛋白血症、中性粒细胞缺乏及老龄，CLL 患者极易感染，严重感染常为致死原因，应特别加以预防和护理。

第八节　糖尿病

一、定义

糖尿病（DM）是一组以慢性血糖水平增高为特征的代谢性疾病群。高血糖是由于胰岛素分泌缺陷和（或）胰岛素作用缺陷而引起的，导致碳水化合物、蛋白质、脂肪代谢异常。长期血糖控制不佳的糖尿病患者，可引起多系统损害，导致眼、肾、神经、心脏、血管等组织的慢性进行性病变，引起功能缺陷和衰竭。糖尿病使患者生活质量降低，寿命缩短，病死率增高，因此应积极防治。

二、危险因素

糖尿病是一种世界性的流行性疾病，其患病率日益增高，导致糖尿病发病的危险因素主要有以下几种。

1.遗传易感性

糖尿病尤其是占 90%以上的 2 型糖尿病，是一遗传倾向性疾病，常表现为家族聚集性。美国卫生和营养普查发现，约 35%的 2 型糖尿病患者报道其双亲中一方或双方都患糖尿病；无糖尿病症状，但葡萄糖耐量试验符合糖尿病和糖耐量减低(IGT)诊断标准的患者分别有 28%和 27%报道其双亲中一方或双方患糖尿病。

2.肥胖

它是发生 2 型糖尿病的一个重要危险因素。糖尿病的发生与肥胖的持续时间和最高肥胖程度密切相关。中心性肥胖或称腹型肥胖(主要表现为大网膜和肠系膜脂肪增多)患者发生糖尿病的危险性最高。若肥胖与糖尿病家族史结合起来则进一步协同增加 2 型糖尿病发病的危险性。

3.能量摄入增加和体力活动减少

二者同时存在常导致肥胖，促使 2 型糖尿病发生。此外，体力活动减少本身可导致组织(主要是肌肉)对胰岛素的敏感性下降。

4.人口老龄化

糖尿病的发病率随年龄的增加而增高。由于经济的发展和医疗条件的改善，人均寿命明显延长，不少国家逐步进入老龄化社会，这亦是糖尿病患病率显著增高的重要因素。

除上述危险因素之外，临床研究和流行病学调查显示，原发性高血压、高血脂、妊娠期糖尿病患者、胎儿及新生儿期营养不良的人群是发生 2 型糖尿病的高危人群。1 型糖尿病特别是特殊类型糖尿病中的单基因突变与环境污染的关系正受到越来越多的重视。此外，自身免疫、病毒感染、牛乳喂养等也是 1 型糖尿病的危险因素。

三、发病机制

在不同类型糖尿病之间，其病因和发病机制较为复杂，发展阶段亦不相同，总的来说遗传因素及环境因素共同参与其发病过程。

1.1 型糖尿病

目前普遍认为 1 型糖尿病的发生、发展可分为 6 个阶段。

(1)第 1 期：遗传学易感性。人类 HLA 位于第 6 对染色体短臂上，是一组密切联系的基因群。研究发现 1 型糖尿病与某些特殊 HLA 类型有关。20 世纪 70 年代发现 1 型糖尿病中，

Ⅰ类等位基因 B_{15}、B_8 及 B_{18} 出现频率高，而 B_7 出现频率低；以后又发现Ⅱ类基因位点中的 RD_3 和 RD_4 与1型糖尿病呈高度的阳性相关性，与 DR_2 呈阴性相关。随着分子生物学和分子遗传学的发展，通过全基因组筛查研究，确认了两个重要的易感基因，即 $IDDM_1$ 和 $IDDM_2$，分别构成遗传因素的40%和10%。易感基因的研究发现只能提示个体对该病的易感性，不能完全解释1型糖尿病家族的聚集性，但可以肯定的是1型糖尿病的发病与多个易感基因的共同作用及环境因素的影响有关。

(2)第2期：启动自身免疫反应。众所周知，1型糖尿病的发病是受环境因素的影响。目前认为有些环境因素可启动胰岛B细胞的自身免疫反应，至今未完全明了，但病毒感染是最重要的环境因素之一。已知与1型糖尿病有关的病毒有柯萨奇 B_4 病毒、腮腺炎病毒、风疹病毒、巨细胞病毒和脑炎心肌炎病毒等。许多有关报道表明人类对病毒诱发糖尿病的易感性受遗传控制，病毒感染可直接损伤胰岛组织引起糖尿病，也可能损伤胰岛组织后，诱发自身免疫反应，进一步损伤胰岛组织引起糖尿病。

(3)第3期：免疫学异常。经过WHO认定，1型糖尿病在发病之前常经过一段糖尿病前期，此时患者处于糖耐量正常阶段，但由于自身免疫反应，其体内会出现一组自身抗体，主要有三种：①胰岛细胞自身抗体(ICA)；②胰岛素自身抗体(IAA)；③谷氨酸脱羧酶自身抗体(GADA)，其中以GADA更具敏感性，特异性强，持续时间长，有助于区分1型和2型患者，并提示应及早应用胰岛素治疗。

(4)第4期：进行性胰岛B细胞功能丧失。不同病例在此期长短不一，通常先有胰岛素分泌第1相降低，以后随着B细胞数量减少，胰岛分泌功能下降，血糖逐渐升高，最终发展为临床糖尿病。

(5)第5期：临床糖尿病。患者在此期可出现明显高血糖，有部分或典型糖尿病症状。

(6)第6期：一般在1型糖尿病发病后数年，患者多数胰岛B细胞完全破坏，胰岛素分泌第一相及第二相水平均极低，糖尿病的临床表现明显。

2.2型糖尿病

(1)第1期：遗传易感性。多年来通过一系列研究，现一致认为2型糖尿病有更明显的遗传基础，虽细节尚未完全明了，但普遍认为它具有广泛的遗传特异性，是多基因疾病，临床表现差别较大。此外，其发病也与环境因素有关，其危险因素包括老龄化、体力活动减少、中心性肥胖(又称腹内型或内脏型肥胖)、不健康的饮食习惯等。

(2)第2期：胰岛素免疫和高胰岛素血症。胰岛素免疫(IR)是指机体对一定量胰岛素的生物学反应低于预计正常水平的一种现象。目前一般认为，胰岛素免疫和胰岛素分泌缺陷是2型糖尿病发病的基础。当胰岛B细胞能够代偿胰岛素免疫，血糖浓度仍可维持正常。但当机体不能代偿由胰岛素免疫造成的血糖升高时，血糖水平持续高出正常范围，最终导致2型糖尿病的发生。因此，胰岛素免疫是贯穿于2型糖尿病整个发生、发展过程中的重要因素。另一变化是胰岛素分泌异常。糖耐量正常(NGT)静脉注射25g葡萄糖所诱导的胰岛素分泌呈双峰。早期分泌高峰(第一相，即刻相)出现在头10分钟，是一个很高的峰值，但持续时间仅有数分钟。随后迅速下降，接着是第二时相（延迟相），由于血糖水平随即下降，故正常人胰岛素分泌的第二时相曲线较为低平。在从 NGT 到 IGT 的演变过程中，其第一时相和第二时相分泌向相反方向发展，最先发生改变的是第一时相胰岛素分泌的减少或消失，接着是第二时相分泌量的增加及分泌峰值的后移，因而有些患者在此阶段可出现餐后低血糖。2 型糖尿病患者会出现第二时相无峰值出现，最后第二时相基础分泌也渐消失，此时血糖可逐渐升高。此期间对糖尿病的初级预防很重要，改变危险因素有助于延缓糖尿病的发生，降低患病率。

（3）第 3 期：糖耐量减低（IGT）是葡萄糖不耐受的一种类型，现普遍将其视为糖尿病前期。IGT 代表了正常葡萄糖稳态和临床糖尿病高血糖之间的中间代谢状态，表明其稳态受损。目前认为 IGT 为发生糖尿病的危险因素，也是发生心血管病的危险标志。

（4）第 4 期：临床糖尿病。此期血糖肯定升高，并达到糖尿病的诊断标准。可无明显症状，或逐渐出现代谢紊乱综合征，或出现糖尿病并发症的表现。

上述是 2 型糖尿病发生、发展的 4 个阶段，但 Groop 将 2 型糖尿病的进程划分为 3 个阶段。①第一阶段：称为“正常葡萄糖耐量阶段”，以胰岛素免疫、不同程度的空腹高胰岛素血症、肥胖、收缩压升高为主要表现。②第二阶段：是 IGT 阶段，这一阶段的主要表现是胰岛素免疫、空腹高胰岛素血症、餐后高血糖大血管病变、微量白蛋白尿。③第三阶段：则是糖尿病阶段。

Groop 推荐的这种划分方法更有利于 2 型糖尿病的流行病普查和临床诊断，以达到早期预防和早期治疗的目的，同时可以帮助我们加深对 2 型糖尿病的代谢障碍、遗传缺陷和临床表现的理解。

总之，2 型糖尿病患者在诊断时往往已经出现微血管和大血管并发症。胰岛素免疫和高胰岛素血症的出现可以提示我们早期诊断 2 型糖尿病。有研究指出，从血糖升高到出现临床症状的时间平均可长达 7 年，在被诊断为 2 型糖尿病的患者中，有 40％存在大血管并发症，40％存在微量白蛋白尿，15％存在视网膜病变，50％有高血压，50％有高三酰甘油血症，故早期适时减轻胰岛素免疫是预防和延缓 2 型糖尿病和胰岛素免疫（IR）发生和发展的关键。

四、临床表现

早期非胰岛素依赖型糖尿病患者无症状，多于健康检查、普查或诊治其他疾病时发现。根据世界卫生组织资助在中国东北大庆地区普查及 3 年后复查资料，约 80％糖尿病患者在普查前未被发现和处理，据日本统计约有 25％新诊断的糖尿病患者已有肾脏功能改变，提示已非早期病例。

1.胰岛素依赖型糖尿病

发病急，常突然出现多尿、多饮、多食，消瘦明显。有明显的低胰岛素血症和高胰高糖素血症，临床易发生酮症酸中毒，合并各种急慢性感染。部分患者血糖波动大，经常发生高血糖和低血糖，治疗较困难，即过去所谓的脆性糖尿病。不少患者可突然出现症状缓解，部分患者也恢复内源性胰岛素的分泌，不需要和仅需要很小剂量胰岛素治疗。缓解期可维持数月至 2 年。

强化治疗可以促进缓解,复发后仍需胰岛素治疗。

2.非胰岛素依赖型糖尿病

多尿和多饮较轻,无显著的多食,但疲倦、乏力、体重下降。患者多以慢性合并症而就诊,如视力下降、失明、肢端麻木、疼痛、心前区疼痛、心力衰竭、肾衰竭等,更多的患者是在健康检查或因其他疾病就诊中被发现。

3.继发性糖尿病

多以原发病临床表现为主。

4.慢性合并症的临床表现

(1)心血管病变:糖尿病性心脏病的特点为典型的心绞痛(持续时间长、疼痛较轻、扩冠药无效),心肌梗死多为无痛性和难治性心力衰竭。肢端坏疽。脑血管疾病的发生率也较高,均为糖尿病死亡的重要因素。

(2)肾脏病变:由于肾小球系和基底增厚,早期肾小球滤过率和血流量增加,以后即逐渐明显下降。出现间断性蛋白尿,发现为持续性蛋白尿、低蛋白血症、水肿、氮质血症和肾衰竭。正常的肾糖阈为保证血糖不致严重升高,如果血糖经常能超过 28mmol/L(504mg/dL)则提示必然有永久性或暂时性肾脏损害,在现在的条件下,进行性的肾脏病变是难以逆转的。

(3)神经病变:多见于中年以上患者,占糖尿病患者数的 4%～6%,用电生理学检查,则可发现 60%以上的糖尿病患者均有不同程度的神经系统病变。临床可见周围神经病变(包括感觉神经、运动神经和自主神经),脊髓病变(包括脊髓性肌萎缩、假性脊髓痨、肌萎缩侧索硬化综合征;后侧索硬化综合征、脊髓软化等)、脑部病变(如脑血管病、脑软化等)。及时而有效地治疗糖尿病往往对神经病变有良好的影响,但有时,即使在糖尿病控制比较满意的情况下,糖尿病性神经病变仍然可能发生和发展。

(4)眼部并发症:较多见,尤其病程在 10 年以上者,发病率超过 50%,而且多较严重,如视网膜病变有微血管瘤、出血、渗出、新生血管、机化物增生、视网膜剥脱和玻璃体积血等。其他包括结膜的血管改变、虹膜炎、虹膜玫瑰疹、调节肌麻痹、低眼压、出血性青光眼、白内障、一过性屈光异常、视神经病变、眼外肌麻痹等,多呈缓慢进展,少数患者进展迅速,在短期内失明。良好的控制糖尿病有延缓眼部合并症发生和发展的可能性。

(5)其他:因组织缺氧引起皮下血管扩张,致面色潮红。由于小动脉和微血管病变,经常有皮下出血和瘀斑。供血不良的部位可以出现紫癜和缺血性溃疡,有剧痛,多见于足部。神经性营养不良也可以影响关节,即 Charcot 关节,好发于下肢各关节。受累关节可有广泛骨质破坏和畸形。

五、实验室检查

糖尿病的各种检查是评价糖尿病的依据,主要是对胰岛 B 细胞功能的检查及由于胰岛素降低引起的生化异常,包括尿和血的检查。那么检查项目除了可确立诊断外,还可帮助对糖尿病类型进行鉴别,判断它是 1 型还是 2 型。现将糖尿病的实验室检查分述如下。

1.尿糖的检查

正常人尿中仅有微量葡萄糖,24 小时尿糖定量为 32～93mg 时,尿糖定性为阴性。当血糖超过 10mmol/L 时,尿糖阳性是诊断糖尿病的重要线索,一般可用作糖尿病控制情况的监测和提示可能为糖尿病而需进一步查血糖等以明确诊断。尿糖还受一些因素的影响,除考虑肾糖阈值及某些还原物质的干扰外,还常受尿量多少及膀胱的排空情况等影响。

尿糖检查是诊断糖尿病最简单也是最常用的方法。常用的方法有班氏法和尿糖试纸法,此外还有葡萄糖氧化酶法及氰化高铁法,其中又以班氏法和尿糖试纸法最常用。

2.尿酮的检查

酮体是β-羟丁酸、乙酰乙酸和丙酮的总称。尿中出现大量酮体称酮体尿,简称酮尿。

糖尿病患者由于胰岛素缺乏,引起糖代谢障碍,脂肪和蛋白分解活跃可产生大量酮体,从尿中排出形成酮尿。酮体的检测实际上是测定丙酮和乙酰乙酸。在碱性环境中,丙酮和乙酰乙酸可与亚硝基铁氰化钾反应生成紫色物质,根据是否成色、成色的快慢及成色的程度,可作定性试验及半定量检测。

3.血糖的检查

血糖测定是诊断糖尿病的唯一标准。临床工作中除了用于糖尿病的诊断外,亦用于疗效的判定,通过血糖的测定,医师可以了解代谢紊乱严重的程度,了解用药后治疗效果指导用药,所以糖尿病患者应定期做血糖的检查。

4.口服葡萄糖耐量试验

葡萄糖耐量试验包括:①口服葡萄糖耐量试验(OGTT);②静脉葡萄糖耐量试验(VGTT);③可的松葡萄糖耐量试验。临床常采用 OGTT。

5.糖基化血红蛋白(GHb)检查

GHb 是葡萄糖分子和血红蛋白 A 组分的某些特殊分子经过缓慢而不可逆反应结合而形成的产物。GHb 生成后可与红细胞一道在血中循环,而红细胞的半衰期约为 120 日,因此 GHb 可反映患者抽血前 8～12 周的平均血糖水平。GHb 的多少与血中葡萄糖含量的高低成正比的关系,所以,测定 GHb 含量的多少,可以间接反映血糖浓度的改变,从中反映机体最近一段时间内糖代谢的状态。

由于血糖承受进食和糖代谢的改变有所改变,只能反映抽血当时的血糖水平,而 GHb 是经过缓慢而不可逆的酶促反应而形成,并不随进食和血糖的变化而变化,可以反映患者在抽血化验前 4～8 周的血糖平均水平,所以,目前临床把血中 GHb 的多少作为观察糖尿病患者血糖是否得到长期或稳定控制的指标。此外,糖尿病性视网膜病变和糖尿病性白内障以及糖尿病肾病等糖尿病慢性并发症患者,GHb 含量均比无糖尿病慢性并发症的患者明显增高。GHb 的增高,可促进糖尿病慢性并发症的形成,所以测定患者 GHb 还有助于对糖尿病慢性并发症的认识。

正常人 GHb 一般为 3%～7%,平均 6%。糖尿病患者 GHb 可比正常人增高几倍以上。若高于 7%,说明 4 周以前血糖高于正常;若高于 11.5%时,说明患者近期内存在着持续性高血糖。GHb 的增高还可出现在有糖尿病肾病、动脉硬化等合并症的患者中。临床常用此作为指标，了解糖尿病患者近 4～8 周内血糖控制情况以及糖尿病慢性并发症的进展状态。

6.尿微量白蛋白试验

一般无并发症者为阴性或偶有微量。当有尿路感染、高血压、心力衰竭时也可有少量蛋白尿；如果并发糖尿病性肾小球硬化可出现大量蛋白尿，这表示肾脏病变已经较严重。因此临床上留 24 小时尿（也有留 12 小时或 8 小时尿的）检查白蛋白的排出量（UAE）如每分钟超过 20μg，提示肾小球功能不全，有早期肾脏病变。尿中持续出现白蛋白时，最好使用胰岛素治疗。即使不使用，也应该用对肾脏功能影响小的口服降糖药物。

7.胰岛素释放试验

胰岛素测定是诊断糖尿病和区分糖尿病类型的最可靠方法，也是反映胰岛素细胞储备和分泌功能的重要指标。对临床已初步诊断的患者，只有通过胰岛素测定才能进一步明确诊断，并区分其属于 IDDM（胰岛素依赖型）还是 NIDDM（非胰岛素依赖型），以指导临床治疗和用药。血浆胰岛素测定有空腹胰岛素水平测定和胰岛素释放试验两种。在做 OGTT 时，可同时抽 5 次静脉血测定血浆胰岛素水平。

8.C-肽释放试验

C-肽又称连接肽，C-肽与胰岛素均是由胰岛 B 细胞分泌出来的，由胰岛素原分裂而成的等分子肽类物。测定血清 C-肽的浓度，同样也可反映胰岛 B 细胞储备功能。也是判断糖尿病类型的重要方法，但较之胰岛素测定更为准确。由于 C-肽无胰岛素的生理作用，与胰岛素抗体无交叉反应，不受胰岛素抗体的干扰，所以对那些已经使用胰岛素治疗的糖尿病患者，更是一种不可缺少的方法。因为，用外源性胰岛素治疗的糖尿病患者，体内可产生胰岛素抗体而能干扰胰岛素的测定，用放免法测的胰岛素浓度并不能反映体内胰岛素的实际水平。C-肽测定就可弥补胰岛素测定的不足，在已经用胰岛素治疗时也能较准确地反映胰岛 B 细胞的功能。另外，从胰岛 B 细胞分泌的胰岛素进入肝肾等组织后，受胰岛素酶等灭能，周围血循环中胰岛素每次循环将有 80%被破坏，其半衰期也只有 4～8 分钟，故测得的血中胰岛素浓度仅能代表其分泌量极少部分。C-肽为与胰岛素等分子的肽类物，它不受肝脏酶的灭能，仅受肾脏的作用而排泄，半衰期为 10～11 分钟。这从另一个方面说明，血中 C-肽的浓度可更好地反映胰岛 B 细胞的储备功能。

六、治疗

糖尿病的治疗应坚持早期、长期、综合治疗及治疗方法个体化的原则。治疗目标是使血糖达到或接近正常水平，纠正代谢紊乱，消除糖尿病及相关症状，防止和延缓并发症，维持良好的健康和劳动能力，延长寿命并提高患者的生活质量。糖尿病的治疗应通过糖尿病饮食、运动、药物、血糖监测以及糖尿病自我管理教育 5 个环节相互配合。

七、护理措施

(一)基础护理

1.饮食护理

护理人员应向患者介绍饮食治疗的目的、意义,并与患者和家属共同制订护理计划,并指导患者饮食。

(1)计算理想体重:按患者年龄、性别、身高查表或用简易公式推算理想体重[理想体重(kg)=身高(cm)-105]。

(2)计算每日所需总热量:根据理想体重和工作性质,计算出每日总热量。成年人休息状态下,每日每千克理想体重给予热量 105～125.5kJ(25～30kcal),轻体力劳动 125.5～146kJ(30～35kcal),中体力劳动 146～167kJ(35～40kcal),重体力劳动 167kJ(40kcal)以上。儿童、孕妇、乳母、营养不良及消耗性疾病者应酌情增加,肥胖者酌减,使体重逐渐下降至理想体重的5%左右。

(3)糖类、蛋白质、脂肪的分配:①糖类占食物总热量的 50%～60%。②蛋白质占总热量的 12%～15%,成人每日每千克理想体重给予 0.8～1.2g,儿童、孕妇、乳母、慢性消耗性疾病者等可增至 1.5～2.0g,伴肾功能不全者应限制在 0.8g。③脂肪占总热量的 30%左右。

(4)热量分布:在确定总热量以及糖类、脂肪、蛋白质组成后,把热量换算成食物重量,每克糖类、蛋白质均产热 16.7kJ(4kcal),每克脂肪产热 37.7kJ(9kcal),然后制订食谱。三餐热量分布大概为 1/5、2/5、2/5 或 1/3、1/3、1/3,或分成四餐为 1/7、2/7、2/7、2/7,可按患者生活习惯、病情及配合治疗的需要来调整。

(5)糖尿病患者饮食注意事项

①定时进食。口服降血糖药物及注射胰岛素者应在用药后按时进食。

②定量进食。饮食中的主副食数量应基本固定,要严格按照医护人员制定的食谱,避免随意增减。每餐应将计划饮食吃完,如果不能吃完全餐,须当天补足未吃完食物的热量与营养素。

③限制甜食。提倡食用粗制米面和杂粮,忌食葡萄糖、蔗糖、蜜糖及其制品,忌食含糖分高的水果。

④增加纤维素。含纤维素的食物包括豆类、蔬菜、粗谷物、含糖分低的水果。每日饮食中食用纤维含量以不少于 40g 为宜。

2.适量运动

根据年龄、性别、体力、病情及有无并发症、胰岛素治疗及饮食治疗等情况决定运动的方式和强度。运动的方式和强度,应因人而异、循序渐进、量力而行、持之以恒,切忌随意中断,提倡"有氧运动",并随身携带糖尿病卡片和食品以防低血糖的发生。

(1)运动锻炼的方式:最好做有氧运动,以达到重复大肌肉运动,加强心肺的功能,改善循环、降低血糖的目的。如步行、慢跑、骑自行车、做广播操、太极拳、游泳、跳交谊舞、打乒乓球等，其中以步行为首选的锻炼方式。

(2)运动的注意事项

①选择合适的时间：运动应尽量避免恶劣天气，不在酷暑及炎热的阳光下或严冬凛冽的寒风中运动。运动时间最好在饭后 1 小时后，以免空腹运动发生低血糖。

②达到适当的运动强度：合适的运动强度，可根据患者的具体情况而定，运动强度须逐渐增加，以不感到疲劳为度。一般为每日 1 次。肥胖患者可适当增加活动次数。

③病情变化时应及时停止运动并就诊：运动中出现饥饿感、心慌、出冷汗、头晕及四肢无力或颤抖等，表明已出现低血糖，应休息并进食；运动中出现胸闷、胸痛、视物模糊时，应就地休息，联系就诊。

④携带卡片，结伴而行。运动时随身携带糖尿病卡片和糖果，以备急用。结伴运动，既可以调节情绪，又可相互照应。

(二)疾病护理

1.使用口服降糖药患者的护理

(1)遵医嘱按时按量服药：磺脲类药应在餐前半小时服。非磺脲类：瑞格列奈：从小剂量开始于餐前或进餐时口服，按病情逐渐调整剂量，不进餐不服药。那格列奈：一般餐前口服。双胍类药应在餐前或餐中服；α-糖苷酶抑制药应与每餐第一口饭同时嚼服。

(2)密切观察药物的不良反应：磺脲类药物不良反应主要是低血糖反应，以及胃肠道反应、皮肤瘙痒、肝功能损害、血细胞减少等。双胍类不良反应有胃肠道反应，如口苦、金属味、恶心、呕吐、腹泻等。α-糖苷酶抑制药不良反应为胃肠道反应，如腹胀、腹泻或排气增多。胰岛素增敏剂噻唑烷二酮类不良反应轻微、少见，主要是水肿、肝功能损害。

2.胰岛素治疗的护理

(1)注射部位和方法：在上臂三角肌、腹壁、大腿前侧、臀部轮换注射，以腹壁注射吸收最快。长、短效胰岛素混合使用时，应先抽吸短效胰岛素，再抽吸长效胰岛素，然后混匀，而不可相反，以免将长效胰岛素混入短效胰岛素而影响其速效性。目前市场上有各种比例的预混制剂，可按患者要求选用，最常用的是含 30%短效和 70%长效的制剂。

可选用胰岛素专用注射器或笔型胰岛素注射器。有条件时可采用持续皮下胰岛素输注(俗称胰岛素泵)，是指放置速效胰岛素的容器通过导管分别与针头和泵连接，针头置于腹部皮下组织，用可调程序的微型电子计算机控制胰岛素输注，模拟胰岛素的持续基础分泌(通常为每小时 0.5～2U)和进餐时的脉冲式释放，胰岛素剂量和脉冲式注射时间均可通过计算机的程序调整来控制。要求定期更换导管和注射部位以避免感染和针头堵塞。

(2)胰岛素制剂保存：保存在低于 25℃室温内 1 个月，效价不会受到影响，保存在 2～8℃时，活力可维持 2～3 年。不能冰冻保存，应避免温度过高、过低(不宜＜2℃或＞30℃)及剧烈晃动。

(3)胰岛素疗效的观察及护理：对采用强化胰岛素治疗或 2 型糖尿病应用胰岛素者应加强

观察有无低血糖反应和早晨空腹血糖较高的情况，如“黎明现象”，即夜间血糖控制良好，仅于黎明一段时间出现高血糖；“Somogyi 现象”，即在夜间曾有低血糖，在睡眠中未被察觉，继而发生低血糖后的反跳性高血糖。发现以上情况应及时报告医师，配合医师进行夜间多次血糖测定并遵医嘱调整晚间胰岛素的用量。部分 1 型糖尿病患者在胰岛素治疗一段时间内病情可部分或全部缓解，胰岛素用量可减少或完全停用，称“糖尿病蜜月期”，但缓解是暂时的，其持续时间自数周至数月不等，一般不超过 1 年。对这种患者应加强对其病情的动态观察。

(4)胰岛素的不良反应及护理：①低血糖反应，临床常见，是糖尿病致死原因之一，多发生于夜间，可表现为头晕、心悸、多汗、面色苍白、强烈的饥饿感甚至昏迷。对低血糖反应者，及时检测血糖，根据病情可进食糖果、含糖饮料或静脉推注 50％葡萄糖 20～30mL。②胰岛素过敏，主要表现为注射部位瘙痒、荨麻疹，对胰岛素过敏者，立即更换胰岛素种类并抗过敏治疗。③注射部位皮下脂肪萎缩或增生，停止使用该部位后可缓慢自然恢复。

(三)专科护理

1.预防感染

(1)皮肤护理：①注意个人卫生，便后洗手。鼓励患者勤洗澡，勤换衣服，勤剪指甲，保持皮肤清洁、完整，以防皮肤化脓感染。②指导患者选择质地柔软、宽松的衣裤，避免使用松紧带和各种束带。③护理操作时应严格无菌技术。④如有外伤或皮肤感染时，不可任意用药，应由医师处理。

(2)呼吸道、口鼻腔护理：①保持呼吸道通畅，避免与呼吸道感染者接触，如肺炎、感冒、肺结核等；②指导患者保持口腔清洁，做到睡前、晨起后刷牙，饭后漱口；③重症患者，护士应每日给予特殊口腔护理，防治口腔疾病。

(3)泌尿道护理：应注意会阴部的干燥、清洁，勤换内衣，女患者经期应增加清洗的次数。如有尿潴留尽量避免插入导尿管以免感染，可采用人工诱导排尿、膀胱区热敷或按摩等方法，以上方法无效时，应在严格无菌操作下行导尿术。

(4)足部护理：①首先保持皮肤清洁，每天睡前用温水(最好是 38℃左右)浸泡双脚 15～20 分钟，仔细擦干。应每天检查足部，观察足部皮肤颜色、温度改变、神经感觉。②注意保暖，尤其是在冬天，穿棉袜、棉鞋且要宽松、舒适。每天穿鞋时先用手检查鞋内有无硬物，以防损伤足部皮肤。③教会患者从趾尖向上按摩足部及下肢，以达到恢复和提高足部感觉功能的目的。④对于易于干燥的脚，可使用薄薄的一层润滑油脂，例如婴幼儿润肤露。⑤指导患者学会正确修剪趾甲，不要把趾甲剪得过短，不要随意修剪脚上的鸡眼或结痂。⑥如果已发生足部溃疡，应及时与医师联系，及早治疗。

2.酮症酸中毒、高渗性昏迷的护理

①立即建立 2 条静脉通路，遵医嘱补液，给予有关治疗用药。②患者绝对卧床休息，专人护理。③严密观察和记录患者生命体征、神志、瞳孔的变化以及液体出入量。④监测并记录尿糖、血糖、血酮、尿酮水平以及动脉血气分析和电解质的变化。⑤昏迷者按昏迷常规护理。

（四）健康指导

（1）介绍糖尿病防治的基本知识，指导高危人群积极预防和控制危险因素，如改变不健康的生活方式、不吸烟饮酒、少吃盐、合理膳食、积极参加适当的运动锻炼、减少肥胖等，均可降低2型糖尿病的发生。

（2）介绍糖尿病饮食配制的具体要求和措施，指导患者自己烹调。介绍运动锻炼的方式和注意事项。指导患者平时注意个人卫生，生活规律，学会足部护理的方法。

（3）通过教育，使患者及家属认识到糖尿病是终身疾病，治疗需持之以恒。指导家属应关心和帮助患者，协助患者遵守饮食计划，并给予精神支持和生活照顾。指导患者学会尿糖测定，以及便携式血糖计的使用，并能正确地判断检查结果，告知血糖控制的标准。使用胰岛素的患者应学会消毒方法、注射方法、胰岛素剂量计算方法和保存方法。

（4）介绍口服降糖药的不良反应和低血糖反应的症状，指导患者及家属尽早识别病情变化及其并发症的发生，如发生低血糖反应立即进食糖类食物或饮料，并休息10～15分钟，如低血糖反应持续发作，应及时就诊。并定期门诊复查。

（5）随身携带患者识别卡，以便患者发生病情变化时及时得到救治。

第九节　癫痫

癫痫是多种原因导致脑部神经元高度同步化异常放电的临床综合征，临床表现具有发作性、短暂性、重复性、刻板性的特点。是神经系统中仅次于脑血管病的第二大疾病，一般人群年发病率（50～70）/10万，患病率约0.5%。

一、病因及发病机制

（一）病因

1.原发性癫痫

又称特发性癫痫，至今尚无脑部器质性损害的病理变化或代谢异常的证据，多数患者在儿童或青年期首次发病，可能与遗传因素密切相关。

2.继发性癫痫

又称症状性癫痫，占癫痫的大多数，是由脑部器质性病变和代谢疾病所引起的，可发生于各个年龄组。引起继发性癫痫的常见疾病有：①脑部疾病：先天性或发育异常性脑病、颅脑损伤、中枢神经系统感染、脑寄生虫病、脑血管疾病、颅内肿瘤等；②全身性疾病：各种原因引起的脑缺氧后遗症、儿童期的发热惊厥、中毒性脑病，内科疾病的神经系统并发症等。

（二）影响癫痫发作的因素

1.遗传因素

在原发性癫痫的近亲中，癫痫的患病率为1%～6%，在症状性癫痫的近亲中，癫痫的患病率为 1.5%,都高于一般人群。遗传学研究发现这与患者的常染色体基因突变有关。

2.环境因素

癫痫的发生与年龄、内分泌、睡眠等环境因素有关;饥饿、暴食、疲劳、感情冲动、代谢紊乱等可诱发癫痫;部分患者在闪光、音乐、下棋、阅读、沐浴、刷牙等特定的条件下发作。

(三)发病机制

迄今为止尚未完全阐明。可能与脑内的兴奋性递质——谷氨酸和天门冬氨酸显著增加时,使钙离子和钠离子进入神经元,破坏了正常的神经细胞膜电位的稳定,出现异常的过度同步的放电现象有关。

二、临床表现

癫痫的表现极为多样,并都具有短暂性、刻板性、间歇性、反复发作的特征。可分为痫性发作和癫痫症两方面。

(一)痫性发作

痫性发作可表现为不同程度的运动、感觉、意识、行为、自主神经障碍,或兼而有之。每次发作或每种发作称之为痫性发作。

1.部分性发作

为痫性发作最常见的类型,发作起始症状和脑电图特点均提示起于一侧脑结构,也可以扩散至两侧。可分为:①单纯部分发作,又可分为部分性运动性发作、体觉性发作或特殊感觉性发作、自主神经性发作和精神性发作等。部分性运动性发作时局部肢体的抽搐大多见于一侧口角、眼睑、手指或足趾,也可涉及整个一侧面部和一个肢体的远端。如局部抽搐持续数小时或数日,则称为持续性部分性癫痫。②复杂部分性发作,伴有意识障碍,表现为遗忘症、自动症、精神运动性发作等。③部分性发作继发为全面性强直-阵挛发作。

2.全面性发作

可有失神发作、肌阵挛发作、阵挛性发作、强直性发作、强直-阵挛发作多种发作类型。

全面强直-阵挛发作(GTCS),开始即累及两侧脑结构,伴有两侧对称的运动症状和意识改变。全面强直-阵挛发作以全身对称性抽搐和意识丧失为特征。其发作经过可分为 3 期:强直期、阵挛期和惊厥后期。

(1)强直期:突发意识丧失,全身骨骼肌持续收缩、眼球上窜、喉肌痉挛,发出叫声。口部先强张后突闭,可咬破舌头。颈部和躯干先屈曲后反张,上肢先上举、后旋变为内收、前旋,下肢自屈曲转为伸直。常持续 10~20 秒后转入阵挛期。

(2)阵挛期:不同肌群强直和松弛交替出现,由肢端延及全身。阵挛频率逐渐减慢,松弛期逐渐延长,持续 0.5~1 分钟。最后 1 次强直痉挛后抽搐停止,进入痉挛后期。

以上两期都出现心率增快,血压升高,汗、唾液和支气管分泌物增多,瞳孔散大等自主神经征象。瞳孔对光反射及深浅反射消失,病理征出现以及呼吸暂停、缺氧导致皮肤发绀。

(3)惊厥后期:阵挛期后,尚有短暂的强直痉挛,造成牙关紧闭和大小便失禁。首先恢复呼吸,口鼻喷出泡沫和血沫,心率、血压、瞳孔等相继恢复正常,意识逐渐恢复。自发作开始至意识恢复5～10分钟。醒后觉头痛、疲乏,对抽搐过程全无记忆。一些患者意识障碍减轻后进入昏睡状态。若在短期内强直-痉挛频繁发作,发作间歇期意识或神经功能未恢复至正常水平;或癫痫发作持续30分钟以上未自行停止,称为癫痫持续状态。

(二)癫痫症

有一种或数种发作类型而且反复发作者即为癫痫症。发作的类型可分为部分性癫痫症和全面性癫痫症;任何一种发作类型就其发病的原因,又分为特发性和症状性癫痫。部分性癫痫多为儿童期癫痫。有部分性发作和局灶性脑电图异常,无神经系统体征和智能缺陷,常有家族史,与痫性发作不尽相同,但每个病儿的症状相当固定,继发性部分性癫痫因不同的病灶部位可出现不同类型的发作,并均可继发为全面性阵挛-强直性发作。

三、辅助检查

1.脑电图

脑电图检查对癫痫的诊断及分型具有十分重要意义。脑电图记录可以发现棘波、尖波、棘漫综合波以及爆发活动等癫痫样波。脑电图的线性活动可由过度换气、闪光刺激和药物诱发,也可被大剂量抗癫痫药物所压抑。

2.长程脑电

即24小时脑电图。临床适用1天内发作较多并有特征性脑电图变化患者。

3.视频脑电

临床对癫痫诊断及致痫灶定位帮助很大。

4.脑磁图

是国内近年新开展检查项目,目前对癫痫临床诊断及致痫灶定位帮助最大。

5.神经影像学检查

CT、MRI检查可发现脑部器质性病变。

四、治疗原则

1.发作时治疗

当患者处于全身抽搐和意识丧失时,以保安全、预防外伤和其他并发症为主,而不是立即用药,因为任何药物已无法控制本次发作,而且可能药物尚未准备好,此次发作已经停止。

2.发作间歇期治疗

癫痫患者发作间歇期应定时服用抗癫痫药物以预防再发作。药物治疗的原则为:①药物剂量由小到大,逐步增加,用血液浓度监测有效剂量;②一个首选药物增加到有效血液浓度仍不能控制发作,或因不良反应而不能继续应用时应撤换,改用次选药物。撤换时一增一减,也需缓慢，至少1周时间；③应避免常规地同时使用多种药物，因为抗癫痫药物间常有相互影响；④治疗的终止：全面强直-痉挛发作和单纯部分性发作在完全控制2～5年后，脑电图随访痫性活动消失者可以开始停药；停药必须缓慢减量，停药过程中可参考脑电图的变化，病程越长，剂量越大，用药越多，停药越缓慢，整个过程一般不少于1～2年；⑤偶尔发病、脑电图异常而临床无癫痫症状和5岁以下、每次发作均有发热的儿童，一般不服用抗癫痫药物。

3.癫痫持续状态的治疗

应在给氧、防护的同时从速制止发作，并及时纠正酸碱失衡、电解质紊乱和脑水肿。可选用下列抗癫痫药物制止发作。

(1)地西泮10～20mg，静脉注射，速度不超过每分钟2mg，无效改用其他药物；有效而复发者可在30分钟后重复注射，或将地西泮100～200mg溶于5%葡萄糖溶液500mL中，于12小时内缓慢静脉滴注。

(2)苯妥英钠10～20mg/kg稀释于生理盐水20～40mL做静脉注射，速度不超过50mg/min。

(3)异戊巴比妥钠0.5g溶解于注射用水10mL做静脉注射，速度不超过0.1g/min。应注意有无呼吸抑制和血压降低。

(4)10%水合氯醛20～30mL保留灌肠。

五、护理要点

1.环境护理

(1)室外环境保持安静，门窗隔音；病房应远离嘈杂的街道、闹市、噪声轰鸣的工厂和车间。探视时应限制家属人数。

(2)室内光线柔和、无刺激：地方宽敞、无障碍，墙角设计为弧形，墙壁有软壁布包装，地面铺软胶地毯；床间距应在6m以上，床两侧有套包裹的护栏，有轮床应四轮内固定。危险物品远离患者，如床旁桌上不能放置暖瓶、热水杯等。

2.癫痫发作时及发作后的安全护理

(1)癫痫发作时的安全护理：当患者癫痫突然大发作时切记不要离开患者，应边采取保护措施边大声呼叫他人赶来共同急救。步骤为：①正确判断：若患者出现异样或突然意识丧失，首先要迅速判断是否是癫痫发作，这段时间应在一瞬间，与此同时给予急救。②保持呼吸道通畅：解开患者的衣扣、领带、裤带，使其头偏向一侧且下颌稍向前，有分泌物者清理呼吸道分泌物；有活动性义齿取下。⑧安全保护：立即给患者垫牙垫，或将筷子、纱布、手绢等随时拿到的用品置于患者口腔一侧上、下臼齿之间；如患者是在动态时发作，陪伴者应抱住患者缓慢就地放倒；适度扶住患者手、脚以防自伤及碰伤；切忌紧握患者肢体及按压胸部，防止给其造成人为外伤和骨折。④遵医嘱给药对症护理。

(2)癫痫大发作后缓解期的安全护理：密切观察患者的意识状态、瞳孔恢复情况，有无头痛、疲乏或自动症；保持呼吸道通畅；给予吸氧，纠正缺氧状态；协助患者取舒适体位于床上，并加用护栏，防止坠床；室内、外保持安静，减少护理治疗操作对患者的打扰，保证患者充足的睡眠、休息；保证患者床单位清洁、干燥。

3.预防性安全护理

(1)定时正确评估：预见性观察与判断是防止患者发生意外的关键。

入院时一定按评估内容仔细询问知情人(患儿父母、成人配偶等)患者癫痫发作史，根据患者癫痫病史掌握患者的临床表现，分析发作规律，预测容易发作的时间。

入院后注意观察患者的异常行为，有些精神障碍发生在痉挛发作前数小时至数天，主要表现为情感和认知改变，如焦虑、紧张、易激惹、极度抑郁、激越、淡漠、思维紊乱、语言不连贯或一段时间的愚笨等；有些精神障碍既可是癫痫发作的先兆也可单独发生，如幻觉、看见闪光、听见嗡嗡声；记忆障碍、似曾相识；思维障碍表现为思维中断、强制性思维；神经性内脏障碍、自主神经障碍等。护理人员通过和患者沟通交流，耐心倾听患者的表达，仔细观察其行为，预见性判断患者有无危险，并采取安全保护措施。

(2)使用防止意外发生的警示牌：通过评估，对有癫痫发作史、外伤史的患者，在室内床头显著位置示“谨防摔倒、小心舌咬伤、小心跌伤”等警示牌警示，随时提醒患者本人、家属、医务人员患者有癫痫发作的可能，时刻做好防止发生意外的准备。

(3)使用防护用具：患者到病室外活动或到相关科室做检查时要佩戴安全帽、随身携带安全卡(注明患者姓名、年龄、所住病区、诊断)；患者床旁应配有振动感应碰铃，供患者独自就寝癫痫突然发作时呼救别人之用；床旁桌抽屉中备有特制牙垫，为防止癫痫发作时舌咬伤之用。

4.对攻击性行为的护理

易激惹、易冲动及性格改变是癫痫伴发精神障碍患者最突出的特点，而且此类患者的攻击行为往往出现突然，且无目的、攻击工具常随手而得，因而造成防范的困难。护理手段：①对新入院的患者询问病史、病情、既往有无攻击行为，对在病区内出现的攻击行为应认真记录，尤其对有严重攻击行为的患者应作为护理的重点并设专人看管。②严重的攻击行为可能仅仅起因于小小的争吵，及时处理是预防攻击行为的重要环节；发现患者间有矛盾时，为了避免冲突升级，在劝架时应表面上“偏向”容易出现攻击行为的一方，待双方情绪稳定下来之后再从心理上解决患者之间的问题；切忌当着两个患者的面讲谁是谁非。③对爱管事的病友，应教育他们讲话和气，不用暴力或不文明的方式管制病友。④发现有不满情绪时，鼓励患者讲出自己的不满而使其情绪得到宣泄，以免引发冲动行为。⑤在与患者接触交谈时，要讲究语言艺术，要设法满足其合理要求，与其建立良好的护患关系。⑥对有妄想幻觉的患者，可采取转移其注意力暂时中断妄想思维的方法，帮助患者回到现实中来，并根据妄想幻觉的内容，预防各种意外。

5.用药护理

向患者和家属强调遵医嘱长期甚至终身用药的重要性，告知患者和家属少服或漏服药物可能导致癫痫发作、成为难治性癫痫或发生癫痫持续状态的危险性。向患者和家属介绍用药的原则、所用药物的常见不良反应和应注意问题，在医护人员指导下增减剂量和停药。于餐后服用，以减少胃肠道反应。用药前进行血、尿常规和肝、肾功能检查，用药期间监测血药浓度并定期复查相关项目,以及时发现肝损伤、神经系统损害、智力和行为改变等严重不良反应。向患者和家属说明能否停药及何时停药取决于所患疾病的类型、发作已控制时间及减量后反应等。勿自行减量、停药和更换药物。

6.手术前治疗的护理

(1)手术前定位:精确地寻找出致痫区,明确其部位和范围;手术时尽可能做到全部切除致痫区,又不至于产生严重的神经功能障碍,才能达到癫痫手术的预期效果。

(2)术前教育:简单讲解术式和术中术后的配合。

(3)术前准备:术前一天头颅特殊备皮,依照患者血型配血,对术中、术后应用的抗生素遵医嘱做好皮试;嘱患者术前晚 9 点开始禁食、水、药;嘱患者注意搞好个人卫生,并在术前晨起为患者换好干净衣服。

(4)患者离开病房后为其备好麻醉床、无菌小巾、一次性吸氧管、心电监护仪、多导生理仪。

7.手术后治疗的护理

(1)交接患者:术中是否顺利、有无特殊情况发生、术后意识状态、伤口情况、头部硬膜外及硬膜下引流情况等。

(2)安置患者于麻醉床上,使其头偏向一侧,保持呼吸道通畅,必要时吸痰,且禁食、禁水、禁药。

(3)多导生理仪、颅脑生命体征监测 24 小时,每 2 小时记录 1 次;并给患者持续低流量吸氧,保证脑氧供应。

(4)给予留置导尿,并记录出入量。

(5)术后观察并发症,患者可能合并严重脑水肿、颅内血肿、感染等,引起的一系列神经系统症状。因此,术后要密切观察头颅埋电极点有无渗出液;有无头痛、高热、恶心呕吐、高颅压症状;有无痫性发作及发作次数;有无语言障碍、偏瘫:有无精神障碍等病情变化。

(6)术后观察头部硬膜外及硬膜下引流液的量、颜色、性质并定时做详细记录。

(7)术后遵医嘱给予补液、抗炎、止血、脱水、健脑、处理并发症等治疗。

8.心理护理

癫痫需要坚持数年不间断的正确服药,部分患者需终身服药,一次少服或漏服可能导致癫痫发作,甚至成为难治性癫痫和发生癫痫持续状态。抗癫痫药物均有不同程度的不良反应,长期用药加之疾病的反复发作,为患者带来沉重的精神负担,易产生紧张、焦虑、抑郁、淡漠、易激惹等不良心理问题。护士应仔细观察患者的心理反应,关心、理解、尊重患者,鼓励患者表达自己的心理感受,指导患者面对现实,采取积极的应对方式,配合长期药物治疗。

9.健康指导

(1)疾病知识指导:向患者和家属介绍疾病及其治疗的相关知识和自我护理的方法。患者应充分休息,环境安静适宜,养成良好的生活习惯,注意劳逸结合。给予清淡饮食,少量多餐,避免辛辣刺激性食物,戒烟酒。告知患者避免劳累、睡眠不足、饥饿、饮酒、便秘、情绪激动、妊娠与分娩、强烈的声光刺激、惊吓、心算、阅读、书写、下棋、外耳道刺激、长时间看电视、洗浴等诱发因素。

(2)用药指导与病情监测:告知患者遵医嘱坚持长期、规律用药,切忌突然停药、减药、漏服药及自行换药,尤其应防止在服药控制发作后不久自行停药。如药物减量后病情有反复或加重的迹象,应尽快就诊。告知患者坚持定期复查,首次服药后5～7天查抗癫痫药物的血药浓度,每3个月至半年复查1次;每月检查血常规和每季检查肝、肾功能,以动态观察抗癫痫药物的血药浓度和药物不良反应。当患者癫痫发作频繁或症状控制不理想,或出现发热、皮疹时应及时就诊。

(3)安全与婚育:告知患者外出时随身携带写有姓名、年龄、所患疾病、住址、家人联系方式的信息卡。在病情未得到良好控制时,室外活动或外出就诊时应有家属陪伴,佩戴安全帽。患者不应从事攀高、游泳、驾驶等在发作时有可能危及自身和他人生命的工作。特发性癫痫且有家族史的女性患者,婚后不宜生育,双方均有癫痫,或一方有癫痫,另一方有家族史者不宜结婚。

第二章 外科护理

第一节 腹外疝

腹腔内的脏器或组织连同腹膜壁层，经腹壁薄弱点或孔隙，向体表突出而形成的包块，称腹外疝。腹外疝根据其发生部位分为腹股沟疝（腹股沟斜疝、腹股沟直疝）、股疝、脐疝、切口疝、白线疝等。其中以腹股沟疝最多见，占全部腹外疝的75%～90%。腹股沟疝男性发病率明显高于女性，两者之比为15:1。

一、发病机制及分类

（一）病因

腹壁强度降低和腹内压力增高是腹外疝发病的两个主要原因。

1.腹壁强度降低

（1）先天性因素：在胚胎发育过程中，某些器官或组织穿过腹壁造成局部腹壁强度降低，如精索或子宫圆韧带穿过的腹股沟管，股动、静脉穿过的股环，脐血管穿过的脐环，以及腹股沟三角区均为腹壁薄弱区。

（2）后天性因素：因腹部手术切口愈合不良、腹壁外伤或感染造成的腹壁缺损以及年老体弱或过度肥胖造成的腹壁肌肉萎缩，均可导致腹壁强度降低。

2.腹内压力增高

是腹外疝形成的重要诱因。慢性咳嗽、便秘、排尿困难、腹水、妊娠、举重、婴儿经常啼哭等是引起腹内压力增高的常见原因。正常人虽时有腹内压增高情况，但若腹壁强度正常，则不至于发生疝。

（二）病理解剖

典型的腹外疝由疝环、疝囊、疝内容物和疝外被盖组成。

1.疝环

它是腹壁的薄弱或缺损处，疝囊从疝环突出。通常以疝环所在的解剖部位为疝命名，如腹股沟疝、股疝、脐疝等。

2.疝囊

它是壁腹膜从疝环向外突出所形成的囊袋状物，分为疝囊颈、疝囊体、疝囊底三部分，一般呈梨形或半球形。

3.疝内容物

它是突入疝囊内的腹腔内脏器或组织，常见的是小肠及大网膜。

4.疝外被盖

它指覆盖疝囊外表的腹壁各层组织，通常为筋膜、肌肉、皮下组织和皮肤。

（三）病理类型

1.可复性疝

当患者站立或腹内压增高时，疝内容物进入疝囊。平卧或用手推送疝块时，疝内容物很容易回纳腹腔，称可复性疝，临床上最为常见。

2.难复性疝

病程较长，疝内容物与腹壁发生粘连，致使内容物不能完全回纳腹腔，称为难复性疝，其内容物大多数是大网膜。少数病程长、疝环大的腹外疝，如果邻近腹腔间位脏器如盲肠或乙状结肠等也伴随小肠、网膜等滑入疝囊，则这些间位脏器就成为疝囊壁的一部分，这种疝称滑动性疝，也属于难复性疝。

3.嵌顿性疝和绞窄性疝

当腹内压力骤然升高时，较多的疝内容物强烈扩张疝环而进入疝囊，并随即被弹性回缩的疝环卡住，使疝内容物不能回纳腹腔，此时的疝就是嵌顿性疝。若嵌顿时间过久，疝内容物发生缺血坏死时，称为绞窄性疝。

二、护理评估

（一）健康史

注意了解有无腹部外伤或手术史，是否可能造成腹壁缺损、腹壁神经损伤或腹壁薄弱；是否存在年老体弱、过度肥胖、糖尿病等腹壁肌肉萎缩的因素；详细询问可能导致腹内压增高的病史，如慢性咳嗽、习惯性便秘、前列腺增生等，找出引起腹内压增高的原因。

（二）身体状况

1.易复性疝

患者多无自觉症状或仅有局部坠胀不适。主要表现为局部包块，无触痛；如疝内容物为肠管时，听诊可以闻及肠鸣音；回纳疝块后，可触及腹壁的缺损处；嘱患者咳嗽，检查者指尖能感知冲击感。

2.难复性疝

疝块不易或不能回纳，可有坠胀、隐痛不适。滑动性斜疝除疝块不能完全回纳外，尚有消化不良或便秘等症状。

3.嵌顿性疝和绞窄性疝

当腹内压骤然增高时，疝块突然增大，剧烈疼痛，平卧或用手推送不能使之回纳。肿块张力高且硬，有明显触痛。如嵌顿的内容物为肠袢，即伴有腹部绞痛、恶心、呕吐、腹胀、停止排便排气等机械性肠梗阻的表现。如嵌顿时间过久，疝内容物发生缺血坏死，形成绞窄性疝，此时患者有急性腹膜炎体征；发生肠管绞窄者可有血便，肠管绞窄穿孔者可因疝块压力骤降疼痛暂时缓解，易误认为病情好转；严重者可并发感染性休克。

（三）心理-社会状况

患者有无因疝块反复突出影响工作和生活而感到焦虑不安；有无对手术存在顾虑；患者对预防腹内压增高的有关知识的掌握程度。

（四）辅助检查

了解阴囊透光试验结果。若为鞘膜积液，多为透光（阳性），而疝块不能透光；周围血白细胞计数和中性粒细胞比例是否升高；粪便检查是否显示隐血试验阳性或见白细胞；X线检查是否有肠梗阻表现。

（五）治疗要点及反应

腹外疝一般应及早采用手术治疗。1岁以内的患儿，随着生长发育，腹壁肌逐渐增强，腹外疝可望自愈，可暂时采用压迫疝环的方法，如腹股沟斜疝用棉束带包扎压迫，避免疝内容物脱出，予以观察。年老体弱或伴有严重疾病不能耐受手术者，可佩戴特制的疝带，或用其他压迫方法，阻止疝内容物脱出。儿童期腹外疝手术治疗可采用单纯的疝囊高位结扎术。成人腹外疝手术治疗可采用传统疝修补术、无张力疝修补术及经腹腔镜疝修补术。嵌顿性疝的患者，如嵌顿时间在3～4小时内，在确认无绞窄的情况下，可先试行手法回纳，以后再择期手术治疗；如手法回纳失败者应立即手术治疗。绞窄性疝则必须紧急手术治疗。

三、护理诊断及合作性问题

1.知识缺乏

缺乏预防腹外疝复发的有关知识。

2.急性疼痛

与疝块嵌顿或绞窄及手术创伤有关。

3.体液不足

与嵌顿疝或绞窄性疝引起的机械性肠梗阻有关。

4.潜在并发症

术后阴囊血肿、切口感染。

四、护理措施

（一）非手术治疗的护理

1.棉束带压迫治疗的护理

婴幼儿的骨盆尚未发育，使用棉束带时，注意选择棉束带的大小，束缚棉束带时一定要压住疝环。加强大小便护理，如果棉束带被大小便污染，需要立即更换，以免浸渍过久发生皮炎。

经常检查棉束带的松紧度，过松达不到治疗目的，过紧影响小儿生长发育，经常哭闹，随时调节棉束带的松紧度。

2.疝带压迫治疗的护理

长期使用疝带有不适感，向患者解释使用疝带的目的和意义，鼓励长期使用。要认真选购合适的疝带，分清左右，正确佩戴，有效压迫疝环，随时调节松紧度。

3.病情观察

对手法复位的腹外疝患者，应留观 30 分钟，注意腹痛症状有无缓解，有无腹膜刺激征，若有异常及时报告医生。

（二）手术前护理

1.一般护理

择期手术术前一般不限制体位和活动，巨大疝的患者卧床休息 2～3 日，使疝块回纳，疝环缩小，有利于手术中操作、术后愈合；术晨禁饮食。如疑有嵌顿和绞窄性疝者，禁饮、禁食。

2.病情观察

观察腹部情况，若有明显腹痛、腹膜刺激征，疝块逐渐增大，不能还纳时，要考虑嵌顿和绞窄性疝，及时报告医生。

3.治疗配合

(1)消除腹内压增高的因素：术前有咳嗽、便秘、排尿困难等表现的患者，除急诊手术外，均应做出相应处理，待症状控制后，方可施行手术，否则术后易复发。对吸烟者，术前 2 周开始戒烟；生活规律、防止感冒；鼓励患者多饮水，多吃蔬菜、水果等粗纤维食物，以保持大便通畅。

(2)备皮：严格备皮是防止切口感染，避免疝复发的重要措施。术前嘱患者沐浴后，按规定的范围、操作规程认真实施，既要剃尽毛发又要防止剃破皮肤。手术日晨需再检查备皮情况，如有皮肤破损应暂停手术。

(3)灌肠和排尿：术前晚灌肠通便，以免术后便秘。入手术室前嘱患者排空膀胱，以免术中误伤。

(4)急诊手术前护理：嵌顿性和绞窄性腹外疝，特别是合并急性肠梗阻的患者，应紧急手术。术前除一般护理外，应做好禁饮、禁食、输液、输血、抗感染、胃肠减压等护理。

4.心理护理

多与患者沟通，向患者介绍腹外疝的相关知识，消除紧张情绪和顾虑。

（三）手术后护理

1.一般护理

(1)体位与活动：术后取平卧位，腘窝处垫软枕，使髋关节微屈，降低腹壁张力。术后次日开始适当床上活动，手术后 1 周下床活动，以防止术后疝复发。

(2)饮食：术后 6～12 小时后可进流质饮食，逐步改为半流质饮食、普通饮食。

2.病情观察

观察生命体征;观察切口变化,有无红、热、肿、痛;观察切口有无渗血,阴囊有无肿胀,如有异常应报告医生并及时处理。

3.治疗配合

(1)预防阴囊血肿:术中彻底止血是防止血肿发生的根本,术后可用丁字带或阴囊托兜起阴囊,常规腹股沟区沙袋压迫 24 小时。

(2)预防感染:切口感染是疝复发的主要原因,术后应用抗生素预防感染。观察切口情况,保持切口敷料清洁干燥,敷料污染或脱落应及时更换。

(3)防止腹内压增高:术后注意保暖,以防止感冒咳嗽。保持大小便通畅,如有便秘应及时处理。

(4)其他观察处理:如术后患者出现急性腹膜炎或排尿困难、血尿、尿外渗等表现,可能是术中肠管损伤或膀胱损伤,应及时报告医生处理。

第二节 肠梗阻

一、解剖生理概要

小肠分为十二指肠、空肠、回肠三部分。小肠的血液供应来自肠系膜上、下动脉。静脉的分布与动脉相似,最后集合成肠系膜上静脉,与脾静脉汇合成门静脉干。小肠是食物消化和吸收的主要部位。

二、病因与发病机制

肠内容物运行和通过障碍统称为肠梗阻,是常见的外科急腹症之一。按发病原因分为机械性肠梗阻、动力性肠梗阻、血运性肠梗阻。机械性肠梗阻最为常见,主要由肠道异物堵塞、肠管受压、肿瘤、肠套叠等肠壁疾病引起;动力性肠梗阻又可分为麻痹性肠梗阻和痉挛性肠梗阻两类;血运性肠梗阻是由于肠管血供障碍,发生缺血、坏死。按梗阻处肠管有无血运障碍分为单纯性肠梗阻和绞窄性肠梗阻。按梗阻部位分为高位(如空肠上段)和低位(如回肠末段和结肠)两种。根据梗阻的程度,又分为完全性肠梗阻和不完全性肠梗阻。按病程分为急性肠梗阻和慢性肠梗阻。

梗阻部位以上肠段蠕动增强、肠腔扩张、肠腔内积气和积液、肠壁充血水肿、血供受阻,发生坏死、穿孔。由于频繁呕吐和肠腔积液,血管通透性增强使血浆外渗,导致水分和电解质大量丢失,造成体液失衡。肠腔内细菌大量繁殖并产生大量毒素以及肠壁血运障碍致通透性增加,细菌和毒素可以透过肠壁引起腹腔内感染,经腹膜吸收引起全身性感染和中毒,甚至发生感染性休克。

三、护理评估

(一)健康史

评估患者的一般情况,发病前有无体位及饮食不当、饱餐后剧烈运动等诱因;有无腹部手术或外伤史,有无各种急慢性肠道疾病病史及个人卫生史等。

(二)身体状况

1.症状

肠梗阻的四大典型症状是腹痛、呕吐、腹胀和肛门排气、排便停止。

(1)腹痛:单纯性机械性肠梗阻表现为阵发性腹部绞痛;绞窄性肠梗阻表现为持续性疼痛,阵发性加剧;麻痹性肠梗阻腹痛特点为全腹持续性胀痛;肠扭转所致闭袢性肠梗阻多为突发性持续性腹部绞痛伴阵发性加剧。

(2)呕吐:呕吐与肠梗阻的部位、类型有关。肠梗阻早期,呕吐多为反射性,呕吐物以胃液及食物为主。高位肠梗阻呕吐出现早而频繁,呕吐物为胃及十二指肠内容物、胆汁等;低位肠梗阻呕吐出现晚,呕吐物为粪样物;绞窄性肠梗阻呕吐物为血性或棕褐色液体;麻痹性肠梗阻呕吐呈溢出性。

(3)腹胀:腹胀程度与梗阻部位有关,症状发生时间较腹痛和呕吐略迟。高位肠梗阻腹胀程度轻,低位肠梗阻腹胀明显。

(4)肛门排气、排便停止:完全性肠梗阻出现肛门停止排气、排便。但高位完全性肠梗阻早期,可因梗阻部位以下肠内有粪便和气体残存,仍存在排气、排便。绞窄性肠梗阻如肠套叠、肠系膜血管栓塞或血栓形成可排出血性黏液样便。

2.体征

(1)腹部体征

①视诊:腹式呼吸减弱或消失。单纯机械性肠梗阻常可见肠型及肠蠕动波,腹痛发作时更明显。肠扭转可见不对称性腹胀;麻痹性肠梗阻腹胀明显,呈全腹部均匀性膨胀。

②触诊:单纯性肠梗阻腹壁软,可有轻度压痛;绞窄性肠梗阻有腹膜刺激征、压痛性包块(绞窄的肠袢);蛔虫性肠梗阻常在腹中部扪及条索状团块。

③叩诊:呈鼓音。绞窄性肠梗阻腹腔有渗液时,叩诊有移动性浊音;麻痹性肠梗阻全腹呈鼓音。

④听诊:机械性肠梗阻时肠鸣音亢进,有气过水声或金属音。麻痹性肠梗阻肠鸣音减弱或消失。

(2)全身表现:单纯性肠梗阻早期可无全身表现,梗阻晚期或绞窄性肠梗阻者,可有脱水、代谢性酸中毒体征,甚至体温升高、呼吸浅快、脉搏细速、血压下降等中毒和休克征象。

(三)心理-社会状况

评估患者对疾病的认知程度,有无接受手术治疗的心理准备。了解患者的家庭、社会支持情况。

(四)辅助检查

1.X 线检查

机械性肠梗阻,腹部立位或侧卧透视、摄片可见多个气液平面及胀气肠袢;绞窄性肠梗阻可见孤立的胀气肠袢。

2.实验室检查

(1)血常规:肠梗阻患者出现脱水、血液浓缩时可出现血红蛋白含量、红细胞比容及尿比重升高。绞窄性肠梗阻多有白细胞计数及中性粒细胞比例的升高。

(2)血气分析及血生化检查:血气分析、血清电解质检查,有助于水、电解质及酸碱平衡失调的判断。

(五)治疗要点

肠梗阻的治疗原则是尽快解除梗阻,纠正全身生理紊乱,防止感染,预防并发症。

1.非手术疗法

禁食、胃肠减压;纠正水、电解质和酸碱平衡失调,必要时可输血浆或全血;及时使用抗生素防治感染;解痉、止痛。

2.手术治疗

适用于各种绞窄性肠梗阻、肿瘤及先天性肠道畸形引起的肠梗阻及非手术疗法不能缓解的肠梗阻。常用的手术方式有肠粘连松解术、肠套叠或肠扭转复位术、肠切除吻合术、肠短路吻合术、肠造口或肠外置术等。

(六)几种常见的机械性肠梗阻

1.粘连性肠梗阻

粘连性肠梗阻是肠粘连或肠管被粘连带压迫所致的肠梗阻,较为常见,多为单纯性不完全性肠梗阻,主要是由于腹部手术、炎症、创伤、出血、异物等所致。多数患者采用非手术疗法可缓解,如非手术治疗无效或发生绞窄性肠梗阻时,应及时手术治疗。

2.蛔虫性肠梗阻

由于蛔虫聚集成团并刺激肠管痉挛致肠腔堵塞,多见于 2~10 岁儿童,常见诱因为驱虫不当。主要表现为阵发性脐周疼痛,伴呕吐,腹胀不明显。腹部可扪及条索状团块。单纯性蛔虫堵塞多采取非手术治疗,如无效或并发肠扭转、腹膜炎,应行手术治疗。

3.肠扭转

肠扭转是指一段肠管沿其系膜长轴旋转而形成的闭袢性肠梗阻,常发生在小肠,其次是乙状结肠。①小肠扭转:多见于青壮年,常在饱餐后立即进行剧烈运动时发病,主要表现为突发腹部绞痛,呈持续性伴阵发性加剧,呕吐频繁,腹胀不明显。②乙状结肠扭转:多见于老年人,常有便秘史,主要表现为腹部绞痛,明显腹胀,呕吐不明显,X 线钡剂灌肠可见“鸟嘴状”阴影。肠扭转可在短时间内发生绞窄、坏死,一经诊断,急诊手术治疗。

4.肠套叠

肠套叠是指一段肠管套入与其相连的肠管内，好发于2岁以下的婴幼儿，以回结肠型最多见。典型表现为阵发性腹痛、果酱样血便和腊肠样肿块（多位于右上腹）。X线空气或钡剂灌肠可见“杯口状”或“弹簧状”阴影。早期肠套叠可试行空气灌肠复位。无效者或病程超过48小时，疑有肠坏死或肠穿孔者，行手术治疗。

四、护理诊断及合作性问题

1.急性疼痛

与肠蠕动增强或肠壁缺血有关。

2.体液不足

与频繁呕吐、肠腔内大量积液及胃肠减压有关。

3.潜在并发症

肠坏死、肠穿孔、急性腹膜炎、休克、多器官衰竭等。

五、护理目标

使患者腹痛得到缓解；体液得到补充；并发症得到有效预防。

六、护理措施

（一）非手术疗法及手术前护理

1.一般护理

（1）体位：取低半卧位，有利于减轻腹部张力，减轻腹胀，改善呼吸和循环功能；休克患者应改成平卧位，并将头偏向一侧，防止误吸而导致窒息或吸入性肺炎。

（2）饮食护理：早期多须绝对禁食禁水，梗阻解除后12小时可进少量流质，48小时后试进半流质饮食。

2.病情观察

非手术疗法期间应密切观察患者生命体征、症状、体征及辅助检查的变化，高度警惕绞窄性肠梗阻的发生。出现下列情况者应高度怀疑发生绞窄性肠梗阻的可能：①起病急，腹痛持续而固定，呕吐早而频繁；②腹膜刺激征明显，体温升高、脉搏增快、血白细胞升高；③病情发展快，感染中毒症状重，休克出现早或难纠正；④腹胀不对称，腹部触及压痛包块；⑤移动性浊音或气腹征（+）；⑥呕吐物、胃肠减压物、肛门排泄物或腹腔穿刺物为血性；⑦X线显示孤立、胀大肠袢，不因时间推移而发生位置的改变，或出现假肿瘤样阴影。

3.治疗配合

（1）胃肠减压：一般采用较短的单腔胃管。低位小肠梗阻，可应用较长的米-阿氏管，其下端带有可注气的薄膜囊，借肠蠕动推动气囊将导管带到梗阻部位。注意固定胃管，保持通畅，持续负压吸引。每日用滴管向插有胃管的鼻孔内滴入数滴液状石蜡，减少胃管对鼻黏膜的刺激。如从胃管注入豆油等，每次只能注入100mL左右，以免呕吐。

(2)解痉止痛：单纯性肠梗阻可肌内注射阿托品以减轻腹痛，禁用吗啡类止痛剂，以免掩盖病情。

(3)记录出入液体的数量和性状：包括呕吐物、胃肠减压引流物、尿及输入液体。

(4)液体疗法护理：急性肠梗阻可出现不同程度的体液失衡，应根据脱水的性质和程度、血清电解质浓度测定和血气分析结果制订补液方案。

(5)防治感染和中毒：应用抗生素防治感染和中毒，对单纯性肠梗阻时间较长，特别是绞窄性肠梗阻以及手术治疗的患者应该及早使用。

(6)有手术指征者，积极做好术前常规护理。

(二)手术后护理

原则上同急性腹膜炎的手术后护理，但应注意以下几点。

1.胃肠减压

在肠蠕动恢复前，继续保持有效胃肠减压，注意引流液的颜色和量。

2.饮食调整

术后禁饮食，通过静脉输液补充营养。当肛门排气后，即可拔除胃管。拔管当日可每隔1～2小时饮水20～30mL；第2日喝米汤50～80mL，每2小时一次，每日6～7次；第3日改进流食，每次100～150mL，以藕粉、蛋汤、肉汤为宜，每日6～7次；第4日可增加稀粥；1周后改半流食，如蛋羹、面片，每日5～6餐；2周后可吃软饭，忌生硬、油炸及刺激性食物(酒、辛辣食物)，每日5～6餐，直至完全恢复。

3.早期活动

术后应鼓励患者早期活动，以利肠功能恢复，防止肠粘连。

(三)心理护理

向患者解释该病治疗的方法及意义；介绍手术前后相关知识；消除患者焦虑和恐惧心理，鼓励患者及家属配合治疗。

(四)健康指导

(1)少食刺激性强的辛辣食物，宜食营养丰富、高维生素、易消化吸收的食物；反复发生粘连性肠梗阻的患者少食粗纤维食物，避免暴饮暴食，饭后忌剧烈活动。

(2)便秘者应注意通过调整饮食、腹部按摩等方法保持大便通畅，无效者可适当予以口服缓泻剂，避免用力排便。

(3)加强自我监测，若出现腹痛、腹胀、呕吐等不适，及时就诊。

(4)保持心情愉悦，每天进行适量体育锻炼。

第三节　急性阑尾炎

急性阑尾炎是阑尾的急性化脓性感染。是腹部外科的常见病,在急腹症中最为多见。

阑尾腔梗阻是促使阑尾炎发生的重要原因。阑尾是与盲肠相通的弯曲盲管,管腔狭小,蠕动慢,易被食物残渣、粪石及寄生虫等因素造成腔内梗阻,此时腔内分泌物积聚,压力增高,黏膜受损,腔内细菌即可乘机侵入引起感染。当胃肠道功能紊乱时,阑尾管壁痉挛造成排空和管壁血运障碍,也易致细菌侵入发生感染。

急性阑尾炎据其病理严重程度,可分为单纯性、化脓性和坏疽性 3 种病理类型,临床表现也会依次加重。急性阑尾炎的演变主要取决于机体免疫力,其结局可能有 3 种情况:①炎症消退:炎症完全消退,不遗留病理改变;或瘢痕性愈合,留下阑尾腔狭窄,与周围组织粘连,易复发;或迁延成慢性阑尾炎;②炎症局限化:化脓性、坏疽性阑尾炎被大网膜包裹,粘连成炎症包块;或形成阑尾周围脓肿;③炎症扩散:阑尾坏疽穿孔形成弥散性腹膜炎;细菌扩散到肝门静脉系统,引起肝门静脉炎;病情恶化可致感染性休克。

一、护理评估

(一)健康史

了解疾病发生的诱因,有无急性肠炎、慢性炎性肠病、蛔虫病等,以便做好预防指导;了解既往有无类似发作史,如属慢性阑尾炎急性发作,更应给患者解释手术治疗的必要性;还应了解患者的年龄;成年女性患者应了解有无停经、月经过期、妊娠等。

(二)身体状况

1.腹痛

急性阑尾炎典型的表现为转移性右下腹痛。因初期炎症仅局限于黏膜和黏膜下层,由内脏神经反射引起上腹或脐周出现疼痛,范围较弥散。数小时后炎症波及阑尾浆膜层和壁腹膜,刺激了躯体神经,此时腹痛转移并固定于右下腹。若病情发展快,腹痛一开始即可局限于右下腹,而无转移性右下腹痛病史。若持续性剧痛范围扩大,波及腹大部或全腹,是阑尾坏死或穿孔并发腹膜炎的表现。

2.消化道症状

早期有反射性恶心、呕吐。部分患者因肠功能紊乱可有便秘或腹泻。如盆位阑尾炎时,炎症刺激直肠和膀胱,引起排便次数增多、里急后重及尿痛。若并发弥散性腹膜炎可出现腹胀等麻痹性肠梗阻症状。

3.全身表现

多数患者早期仅有乏力、低热。炎症加重可有全身中毒症状,如寒战、高热、脉快、烦躁不安或反应迟钝等。阑尾穿孔引起弥散性腹膜炎时,可有心、肺、肾等器官功能不全的表现。若发生化脓性门静脉炎还可引起轻度黄疸。

4.体征

(1)右下腹压痛:是急性阑尾炎的重要体征。压痛点通常位于麦氏点,亦可随阑尾位置变异而改变。但始终表现为一个固定位置的压痛。有些患者在发病早期腹痛尚未转移至右下腹时,即可出现右下腹固定压痛。压痛的程度与炎症程度相关,若阑尾炎症扩散,压痛范围亦随之扩大,但压痛点仍以阑尾所在部位最明显。

(2)腹膜刺激征:包括压痛、反跳痛、腹肌紧张。这是由于壁腹膜受炎症刺激的一种防御性反应,常提示阑尾炎症加重,有炎性渗出、化脓、坏疽或穿孔等。但在特殊年龄阶段、体质较弱及阑尾位置变化的患者,如小儿、老人、孕妇、肥胖、虚弱者及盲肠后位阑尾炎等,腹膜刺激征可不明显。

(三)心理-社会状况

了解患者及家属对急性腹痛及阑尾炎的认知程度、心理承受能力及对手术的认知程度;妊娠期患者及其家属对胎儿风险的认知程度、心理承受能力及应对方式。

(四)辅助检查

1.实验室检查

多数患者的血常规检查可见白细胞计数和中性白细胞比例增高。尿常规可有少量红细胞,系输尿管受局部炎症刺激所致。如尿中出现大量红细胞,提示可能是输尿管结石。

2.B 超检查

可显示阑尾肿大或阑尾周围脓肿。

(五)治疗要点及反应

急性阑尾炎宜行阑尾切除术,延误治疗可发生急性腹膜炎,术后应注意防治内出血、切口感染、粘连性肠梗阻以及阑尾残端破裂所形成的粪瘘等并发症。但对单纯性阑尾炎及较轻的化脓性阑尾炎,也可试用抗生素、中药等非手术疗法。对有局限化倾向的阑尾周围脓肿则不宜手术,采用抗感染等非手术疗法,待肿块消失后 3 个月,再行手术切除阑尾。

二、护理诊断及合作性问题

1.急性疼痛

与阑尾炎症、手术创伤有关。

2.体温过高

与化脓性感染有关。

3.潜在并发症

急性腹膜炎、术后内出血、术后切口感染、术后粘连性肠梗阻、术后粪瘘等。

三、护理目标

患者疼痛缓解;体温恢复正常;非手术治疗后的患者能说出预防方法。

四、护理措施

(一)非手术疗法及手术前的护理

1.一般护理

(1)体位:卧床休息,取半卧位。

(2)饮食和输液:禁食或流质饮食,并做好静脉输液护理。

2.病情观察

观察患者的神志、生命体征、腹部症状和体征及血白细胞计数的变化。例如,体温明显增高,脉搏、呼吸加快,或白细胞计数持续上升,或腹痛加剧且范围扩大,或出现腹膜刺激征,说明病情加重。同时,应注意各种并发症的发生。

3.治疗配合

(1)抗感染:遵医嘱应用有效的抗生素,注意药物用量及配伍禁忌。

(2)对症护理:有明显发热者,可给予物理降温;对诊断明确的剧烈疼痛者,可遵医嘱给予解痉或止痛剂,禁用吗啡或哌替啶。

此外,按胃肠道手术常规做好手术前准备。

(二)手术后护理

1.一般护理

(1)体位:根据不同的麻醉方式安置适当的体位。血压平稳后改为半卧位。

(2)饮食:术后1～2天胃肠功能恢复,肛门排气后可给流质饮食,如无不适改半流质饮食。术后4～6天给软质普食。

(3)早期活动:轻症患者术后当天麻醉反应消失后,即可下床活动,重症患者在床上多翻身、活动四肢,待病情稳定后,及早起床活动,以促进肠蠕动恢复,防止肠粘连发生。

2.病情观察

密切观察生命体征、腹部症状和体征,及时发现并发症。

3.配合治疗

遵医嘱使用抗生素,并做好静脉输液护理。

4.术后并发症的观察和护理

(1)腹腔内出血:常发生在术后24小时内,表现为腹痛、面色苍白、脉速、血压下降等内出血表现。一旦发生,立即将患者置于平卧位,快速静脉输液、输血,报告医生并做好紧急手术止血的准备。

(2)切口感染:切口感染是术后最常见的并发症。表现为术后3天左右切口出现红肿、压痛甚至波动感,体温升高。遵医嘱给予抗生素、理疗等治疗,如已化脓应拆线引流。

(3)腹腔脓肿:多见于化脓性或坏疽性阑尾炎术后。常发生在术后5~7天,表现为体温升高或下降后又上升,并有腹痛、腹胀、腹部包块或排便、排尿改变等。腹腔脓肿一经确诊,积极配合医生行B超引导下抽脓、冲洗或置管引流。

(4)粘连性肠梗阻:粘连性肠梗阻是阑尾切除术后较常见的远期并发症,与局部炎症重、手术损伤、切口异物、术后卧床等多种因素有关。术后早期离床活动可预防此并发症。

(5)粪瘘:少见,其主要表现为发热、腹痛,并有少量粪性肠内容物从腹壁流出。经抗感染、支持疗法、局部引流等处理后,大多数能闭合,如经久不愈可考虑手术。

(三)心理护理

向患者及其家属讲解手术目的、方法、注意事项,使患者能积极配合治疗。

第四节 原发性肝癌

原发性肝癌是指发生于肝细胞和肝内胆管上皮细胞的癌,是我国常见的恶性肿瘤之一,高发于东南沿海地区,好发于40~50岁,男性比女性多见。

一、病因病理

原发性肝癌的病因和发病机制迄今尚未确定,可能与以下因素有关:①肝硬化:肝癌合并肝硬化的发生率比较高,提示肝癌的发生与肝硬化有一定关系。②病毒性肝炎:肝癌患者常有病毒性肝炎后肝硬化的病史,与肝癌有关的肝炎病毒有乙型、丙型和丁型3种。③黄曲霉毒素:肝癌相对高发地区粮食被黄曲霉菌及其毒素污染的程度高于其他地区。④其他:如亚硝胺可能与肝癌的发生有一定关系。此外,寄生虫、营养、饮酒、遗传等因素与肝癌亦有一定关系。

原发性肝癌按病理形态可分3型:结节型、巨块型和弥漫型。其中,结节型最为常见,且多伴有肝硬化。按组织学类型,原发性肝癌可分为3类:肝细胞型、胆管细胞型和二者同时出现的混合型。我国绝大多数是肝细胞型(约占91.5%)。原发性肝癌的转移途径有:①血行转移,最多见于肺,其次为骨、脑等;②淋巴转移;③直接蔓延;④腹腔种植性转移。

二、护理评估

(一)健康史

询问患者有无肝硬化、病毒性肝炎病史;对原有肝炎和肝硬化的患者,应仔细询问疾病发生、发展情况;注意有无家族遗传病史。

(二)身体状况

原发性肝癌早期缺乏特异性症状,随着病情的发展,常见的表现如下。

1.肝区疼痛

有半数以上患者以此为首发症状，多为持续性钝痛、刺痛或胀痛，以夜间或劳累后为重。当肝癌结节发生坏死、破裂引起腹腔内出血时，可突然出现右上腹剧痛，并有压痛、反跳痛、腹肌紧张等腹膜刺激征的表现。

2.全身和消化道症状

早期不易引起重视，主要表现为乏力、消瘦、食欲缺乏、腹胀等。部分患者可伴有恶心、呕吐、发热、腹泻等症状。晚期则出现贫血、黄疸、腹水、下肢水肿、皮下出血及恶病质等。肝癌破裂出血时，突然发生急性腹膜炎及内出血表现。

3.肝大

为中、晚期患者最常见的主要体征。肝大呈进行性，质地坚硬，边缘不规则，表面凹凸不平呈大小结节或巨块。癌肿位于肝右叶顶部者可使膈肌抬高，肝浊音界上升。

（三）心理-社会状况

肝癌患者多伴有肝硬化或慢性肝炎病史，长期治疗效果不佳，患者丧失信心，经济负担较重，容易产生焦虑、恐惧、敏感、抑郁甚至绝望等心理变化。

（四）辅助检查

1.血清甲胎蛋白（AFP）测定

它是诊断原发性肝癌常用而又重要的方法。放射免疫法测定 AFP≥400ng/mL，排除活动性肝病、生殖腺胚胎性肿瘤、妊娠等，即可考虑肝癌的诊断。

2.影像学检查

（1）B 超：可显示肿瘤的大小、形态、部位以及肝静脉或门静脉有无癌栓等.诊断符合率可达 90%左右。

（2）CT、磁共振成像（MRI）：能明确显示肿瘤的位置、数目、大小及与周围脏器和重要血管的关系，对判断能否手术切除很有价值。

（3）肝动脉造影：此方法诊断肝癌的准确率最高，可达 95%左右。但患者要接受大量 X 线照射，并具有创伤和价格昂贵等缺点，仅在上述各项检查均不能确诊时才考虑采用。

（五）治疗要点及反应

原发性肝癌从症状出现到获得诊断，如不治疗，常于半年内死亡。早期诊断、早期治疗，是提高疗效的关键。

1.手术治疗

手术治疗仍是目前肝癌治疗首选和最有效的方法。如病程过晚，往往失去手术切除的机会，预后差。

2.B 超引导下经皮穿刺肿瘤行射频、微波或无水乙醇注射治疗

这些方法适用于瘤体较小而又不能或不宜手术切除者，特别是肝切除后早期肿瘤复发者。

3.化学药物治疗

适宜于经手术探查，发现已不能切除者；或作为肿瘤姑息性切除的后续治疗。常用肝动脉

插管化疗、放射介入治疗等方法。

三、护理诊断及合作性问题

1.恐惧

与下列因素有关:突然发病或病程较长;忍受较重的痛苦;担心久治不愈或死亡;经济拮据等。

2.急性疼痛

与癌肿进行性增大、肝包膜张力增加或手术、放疗、化疗等有关。

3.营养失调:低于机体需要量

与厌食、化疗的胃肠道不良反应及肿瘤消耗有关。

4.潜在并发症

肝癌破裂出血、上消化道大出血、肝性脑病等。

四、护理

1.术前护理

(1)全面了解身体状况:评估患者有无肝炎、肝硬化,饮食和生活习惯,局部肿瘤情况及有无黄疸、腹水,有无家族史等。协助患者进行心肺、肝肾功能及电解质等检查,评估肝功能和凝血功能状况,以全面了解患者身体状况、病情及治疗方案,发现重点护理问题及患者需求,给予相应护理措施。

(2)营养支持:术前为保护肝功能,应指导患者进食高蛋白、高碳水化合物、高维生素、低脂肪饮食。因肝癌患者多伴有肝硬化及门静脉高压,食管静脉多呈曲张状态,如遇粗糙或刺激性饮食易致消化道出血,甚至引起大出血,因此护士应告知患者避免摄入粗糙及刺激性食物。

(3)心理护理:肝癌患者好发年龄为40～50岁,男性多于女性,且生存期短、复发率高,患者存在严重恐惧心理,护士应主动了解患者心理状况,关心体贴患者,及时解答患者提出的问题。对复发患者更应高度重视,向患者讲解治疗的成功案例及现代医学的先进技术和治疗手段,增强患者的信心。此外,因多数患者在社会及家庭中承担重要角色,护士应积极发挥家属等社会支持系统的力量,共同给予患者心理支持和帮助。

(4)术前常规准备:备皮、肠道准备、禁食水,留置胃管、尿管等。肝癌患者备皮范围为上至两侧乳头连线,下至耻骨联合上缘,左右两侧至腋中线。

2.术后护理

(1)生命体征的监测:术后严密观察患者的体温、脉搏、呼吸、血压、意识等。如出现异常及时与医生沟通。术后常规给予患者氧气吸入,提高氧的供给,增加肝细胞供氧量,保护患者肝功能。

(2)术后体位和活动:肝切除术后患者麻醉未清醒前采取去枕平卧位,头偏向一侧,全麻清醒后可垫枕，术后第1天可取半卧位。极量肝切除患者因大量肝切除后易出现上腹残余空腔，剩余肝脏组织易向空腔内移动，使胆管、肝动脉、门静脉扭曲受压，胆管压力过高而出现胆漏，因此待患者全麻清醒后至术后第4～5天时宜采取斜坡卧位，抬高床头15°～30°，左侧肝切除者取右侧卧位，右侧肝切除者取左侧卧位，以利于胆汁引流。在做好疼痛管理的前提下，鼓励患者早期下床活动，以循序渐进为原则，由双腿下垂、床边站立、床旁活动，逐渐增加活动量，恢复患者体能，促进肠蠕动、排气排便及预防下肢静脉血栓形成。

(3)腹腔引流管的护理：肝癌术后患者多留置腹腔引流管，左半肝切除者腹腔引流管多放置于第一肝门处或脾窝内；右半肝切除者多放置于膈下或创面附近2～3cm处。护士需加强引流管的固定，防止牵拉致脱管，避免扭曲打折致引流不畅，并注意无菌技术操作更换引流袋，做好引流液颜色、性质和量的观察，并做好记录。对未留置引流管的患者护士应及时、准确观察患者生命体征、腹部情况及各实验室指标，及早发现有无出血、腹水等并发症。

(4)肝功能的维护：良好的肝功能是术后肝癌患者身体恢复的关键因素，为此护士应做好以下护理：①术后24～72小时内遵医嘱给予患者持续氧气吸入，血氧饱和度维持在95%以上，以提高血氧浓度、增加肝细胞供氧量，利于肝细胞功能的恢复，维护肝功能。②及时、准确遵医嘱使用保肝药物，并注意观察药物不良反应。避免使用损害肝功能的药物。③对伴有腹水的患者，遵医嘱应用保钾利尿剂；输入新鲜血浆、人血白蛋白等；及时拔除腹腔引流管并缝合引流管创口以减少血清蛋白的丢失，减轻肝脏负担。④积极处理各种术后并发症，如膈下脓肿、胸腔积液、肺部感染、胆瘘等，消除诱发肝功能不全的因素。⑤注重黄疸患者的护理。

(5)营养支持：肝脏是营养代谢的主要器官，术后患者的残肝量少，糖等营养物质代谢低下，可导致肝源性糖尿病的发生。术后为保护患者肝功能及改善营养状况需积极予以营养支持，加强患者的血糖监测，注意有无低血糖症状、糖代谢异常及脂肪蛋白合成异常等。低蛋白血症时患者易出现腹水，护士需注意监测患者血清蛋白等指标以了解营养状态及腹水情况，及时遵医嘱输入新鲜血浆或白蛋白。在做好肠外营养护理的同时，注意肠内营养的补充，进食高热量、高维生素、低脂饮食。快速康复外科理念主张肝癌术后鼓励患者早期进食，待患者肠蠕动恢复后第1天可试饮水，若无腹胀、恶心、呕吐，第2天即可进食流质，逐渐过渡到半流质、软食、正常饮食，以促进胃肠道蠕动、维护肠黏膜屏障功能及机体内环境稳定，降低体内分解代谢程度及术后感染发生率。临床护理工作中，护士应结合患者具体情况，给予个体化、恰当的饮食护理。

(6)舒适护理与安全护理：肝癌切除术后除腹部切口痛、术中为暴露术野使用拉钩造成肋间疼痛、术后留置腹引管牵拉皮肤及尿管的留置等影响患者舒适外，因肝功能低下而出现的腹水、黄疸、胸腔积液导致患者腹胀、瘙痒、胸闷、憋气等因素加剧了术后患者的不适。护士需注意评估患者主诉，及时采取措施缓解患者不适症状，疼痛患者可遵医嘱使用止痛药，腹水、胸闷患者可嘱其半卧位，瘙痒患者可用温水擦浴、穿棉质衣服等。此外，部分患者因肝脏解毒功能较差致使麻醉药在体内积存而出现躁动、幻听幻视等神志改变，护士应注意各种管路的固定，在患者和家属知情同意下给予适当约束，做好患者的安全护理。

(7)并发症的预防和护理

①出血的护理:腹腔内出血是肝癌切除术后主要并发症之一,出血部位可来自肝创面、裸区、三角韧带、肾上腺及胆囊窝等,出血原因多由于术中止血不彻底、结扎线脱落及凝血功能障碍等。护士应注意观察患者引流液的颜色、性质、量,识别有无出血征象:如为暗红色陈旧性出血,说明出血速度慢;若为鲜红色血液,说明出血速度快。血液的温度如同体温,单位时间内出血量多,说明出血速度快;血温低于体温,单位时间内出血量少,说明出血速度慢。当出血量每10分钟超过40mL时,连续观察30分钟,同时伴血压下降、脉搏增快超过120次/分,说明出血速度快,多为血管出血。当一次出血量少于300mL时,患者多表现为烦躁、大汗、心率增快、面色苍白;大于500mL时表现为血压下降、尿少等休克表现。注意保持引流管通畅,准确记录出血量,及时遵医嘱合理输入止血药物。结合动态血常规结果综合评价患者出血情况。此外,观察患者有无肝功能不全表现.如黄疸、腹水、消化道症状、肝性脑病等,做好血氨数值监测、患者精神状态及神志的观察。

②腹水的护理:肝癌术后患者剩余肝脏体积较小、加上多数患者肝硬化使得患者肝功能较差,血浆白蛋白的合成减少,引起血浆胶体渗透压降低,促使血浆外渗;同时肝功能损害时,肾上腺皮质的醛固酮和抗利尿激素在肝内分解减少,血内浓度增高,促进肾小管对钠、水的再吸收,引起水钠潴留,而引起腹水的发生。患者出现大量腹水时,表现为腹部胀满、呼吸困难,同时可伴免疫力低下、易感染、营养低下等。护士应做好以下护理:a.评估患者腹水程度,测量腹围及体重,为患者采取舒适卧位,呼吸困难时给予半卧位,吸入氧气;b.选择柔软衣物,轻暖被服,减少对腹部的压迫;c.下肢水肿时抬高患肢,可垫软枕;d.使用利尿剂时注意观察尿量;e.腹腔穿刺时注意穿刺点有无渗液及出血;f.放腹水时速度不可过快、过多,以免引起腹压突然降低、全身血容量减少而出现休克症状;g.饮食以高蛋白、低盐为原则。

③胸腔积液的护理:术前肝功能不良,术中肝门阻断时间过长,术后腹水量过多、韧带淋巴回流障碍及膈肌损伤是肝癌术后患者并发胸腔积液的主要影响因素。护士需做好以下护理:a.遵医嘱吸入氧气,积极改善患者的缺氧状态;b.协助患者取半卧位,减轻胸腔积液对肺的压迫;c.监测患者体温变化,并做好高热患者的护理;d.若胸腔积液较少,患者可自行吸收,但若胸腔积液较多,需进行胸腔穿刺引流,护士应做好引流管的护理,加强固定;e.液体输入速度不宜过快,以免加重患者心肺负担;f.患者因胸闷、憋气及高热等,易出现焦虑、恐惧心理,护士需安慰患者,及时予以症状控制,缓解患者焦虑不安情绪。

④膈下积液及脓肿的护理:膈下积液和脓肿是肝癌术后一种严重并发症。术后引流不畅或引流管拔除过早,可使残肝旁积液、积血,致肝断面坏死组织及渗漏胆汁积聚造成膈下积液,如继发感染则可形成脓肿。护士应做好以下护理:a.膈下积液及脓肿多发生在术后1周左右,若患者术后体温正常后再度升高,或术后体温持续不降,伴有上腹部或右季肋部胀痛、呃逆、心率增快、白细胞增多,应疑有膈下积液或脓肿。b.若已形成脓肿,必要时协助医生做好B超引导下穿刺及穿刺后腹腔引流管的护理,根据医嘱正确合理使用抗生素。c.对高热患者应监测体温变化,补充水分防止脱水,鼓励患者进食高热量、高维生素、营养丰富的半流质或软食;给

予物理降温或遵医嘱药物降温，降温处理 30 分钟后复测体温，并记录；出汗较多时，及时更换衣服，寒战时给予保暖，并做好口腔护理。

⑤肝性脑病的护理：肝癌术后因残肝解毒功能较差或发生肝衰竭，肝脏将氨转变为尿素的能力减低或丧失，氨通过血脑屏障进入中枢神经系统，导致患者神经系统出现异常。护士应做好以下护理：a.观察患者有无肝性脑病的早期症状，若出现性格行为变化，如欣快感、表情淡漠或扑翼样震颤等前驱症状时，及时通知医生。b.吸氧：半肝以上切除患者术后需间歇吸氧 3～4 天，以提高氧的供给，保护肝功能，减少氨的产生。c.避免诱发肝性脑病的因素，如上消化道出血、高蛋白饮食、感染、便秘等，禁止用肥皂水灌肠，可用生理盐水或弱酸性溶液灌肠。d.遵医嘱及时应用保肝药物及降血氨药物。e.评估患者自理、活动能力、周围环境，做好安全警示标识，防止患者坠床、跌倒。

3.术后健康指导

肝癌术后患者胃肠功能恢复后可进食少量流质，逐渐改为半流质、普食，多进食高营养、高维生素、低脂易消化饮食，注意营养摄入均衡，进食 30 分钟内不宜立即卧床。忌多骨刺、粗糙坚硬、黏滞不易消化的食物；忌暴饮暴食，忌油腻、辛辣刺激性食物。腹水患者忌多盐多水食物，注意肝功能的长期维护，不可使用加重肝脏负担的药物，忌烟酒，使用利尿剂者需注意监测电解质情况；血氨增高者忌高蛋白饮食。根据患者血清学 HBV、HCV 检测学指标，指导患者及家属相关注意事项，并告知患者保持心情舒畅。

4.居家护理

(1)自我观察和定期复查：嘱患者及家属注意有无水肿、体重减轻、出血倾向、黄疸和乏力等症状，必要时及时就诊。手术后半年内每月复查，半年后 3 个月复查一次。术后一般复查内容：肝功能、血常规、肿瘤标志物、B 超。3～6 个月复查一次 MRI 或强化 CT。

(2)注意营养：饮食多样化，进食高蛋白、高热量、高维生素、低脂肪食物，多食新鲜蔬菜水果，饮用果汁饮料，注意补充维生素 A、维生素 C、维生素 E 的食品。忌坚硬、辛辣食物，少食煎炸食品。腹水者应限制钠的摄入。注意饮食卫生。

(3)保持大便通畅，防止便秘，可适当使用缓泻剂，预防血氨升高。

(4)患者应注意休息，如体力许可，可做适当体力活动或参加部分工作。

(5)树立战胜疾病的信心，保持乐观的心态。

第五节　泌尿系统损伤

一、肾损伤

肾深藏于肾窝，受到肋骨、腰肌、脊椎和前面的腹壁、腹腔内脏器、膈肌的保护，且正常肾有一定的活动度，故不易受损。但肾质地脆，包膜薄，周围有骨质结构，一旦受暴力打击也可以引起肾损伤，如肋骨骨折的断端可穿入肾实质而损伤肾。

（一）病因与发病机制

1.病因

（1）开放性损伤：因刀刃、枪弹等锐器致伤，常伴有胸、腹部等其他组织器官损伤，损伤复杂且严重。

（2）闭合性损伤：因直接暴力（如挤压、撞击、肋骨骨折等）损坏，也可因间接暴力（如对冲伤、坠跌、突然暴力扭转等）所致。

2.病理

根据肾损伤的程度可分为以下病理类型。

（1）肾挫伤：损伤局限于肾实质，形成肾瘀斑和（或）包膜下血肿，肾包膜及肾盂黏膜完整。肾挫伤发病率高，可有轻度暂时性血尿，症状轻微，可以自行愈合。

（2）肾部分裂伤：肾实质部分裂伤，伴有肾包膜破裂，可致肾周血肿。经绝对卧床、止血、抗感染等积极治疗常可自行愈合。

（3）肾全层裂伤：肾实质深度裂伤，外及肾包膜，内达肾盂肾盏黏膜，此时常引起广泛的肾周血肿、血尿和尿外渗。肾横断或碎裂时，可导致部分肾组织缺血。这类肾损伤症状明显，后果严重，需手术治疗。

（4）肾蒂损伤：肾蒂血管损伤较少见。肾蒂血管断裂、破裂或肾段血管的部分或全部撕裂时可引起大出血、休克，常来不及诊治就死亡，必须迅速手术方可挽救生命。

（二）护理评估

1.健康史

详细了解受伤史，包括原因、时间、部位、姿势、经过、致伤物性质，就诊前采取的急救措施、急救效果，以及既往健康状况等。

2.身体状况

（1）血尿：肾损伤患者常有血尿。肾挫伤时血尿轻微，肾部分裂伤、肾全层裂伤时则呈大量肉眼血尿，形成的血块可阻塞尿路。血块阻塞输尿管、肾盂或输尿管断裂、肾蒂血管断裂时，血尿不明显。

（2）休克：严重肾裂伤、肾蒂裂伤或合并其他脏器损伤时，易发生休克而危及生命。

（3）疼痛：肾包膜下血肿、肾周围软组织损伤、出血或尿外渗引起患侧腰、腹部疼痛。尿液、血液渗入腹腔或伴有腹部器官损伤时，可出现全腹疼痛和腹膜刺激征。血块通过输尿管时发生绞痛。

（4）腰腹部肿块：血液、尿液渗入肾周围组织可使局部肿胀，形成肿块，有明显触痛和肌紧张。

（5）发热：血肿、尿外渗吸收可致发热，但多为低热。如继发感染，形成肾周围脓肿或化脓性腹膜炎，可出现高热、寒战等全身感染中毒症状，重者并发感染性休克。

3.心理-社会状况

由于突发的暴力致伤，或因损伤出现大量血尿、疼痛等表现，患者常有焦虑、恐惧的心理状态改变。此外,应了解患者亲属的心理状态,对患者伤情的认知程度,对治疗和护理的配合程度等。

4.辅助检查

(1)实验室检查

①尿常规检查:了解尿中有无大量红细胞、白细胞。

②血常规检查:了解有无血液稀释、感染迹象。

(2)影像学检查

①B超:能提示肾损害的程度,包膜下血肿、肾周围血肿及尿外渗情况。

②X线平片检查:肾区阴影增大,提示有肾周围血肿可能。

③CT:可清晰显示肾皮质裂伤、尿外渗和血肿范围。

④排泄性尿路造影:可评价肾损伤的程度和范围。

⑤肾血管造影:可显示肾实质和肾动脉损伤情况。

5.治疗原则

(1)急救处理:有大出血、休克的患者应迅速抢救。建立静脉通道快速输液、输血。若有呼吸、心搏骤停则迅速行心肺复苏,同时密切观察病情变化,做好术前准备。

(2)非手术治疗:适用于肾挫伤或部分肾裂伤的患者,包括绝对卧床休息,密切观察生命体征、腰部肿块、尿液变化,及时补充血容量,应用广谱抗生素以预防感染,使用止痛剂、镇静剂和止血剂等。

(3)手术治疗:开放性损伤行清创、缝合及引流并探查腹部脏器有无损伤。闭合性损伤依具体情况不同可选择肾修补术、肾部分切除术、肾切除术。

(三)护理诊断及合作性问题

1.组织灌注量改变

与肾损伤或其他器官损伤引起大出血有关。

2.疼痛

与损伤后局部肿胀、尿外渗有关。

3.血尿

与肾损伤有关。

4.焦虑

与对治疗效果及预后缺乏了解有关。

5.潜在并发症

有发生感染、压疮、尿道狭窄的危险。

(四)护理目标

(1)预防或纠正休克。

(2)减轻疼痛。

(3)血尿逐渐消退。

(4)焦虑减轻或消除。

(5)卧床期间患者生活需要得到满足,无感染、压疮等并发症发生。

(五)护理措施

(1)休息:绝对卧床休息 2～4 周,即使血尿消失,仍需继续卧床休息一周;过早离床活动,有可能再度发生出血。

(2)病情观察:①密切观察患者生命体征,血尿、腰腹部肿块、腹膜刺激征等变化。②动态观察血尿的变化,每 2～4 小时留取尿液观察血尿颜色变化,若颜色逐渐加深,说明出血加重。③定时检测血红蛋白和血细胞比容,以了解出血情况及其变化。④定时观察体温和血白细胞计数,以判断有无继发感染。

(3)治疗配合:及时输液,遵医嘱补充血容量,预防休克,应用止血剂、止痛剂、镇静剂,并防止感染。

(4)有手术指征者,在防治休克的同时积极进行术前准备。

(5)加强基础护理,预防压疮发生,早期或病情不允许翻身者,应经常按摩骨突出受压处,但患侧腰部禁忌按摩,随着病情的好转可逐渐增加翻身次数。

(六)护理评价

(1)患者的焦虑状态是否减轻,情绪是否稳定。

(2)患者生命体征是否平稳,组织灌流量是否正常。

(3)患者肾损伤及术后伤口愈合情况,有无感染、压疮发生。

(七)健康指导

(1)非手术治疗患者,告知绝对卧床 2～4 周以及观察血尿、腰部肿块、腹痛的重要性。

(2)介绍肾损伤基本知识。

(3)说明卧床期间保护皮肤完整性的意义。

(4)说明出院后 3 个月避免重体力劳动或竞技运动的意义。

二、膀胱损伤

膀胱空虚时位于骨盆深处,受到周围筋膜、肌、骨盆及其他软组织的保护,因此除贯通伤或骨盆骨折外,一般不易发生膀胱损伤。膀胱充盈时其壁紧张而薄,高出耻骨联合伸展至下腹部,易遭受损伤。

(一)病因

1.开放性损伤

由弹片或锐器贯通所致,常合并其他脏器损伤,如直肠、阴道损伤,形成腹壁尿瘘、膀胱直肠瘘或膀胱阴道瘘。

2.闭合性损伤

当膀胱充盈时,若下腹部遭撞击、挤压,极易发生膀胱损伤。可见于酒后膀胱过度充盈,受力后膀胱破裂。有时骨盆骨折骨片会直接刺破膀胱壁。产程过长，膀胱壁被压，在胎头与耻骨联合之间也易引起缺血性坏死，可致膀胱阴道瘘。

3.医源性损伤

见于膀胱镜检查或治疗中，如膀胱颈部肿瘤、前列腺癌、膀胱癌等电切术以及盆腔手术、腹股沟疝修补术、阴道手术等有时可能伤及膀胱。压力性尿失禁行经阴道无张力尿道中段悬吊(TVT)手术时，也有发生膀胱损伤的可能。

4.自发性破裂

有病变的膀胱(如膀胱结核、长期接受放射治疗的膀胱)过度膨胀，发生破裂，称为自发性破裂。

(二)临床表现

膀胱壁轻度挫伤仅有下腹部疼痛和少量终末血尿，短期内可自行消失。膀胱全层破裂时症状明显，依腹膜外型或腹膜内型的破裂部位不同而有其各自的特殊的表现。

1.休克

常见于骨盆骨折导致的膀胱损伤，常因骨盆骨折剧痛、大出血所致。

2.腹痛

腹膜外破裂时，尿外渗及血肿可引起下腹部疼痛、压痛及肌紧张，直肠指检可触及直肠前壁饱满并有触痛。腹膜内破裂时，尿液和血液流入腹腔常引起急性腹膜炎症状；如果腹腔内尿液较多，可有移动性浊音。

3.排尿困难和血尿

膀胱破裂后，尿液流入腹腔和膀胱周围组织间隙时，患者有尿意，但不能排出尿液或仅能排出少量血尿。

4.尿瘘

开放性损伤可有体表伤口漏尿；如与直肠、阴道相通，则经肛门、阴道漏尿。闭合性损伤在尿外渗感染后破溃，可形成尿瘘。

5.局部症状

闭合性损伤时，常有体表皮肤肿胀、血肿和瘀斑。

(三)辅助检查

1.膀胱造影

自导尿管向膀胱内注入15%泛影葡胺300mL，摄前后位片，抽出造影剂后再摄片，如膀胱破裂，可发现造影剂漏至膀胱外，排液后的照片更能显示遗留于膀胱外的造影剂。腹膜内膀胱破裂时，则显示造影剂衬托的肠襻。

2.膀胱镜检查

膀胱镜检查是诊断术中发生膀胱损伤的首选方法。

3.导尿试验

导尿管插入膀胱后，如引流出300mL以上的清亮尿液，基本上可排除膀胱破裂；如无尿液导出或仅导出少量血尿，则膀胱破裂的可能性大。此时可经导尿管向膀胱内注入灭菌生理盐水 200～300mL，片刻后再吸出。液体外漏时吸出量会减少，腹腔液体回流时吸出量会增多。若液体出入量差异大，提示膀胱破裂。

（四）治疗

处理原则：闭合膀胱壁缺损；保持通畅的尿液引流，或完全的尿流改道；充分引流膀胱周围及其他部位的尿外渗。应根据损伤的类型和程度进行相应的处理。

1.紧急处理

对于骨盆骨折的患者需要依据出血的严重程度进行抗休克治疗，如输液、输血、镇痛及镇静等，尽早合理使用抗生素预防感染。

2.非手术治疗

膀胱挫伤或膀胱造影显示仅有少量尿外渗且症状较轻者，可从尿道插入导尿管持续引流尿液 10 天左右，并保持通畅，同时使用抗生素预防感染，破裂多可自愈。

3.手术治疗

膀胱破裂伴有出血和尿外渗，病情严重者，须尽早施行手术。如为腹膜外破裂，做下腹部正中切口，腹膜外显露并切开膀胱，清除外渗尿液，修补膀胱裂口。如为腹膜内破裂，应行剖腹探查，了解其他脏器有无损伤，并做相应处理。吸尽腹腔内液体，分层修补腹膜与膀胱壁。也可行腹腔镜膀胱修补术，由于腹腔镜具有创伤小等特点，利用孔道即可观察上腹部其他脏器有无损伤。若发生膀胱颈撕裂，须用可吸收缝线准确修复，以免术后发生尿失禁。膀胱修补术后应留置导尿管或行耻骨上膀胱造瘘，持续引流尿液 2 周。对于骨盆骨折的患者，手术以骨科处理为主，泌尿科以引流尿液为主要目的。

4.并发症的处理

早期正确的手术治疗以及抗生素的应用可减少并发症的发生。盆腔血肿宜尽量避免切开，以免发生大出血并导致感染。若出血不止，可用纱布填塞止血，24 小时后再取出。

（五）护理（膀胱修补术）

1.术前护理

(1)按泌尿外科一般护理常规护理。

(2)心理护理：主动给予患者关心和体贴，向患者及家属讲解目前的治疗方法的可行性，消除其顾虑，促使其以积极的态度面对治疗。

(3)注意密切监测患者的血压、脉搏、呼吸及血氧饱和度，如骤然血压下降、脉搏加快、面色苍白，提示有休克发生，应按休克处理：迅速建立两条以上静脉通道，补充血容量，维持患者水、电解质及酸碱平衡；保证输血、输液的通畅；输血过程中注意观察患者有无输血反应、过敏反应的发生；注意给予患者持续吸氧；注意保暖；避免过多地搬动患者。

(4)注意监测体温，遵医嘱使用抗生素预防感染，体温过高时及时通知医生。

(5)合并骨盆骨折者，应卧硬板床休息；注意观察血尿及腹膜刺激症状，判断有无出血发生。

2.术后护理

(1)按泌尿外科术后一般护理常规护理。

(2)病情观察:准确、定时测量血压、心率、呼吸及血氧饱和度并正确记录,随时注意患者病情的变化。留置膀胱造瘘管的患者,应注意观察造瘘口敷料有无渗血、渗液,定时给予换药。

(3)管路护理:膀胱修补术术后最主要的就是保持膀胱引流通畅,所以应注意观察术后留置的导尿管或膀胱造瘘管是否通畅,避免管路打折、受压、弯曲或堵塞。术后尿管或耻骨上膀胱造瘘管留置时间一般为2周左右。将引流袋固定于床单上,做好管路及引流袋的标识。让患者自己伸手摸到引流管的走向及固定位置,以更好地自我注意避免引流管受牵拉、打折。严密观察引流液的颜色、性状和量,准确做好记录。

(4)预防感染:保持尿道口清洁、导尿管通畅,保持会阴部清洁干燥;定时观察体温,监测血、尿白细胞计数,及时发现感染征象;加强损伤局部的护理,严格无菌操作;早期应用抗生素预防感染。

(5)膀胱痉挛的护理:患者术后容易发生膀胱痉挛,可遵医嘱给予抗胆碱能药物予以缓解。

(6)膀胱冲洗的护理:为防止膀胱内形成血凝块堵塞尿道口,导致患者尿管引流不畅,可遵医嘱行膀胱冲洗。冲洗液的温度应适宜,保持在20～30℃。注意观察冲出的液体的颜色、量、浑浊度,注意有无尿外渗的发生。在冲洗过程中加强观察流速是否适宜,并确保尿管引流通畅,一般冲出的液体量不应少于冲入的液体量,要加强观察冲洗液是否进入腹腔、腹壁、会阴及阴囊皮下,造成腹壁、阴囊明显水肿,或造成冲洗液被大量地吸收入血,急剧增加循环血量,造成急性心衰导致患者死亡。当患者出现脉速、面色苍白、出冷汗、剧烈腹痛等,应立即停止冲洗,通知医生,及时给予处理。

(7)饮食:可以进食后,应以易消化食物为主,避免食用辛辣刺激性、过于油腻的食物;鼓励患者多饮水,保证尿量2000～3000mL/d以上,以预防泌尿系感染。

(8)活动:活动应遵循循序渐进的原则。指导患者卧床期间进行床上双下肢的屈伸活动,以防止静脉血栓的发生;如无合并其他内脏损伤或骨折等情况时,一般可于术后第二天下床活动。

3.出院指导

嘱患者多饮水、勤排尿;定期复查,如有不适及时就诊。

三、尿道损伤

1.健康史

主要是了解受伤的原因、受伤时的姿势,是否有骑跨伤、骨盆骨折或经尿道的器械检查治疗史等。

2.身体状况

(1)尿道出血:前尿道损伤,即使在不排尿时也可见尿道外口滴血或流血;后尿道损伤,尿道外口不流血或仅流出少量血液;排尿时可出现血尿。

(2)疼痛：前尿道损伤时，受伤处疼痛，有时可放射到尿道外口，排尿时疼痛加重；后尿道损伤时，疼痛位于下腹部，患者在行走时出现或加重。

(3)排尿困难与尿潴留：尿道挫裂伤时因损伤和疼痛导致尿道括约肌痉挛，发生排尿困难；尿道断裂时，可引起尿潴留。

(4)局部血肿和瘀斑：骑跨伤或骨盆骨折造成尿生殖膈撕裂时可发生会阴、阴囊部肿胀、瘀斑和血肿。

(5)尿外渗：前尿道损伤时尿外渗至会阴、阴囊、阴茎部位，有时向上扩展至腹壁，造成这些部位肿胀；后尿道损伤时尿外渗至耻骨后间隙和膀胱周围。

(6)直肠指检：尿道膜部完全断裂后，可触及前列腺尖端浮动；若指套上染有血迹，提示可能合并直肠损伤。

(7)休克：骨盆骨折合并后尿道损伤可出现休克的表现。

3.心理-社会状况

患者常因尿道出血、排尿困难或尿潴留而焦虑，若担忧性功能及其他预后，焦虑更为明显，有的忧心忡忡出现恐惧感；后期尿道狭窄的患者，需要反复施行尿道扩张术往往有悲观情绪。

4.辅助检查

(1)实验室检查

①尿常规检查：了解尿中有无大量红细胞、白细胞。

②血常规检查：了解有无血液稀释及有无感染血象。

(2)影像学检查

①B超：能了解后尿道损伤是否发生了尿外渗。

②X线平片检查：了解有无骨盆或其他部位骨折。

③尿道造影：可显示尿道有无破裂及破裂的部位和程度。

(3)试插导尿管及导尿试验：严格无菌下轻柔缓慢插入尿管，若插入顺利，说明尿道连续，一旦插入导尿管，即应留置导尿1周，以引流尿液并支撑尿道；若插入困难，多提示尿道损伤严重，不能反复试插，以免加重损伤和导致感染。导尿管虽然可以顺利插入膀胱，但仅能流出少量血尿，甚至无尿液流出，应鉴别是尿道损伤还是膀胱损伤，此时经导尿管注入无菌生理盐水200mL至膀胱，片刻后引流出。若引流出的液体明显少于或多于注入量，则提示膀胱破裂。

5.治疗要点与反应

全身治疗包括防治休克、防治感染和预防并发症；局部治疗包括恢复尿道的连续性、引流膀胱内尿液和引流尿外渗。

尿道裂伤或完全断裂时常合并骨盆骨折，应重视休克的防治、尽快解除急性尿潴留、恢复尿道连续性(插置尿管或尿道修补、吻合术)、引流外渗尿液、防治感染和尿道狭窄，术后定期行尿道扩张术。

6.护理诊断及合作性问题

(1)急性疼痛与肾损伤后包膜张力增加，血块通过输尿管，膀胱或尿道损伤后尿外渗等因素有关。

(2)排尿障碍与创伤后疼痛、膀胱或尿道损伤等有关。

(3)焦虑与损伤后出现血尿、排尿困难以及担心预后等有关。

(4)潜在并发症:休克、感染、尿道狭窄。

7.护理目标

患者疼痛不适感减轻或消失;排尿恢复正常;焦虑减轻,情绪稳定,能安静休息。

8.护理措施

(1)密切观察:伤后及术后每1~2小时测量血压、脉搏、呼吸一次,并注意有无休克发生。

(2)保证输血、输液通畅,补充血容量。

(3)镇静、止痛,减轻患者痛苦,保证其休息,以利于恢复。

(4)能经口进食者,鼓励多饮水,进食高热量、高蛋白饮食。

(5)观察及预防感染发生:①观察体温及白细胞变化,及时发现感染征象。②带有留置导尿管者,应每日用0.1%苯扎溴铵溶液消毒尿道口及周围皮肤2次,无膀胱破裂及膀胱穿刺造瘘者,每日冲洗膀胱1~2次,以预防泌尿系感染。③尿外渗多处切开引流者应观察引流物的量、色、性状、气味,敷料渗湿情况,保持手术切口清洁干燥,及时发现异常,积极处理,预防感染发生。保持大便通畅,避免污染创面。

(6)做好引流管的护理,定期扩张尿道。

第六节　泌尿系统结石

泌尿系结石是泌尿外科的常见疾病之一,在泌尿外科住院患者中占据首位。欧美国家的流行病学资料显示,5%~6%的人在其一生中至少发生1次泌尿系结石,欧洲泌尿系结石年新发病率为100/10万~400/10万人。我国泌尿系结石发病率为1%~5%,南方高达5%~10%;年新发病率为150/10万~200/10万人,其中25%的患者需住院治疗。近年来,我国泌尿系结石的发病率有增长趋势,是世界上三大结石高发区之一。泌尿系结石按病因分为代谢性、感染性、药物性和特发性结石;按晶体成分可分为含钙和不含钙结石;按部位分为上尿路和下尿路结石。

一、病因

影响结石形成的因素很多,年龄、性别、种族、遗传、环境因素,饮食习惯和职业对结石的形成影响很大,身体的代谢异常、尿路的梗阻、感染、异物和药物的使用是结石形成的常见病因。

1.流行病学

(1)性别和年龄:尿石症的人群发病率为2%~3%,好发年龄为25~40岁。成年男性比女性更多见,男性患病者是女性的2~3倍。

(2)种族:有色人种比白种人患病率低。我国肾结石的新发病率随着生活水平的提高、饮食的不合理搭配、蛋白质和糖分摄入的增多也呈增加的趋势。

(3)地理环境和气候:尿石症的发病有明显的地区差异,山区、沙漠、热带和亚热带地区发病率较高,我国南方比北方更为多见。

(4)饮食和营养:营养成分与饮食结构对尿石症的形成有重要影响,营养状况好、动物蛋白摄入过多时,易形成肾结石;营养状况差、动物蛋白摄入过少时,容易形成膀胱结石。

(5)职业:从事高温工作、外勤工作、职业司机等人较易患有结石。主要是因为工作环境的温度较高、排汗量增加所致。

(6)水分的摄入:流行病学调查发现水质的软硬对结石的发病率没有影响。水分摄入过少或损失过多(如出汗)会促进结石的形成。

2.各种代谢因素

它包括尿液酸碱度、高钙血症、高钙尿症、高草酸尿症、高尿酸尿症、胱氨酸尿症、低枸橼酸尿症和低镁尿症等。

3.局部因素

它包括尿路梗阻(尿液排出不畅造成尿盐沉积)、感染(细菌改变尿液酸碱度,菌落、脓块、坏死组织形成结石核心)、异物(形成结石核心)等。

4.药物相关因素

药物引起的肾结石占所有结石的1%~2%,药物诱发的结石形成的原因有两类,一类为能够诱发结石形成的药物,包括乙酰唑胺、维生素D、维生素C和皮质激素等,这些药物在代谢的过程中导致了其他成分结石的形成;另一类为溶解度低的药物,在尿液浓缩时析出形成结石,药物本身就是结石成分,包括氨苯蝶啶、治疗HIV感染的药物(如硅酸镁和磺胺类药物等)。

二、上尿路结石

(一)护理评估

1.健康史

了解患者的生活环境、平时饮食饮水情况,有无尿路梗阻、感染和异物史。有无血尿史、排石史、肾绞痛史;有无甲状旁腺功能亢进症、痛风、长期卧床史;有无长期用药史,如长期使用维生素C、维生素D及水杨酸等药物。

2.身体状况

上尿路结石多见于男性青壮年,好发于21~50岁人群。以单侧多见,约占90%。主要表现为与活动有关的肾区疼痛和血尿。其程度与结石的部位、大小、活动及有无损伤、感染、梗阻等有关。极少数患者可长期无自觉症状,直到出现泌尿系感染或积水时才发现。

(1)疼痛:结石大、移动小的肾盂、肾盏结石可引起上腹部和腰部钝痛。结石活动或引起输尿管完全梗阻时出现刀割样肾绞痛,呈阵发性腰部或上腹部剧痛,沿输尿管走行方向放射至下腹部、外阴及同侧大腿内侧，疼痛剧烈，患者辗转不安，面色苍白甚至休克。疼痛时间可持续数分钟至数小时不等，间歇期可无任何症状，可伴有肾区叩击痛。结石位于输尿管膀胱壁段和输尿管口处或合并感染时可有膀胱刺激症状，男性患者有尿道和阴茎头部放射痛。

(2)血尿：患者活动或绞痛后出现肉眼或镜下血尿，以后者常见。有些患者以活动后出现镜下血尿为其唯一表现。

(3)其他表现：上尿路结石可引起梗阻、肾积水，造成急性肾功能不全。合并急性感染时，腰痛加重，并可出现寒战、高热、膀胱刺激征和脓尿。输尿管末端结石也可出现膀胱刺激征。小儿的上尿路结石以尿路感染为重要表现。

3.心理-社会状况

因反复出现血尿、肾绞痛，患者常烦躁、恐惧和焦虑。

4.辅助检查

(1)实验室检查：尿常规检查可有镜下血尿，有时可见较多的白细胞或结晶。酌情测定肾功能、血钙、血磷、肌酐、碱性磷酸酶、尿酸和蛋白以及24小时尿的尿钙、尿磷、尿酸、草酸、肌酐，必要时做钙负荷试验及尿细菌培养等。

(2)影像学检查：具体如下。

X线：泌尿系平片可显示多数结石。

B超：能发现平片不能显示的小结石和透X线结石，还能显示肾结构改变和肾积水等。

排泄性尿路造影：可显示结石所致的尿路形态和肾功能改变，有无引起结石的局部因素。

逆行肾盂造影：仅适用于其他方法不能确诊时。

肾图：可判断泌尿系梗阻程度及双侧肾功能。

(3)输尿管肾镜检查：适用于其他方法不能确诊或同时进行治疗时。

5.处理原则

根据患者的全身情况，结石大小、数目、位置、成分，有无梗阻、感染、肾积水，肾实质损害程度来综合考虑制订治疗方案。

(1)非手术治疗：适用于结石直径小于0.6cm，表面光滑，无尿路梗阻、感染者。可采用解痉、止痛、利尿、中药排石等综合治疗方案。

①肾绞痛治疗：肌内注射哌替啶50mg，或并用异丙嗪25mg，症状无缓解时每4小时可重复一次。轻者可给予山莨菪碱(654-2)、硝苯地平、吲哚美辛、黄体酮，双氯芬酸钠栓剂纳肛，针灸止痛。

②大量饮水，增加尿量，促进结石排出；保持每天饮水量在3000mL以上，尤其在睡前及半夜也应饮水，以保持夜间尿液呈稀释状态，有利于减少晶体形成。

③适当运动：采用跑步、跳跃、跳绳、上下楼梯、打球、骑车等。

④饮食调节：少食含钙及草酸成分丰富的食物，多食富含纤维素类食物。

⑤控制感染：可根据尿细菌培养结果选用针对性抗生素。

⑥调节尿液pH：尿酸及胱氨酸结石可服用碱化尿液的药物，如枸橼酸钾、碳酸氢钠。口

服氯化铵酸化尿液,有利于防止感染性结石形成。

⑦中药排石:如口服排石冲剂等。

(2)体外冲击波碎石(ESWL):此方法安全、有效。通过 X 线、B 型超声对结石进行定位,利用体外冲击波聚焦后击碎体内的结石,然后随尿液排出体外。此方法最适宜于直径小于2.5cm的结石。

(3)手术治疗:分为以下两种。

①非开放手术治疗:包括输尿管肾镜取石或碎石术、经皮肾镜取石或碎石术。

②开放手术治疗:当以上的治疗方法无效,则需考虑开放手术治疗。手术方法有输尿管切开取石术、肾盂切开或肾窦内肾盂切开取石术、肾部分切除术和肾切除术等。

(二)护理诊断及合作性问题

1.疼痛

与结石刺激引起的炎症损伤及平滑肌痉挛有关。

2.血尿

与结石粗糙,损伤肾及输尿管黏膜有关。

3.焦虑

与结石引起的绞痛及肾功能的减退、病情反复有关。

4.有感染的危险

与结石梗阻、尿液淤积和侵入性诊疗有关。

5.知识缺乏

缺乏有关病因和预防复发的知识。

(三)护理目标

(1)减轻疼痛。

(2)血尿减轻或消失。

(3)稳定患者情绪,减轻焦虑。

(4)感染的危险性下降或未发生感染。

(5)患者能说出形成尿路结石的致病因素、预防结石复发的方法。

(四)护理措施

1.非手术治疗的护理

(1)肾绞痛的护理:发作期患者应卧床休息,遵医嘱立即用药物止痛,病情较重者应输液治疗。

(2)促进排石:鼓励患者大量饮水,在病情允许的情况下,适当做一些跳跃或其他体育运动,改变体位,以增强患者代谢,促进结石排出。

(3)病情观察:每次排尿于玻璃瓶或金属盆内,观察尿液内是否有结石排出。同时观察有无血尿及尿路感染等。

2.体外冲击波碎石的护理

(1)术前护理

①心理护理:向患者讲明该方法简单、安全、有效、可重复治疗,以解除患者恐惧心理,争取其主动配合,治疗中患者不能随意移动体位。

②术前准备:术前3天忌食易产气食物,术前1日服缓泻剂,术日晨禁饮、禁食。

(2)术后护理

①病情观察:a.严密观察和记录碎石后排尿及排石情况;b.用纱布过滤尿液,收集结石碎渣作成分分析;c.定时行腹部平片检查,以观察结石排出情况。

②一般护理:若患者无不良反应,可正常进食并多饮水,以增加尿量的排出。若患者无不适,可适当活动,经常变换体位,以增加输尿管蠕动,促进碎石排出。肾下盏结石可采用头低位,并叩击背部加速排石。巨大肾结石碎石后,为预防因输尿管堵塞引起的"石街"和继发感染,从而导致肾功能改变,应采用患侧卧位,以利于结石随尿液排出。

③淡红色血尿一般可自行消失。若需再次治疗,间隔时间不少于1周。

3.手术患者的护理

(1)术前护理

①术前准备:输尿管结石患者进入手术室前需再次行腹部平片定位。注意继发性结石或老年患者的全身情况和原发病的护理。

②心理护理:关心体贴患者,帮助患者解除思想顾虑,消除恐惧心理。

(2)术后护理

①病情观察:严密观察和记录尿液颜色、量及患侧肾功能情况。

②一般护理:a.肾实质切开者,应卧床休息2周。上尿路术后,取侧卧位或半卧位以利引流。b.输液和饮食:肠功能恢复后,可进食。鼓励患者多饮水,每日3000～4000mL,血压稳定者应用利尿剂,增加尿量,以便冲洗尿路和改善肾功能。

③引流管的护理:见肾损伤中引流管的护理。

(五)护理评价

(1)患者的疼痛程度是否减轻或消失,有无痛苦表情。

(2)体液是否正常,尿量以及肾功能恢复情况。

(3)有无感染的征象,有无体温升高及白细胞计数增高。

(4)是否已掌握尿路结石的致病因素,预防复发的方法。

(六)健康指导

(1)向患者说明大量饮水增加尿量的意义,尽早解除尿路梗阻、感染、异物等因素,可减少结石形成。

(2)说明调节饮食可预防结石。例如:含钙结石患者,宜食用富含膳食纤维的食物,限制牛奶、奶制品、豆制品等含钙量高的食物,浓茶、菠菜、番茄、土豆、芦笋等含草酸量高的食物;尿酸结石患者,不宜食用含嘌呤高的食物,如动物内脏。

(3)说明采用药物可降低有害成分,碱化或酸化尿液可预防结石复发。如维生素 B_6 有助于减少尿中草酸含量,氧化镁可增加尿中草酸溶解度;枸橼酸钾、碳酸氢钠等可使尿 pH 值保持在 7 以上,预防尿酸和胱氨酸结石。口服别嘌醇可减少尿酸形成,对含钙结石有抑制作用。口服氯化铵使尿液酸化,有利于防止感染性结石的发生。

(4)说明长期卧床者,必须进行适当功能锻炼,甲状旁腺功能亢进症者必须摘除腺瘤或增生组织,以防止骨脱钙,减少尿钙排出。

(5)定期复查:治疗后定期行尿常规检查、X 线、B 超等检查,观察有无复发、残余结石情况。若出现腰痛、血尿等症状,及时就诊。

三、膀胱结石

膀胱结石分原发性和继发性两种。原发性膀胱结石多见于儿童,营养不良、低蛋白饮食是发病的主要原因,在我国经济欠发达地区仍可见到。继发性膀胱结石常见于膀胱出口堵塞、膀胱憩室、异物和肾结石排入膀胱,以 50 岁以上的男性老年人多见。结石可直接损伤膀胱黏膜,引起出血、感染,长期慢性刺激可导致癌变。

(一)护理评估

1.健康史

了解患者的生活环境、平时饮食和饮水情况;有无尿路梗阻、感染和异物史,有无上尿路结石、血尿史、排石史、肾绞痛史;有无前列腺增生、膀胱憩室、膀胱异物等。

2.身体状况

典型症状为排尿突然中断,疼痛常放射至阴茎头部和远端,伴排尿困难和尿频、尿急、尿痛等膀胱刺激症状,小孩常用手搓拉阴茎,改变体位后症状消失又能继续排尿。

3.辅助检查

X 线片能显示绝大多数结石;B 超检查能显示声影;膀胱镜检查用于上述方法不能确诊时,可直视结石。

4.治疗原则

多数结石可经碎石后排出。过大、过硬或有膀胱憩室时宜采用耻骨上膀胱切开取石。

(二)护理诊断及合作性问题

1.血尿

与结石损伤膀胱黏膜有关。

2.疼痛

与结石梗阻或感染有关。

3.有感染的危险

与结石刺激有关。

4.知识缺乏

缺乏有关病因和预防复发的知识。

(三)护理目标

(1)血尿减轻或消失。

(2)疼痛缓解。

(3)预防尿路感染。

(4)患者知道形成尿路结石的因素、预防结石复发的方法。

(四)护理措施

(1)碎石术后观察碎石并记录碎石后排尿和排石情况,必要时收集保存。

(2)膀胱、尿道机械操作后易出血,注意观察出血的量,尿的颜色、性状等。并观察下腹部情况,注意有无膀胱穿孔症状。

(3)耻骨上膀胱切开取石术后护理。

①切口护理:保持切口清洁干燥,敷料被浸湿时要及时更换。

②预防感染:嘱患者多饮水,并遵医嘱适量应用抗生素以预防切口感染和尿路感染。

③遵医嘱适当应用止痛剂。

④做好留置导尿管的护理。

(五)护理评价

(1)患者疼痛感是否消失或减轻,有无痛苦表情。

(2)患者排尿形态或功能是否正常。

(3)患者是否出现并发症,如出现是否及时发现和处理。

(六)健康指导

(1)向患者及家属说明大量饮水增加尿量的意义,尽早解除尿路梗阻、感染、异物等因素,可减少结石形成。

(2)告知调节饮食、增加蛋白质摄入、使营养均衡等预防结石的方法。

(3)向手术患者宣传手术的目的、术式及放置引流管、卧床、活动等知识。

四、尿道结石

(一)护理评估

尿道结石绝大多数来自肾结石或膀胱结石,多见于男性,结石可直接损伤尿道引起出血,并引起梗阻和感染。尿道结石的典型症状是排尿困难,点滴状排尿伴尿痛,重者可发生排尿困难。前尿道结石可沿尿道扪及,后尿道结石经直肠指检可触及。经B超、X线检查或膀胱镜检、尿道探子容易诊断。前尿道结石一般可采取非手术治疗;后尿道结石,在麻醉下用尿道探条将结石轻轻推入膀胱,再按膀胱结石处理。

(二)护理诊断及合作性问题

1.疼痛

与结石刺激引起的炎症、损伤及平滑肌痉挛有关。

2.有感染的危险

与结石直接损伤和侵入性诊疗有关。

(三)护理目标

(1)疼痛缓解。

(2)预防尿路感染。

(四)护理措施

嘱患者多饮水,并遵医嘱适量应用抗生素预防尿路感染,适当应用止痛剂;后尿道结石,在将结石推入膀胱后,护理同膀胱结石。

(五)护理评价

(1)患者疼痛是否消失或减轻。

(2)患者排尿形态或功能是否正常。

(3)无感染等并发症。

(六)健康指导

调节饮食,多饮水,积极预防上尿道结石和膀胱结石,控制并发症。

第七节　良性前列腺增生

良性前列腺增生(BPH)简称前列腺增生,俗称前列腺肥大,是老年男性的常见病。其发病率随年龄的增长而增加。组织学上的前列腺增生通常发生在40岁以后,到60岁时发病率大于50%,80岁时高达83%。随着年龄的增长,排尿困难等症状也随之增多。大约有50%BPH的男性有中度到重度下尿路症状。有研究表明亚洲人较美洲人更易于产生中、重度BPH相关症状。

一、病因

迄今尚未完全明确。目前公认的发病基础是有功能的睾丸和老龄。

二、临床表现

1.尿频

它是最常见的早期症状,夜间更为明显。早期因前列腺充血刺激引起,随梗阻加重残余尿量增多,膀胱有效容量减少,尿频更加明显。

2.排尿困难

进行性排尿困难是前列腺增生最主要的症状,但发展缓慢。轻度梗阻时排尿迟缓、断续、尿后滴沥。严重梗阻时排尿费力、射程缩短、尿线细而无力,终呈滴沥状。

3.尿潴留

在前列腺增生的任何阶段,患者可因受凉、劳累、饮酒等使前列腺突然充血、水肿,发生急性尿潴留。或可因严重梗阻,膀胱残余尿逐渐增多,时间长了后导致膀胱无力,发生慢性尿潴留或充溢性尿失禁。尿潴留严重者可出现双侧上尿路积水,损害肾功能。

4.其他

前列腺增生时因局部充血可发生无痛性血尿。若并发感染或结石,有尿急、尿痛等膀胱刺激症状。长期排尿困难者可并发疝、痔或脱肛。

三、辅助检查

1.直肠指诊

它是简单而有价值的诊断方法。可触到增大的前列腺表面光滑、质韧、中央沟消失,即可做出初步诊断。如摸到质硬结节,需要与前列腺癌进行鉴别。

2.B超检查

它可以经腹壁或直肠途径进行。经腹途径最为常用、方便,检查时膀胱需要充盈,可显示前列腺体积的大小,增生腺体是否突入膀胱。另外,腹部B超还可发现膀胱内有无结石形成,测量并观察上尿路有无积水改变。经直肠B超常在前列腺穿刺时采用,必要时需要进行肠道准备。用这种方法扫描能更加清楚地显示前列腺的各部结构。

3.尿流率检查

它有两项主要指标,分别为最大尿流率和平均尿流率,其中最大尿流率更为重要。但是尿流率检查是客观评估排尿困难症状严重程度的检查,并不能区分排尿困难的病因(梗阻性或动力性)。如需明确病因,尚需进行尿动力学等检查。检查时要求尿量在150～200mL以上较为准确。

4.血清PSA

它作为特异性较高的分子标志物,主要用于将BPH与前列腺癌相鉴别。PSA越高,前列腺癌的可能性越大,当然有些体积较大的前列腺增生患者PSA也可能很高。但对于PSA＞10ng/mL的患者应格外警惕前列腺癌的风险,必要时进行前列腺磁共振或前列腺穿刺检查,以除外前列腺癌。口服非那雄胺或BPH手术后的患者仍应定期监测PSA,警惕前列腺癌的发生。

5.膀胱镜检查

它可以在膀胱镜下看到后尿道延长、前列腺增大、膀胱颈抬高、膀胱壁有小梁小室改变或憩室形成。如患者有血尿,还可以在膀胱镜下明确血尿来源。

四、治疗要点

包括随访观察、药物治疗、非手术介入治疗和手术治疗。

1.非手术治疗

(1)随访观察:无明显前列腺增生症状和无残余尿者需门诊随访,定期复查,每年至少1次。

(2)药物治疗:适用于临床症状较轻、残余尿<50mL 的患者。包括 α 受体阻滞剂、激素、降低胆固醇药物以及植物药疗等。其中以 α_1 受体阻滞剂特拉唑嗪、5α 还原酶抑制剂(例如非那雄胺)为常用;前者可降低平滑肌的张力,减少尿道阻力,改善排尿功能,主要不良反应是直立性低血压;后者通过降低前列腺内双氢睾酮的含量,使前列腺缩小,改善排尿功能,减少急性尿潴留的风险。服用 5α 还原酶抑制剂可使 PSA 出现假性下降,应提醒患者关注 PSA 变化。

(3)其他疗法:对部分不能手术或手术存在一定潜在危险者,可以选择微波、射频、激光、支架、气囊扩张、高能聚焦超声等治疗方法。

2.手术治疗

症状重、药物治疗无效的患者,手术治疗仍是最佳选择。最常见的手术方式是经尿道前列腺电切术(TUR-P),这是 BPH 治疗的"金标准"。开放性手术多采用耻骨上前列腺摘除手术或耻骨后前列腺摘除手术。随着腔内泌尿外科的发展,开放手术近年来已较少采用。此外,还包括其他经尿道外科治疗方法,如激光、微波消融、气化电切、前列腺尿道支架等。

五、护理诊断及合作性问题

1.焦虑

与反复排尿困难、出现并发症及手术等有关。

2.排尿障碍

与尿路梗阻、逼尿肌损害等有关。

3.有感染的危险

与尿路梗阻或留置各种引流管有关。

4.潜在并发症

术后出血、TUR 综合征。

六、护理目标

患者焦虑减轻或消失,情绪稳定;排尿困难得到缓解;未发生感染或发生感染能被及时发现与处理。

七、护理措施

(一)急症护理

对急性尿潴留的患者,应及时配合医生施行导尿或行耻骨上膀胱造瘘术。尿管或造瘘管保留期间,常规做好相应护理工作。

(二)非手术治疗的护理及手术前护理

1.一般护理

嘱患者进食易消化、高营养食物,辅以粗纤维食品以防便秘。忌饮酒及辛辣食物。鼓励患者多饮水。指导患者适当起床活动或床上活动,练习深呼吸和咳嗽。

2.治疗配合

①遵医嘱给患者服用特拉唑嗪、阿夫唑嗪等 α_1-受体阻滞剂,以降低前列腺基质平滑肌的张力,减少尿道阻力;服用5α-还原酶抑制剂(如非那雄胺)以降低前列腺内双氢睾酮含量,使前列腺缩小,改善排尿功能。②遵医嘱适时使用抗生素,以防治感染。③前列腺增生患者都是老年人,常有不同程度的高血压、冠心病、慢性支气管炎、肺气肿等老年病,根据病情需要,遵医嘱使用药物。④术前应配合有关功能检查,了解患者全身情况,以便进行充分的手术前准备,提高手术耐受力。

3.心理护理

前列腺增生的病情有时长时间内无明显变化,有时改善后又突然加重,病情反复,应做好心理护理,稳定情绪。指导轻症患者坚持药物治疗与个人保健相结合;病情严重的患者应遵医嘱配合手术治疗。

(三)手术后护理

1.一般护理

术后平卧位,6 小时后生命体征平稳、无特殊不适及活动性出血征象者改半卧位;术后暂时禁食,胃肠功能恢复后逐渐过渡到普食;遵医嘱应用药物;卧床期间注意适度活动并做好老年患者基础护理工作,预防肺部感染、下肢静脉血栓形成和压疮。可下床活动时,应加强陪护,防止意外损伤的发生。

2.病情观察

①注意患者意识和生命体征、重要器官功能状况、呼吸及泌尿等系统的感染征象、各引流管的引流情况。②对经尿道前列腺切除术(TURP)者,手术临近结束时以及术后最初的几小时内,应注意观察有无心慌、气急、恶心、呕吐,甚至抽搐等 TUR 综合征表现。发现异常及时报告医生,并配合处理。

3.治疗配合

(1)留置尿管患者的护理:患者取平卧位,气囊尿管稍向外牵拉并固定在患者一侧大腿的内侧,告知患者不可自行松开。也可应用无菌纱布,在尿道外口扎住向外适度牵引着的尿管,尿管未见回缩即可。尿管的外口与膀胱冲洗装置相连。一般牵引压迫时间为 8～10 小时。术后 1 周内禁止肛管排气或灌肠，以免诱发出血。

(2)防治感染：除术后早期预防性使用抗生素外，应注意保持伤口和各引流管的清洁，避免污染。膀胱冲洗系统的外连接管、袋须每日更换，每日 2 次清洁、消毒尿道外口。

4.心理护理

术后患者更多关心伤口疼痛的转归、伤口大小及愈合时间、术后尿急甚至暂时尿失禁等并发症的转归情况，应配合健康教育给予心理安慰。

(四)健康指导

①向患者介绍本病的一般知识，嘱其避免因久坐、劳累、受凉、饮酒等而引起急性尿潴留；②解释各引流管的意义和注意事项；③嘱患者出院后加强营养，多饮水、勤排尿，忌烟酒、辛辣等不良刺激；④适度活动，术后 1～2 个月内避免剧烈活动和性生活，防止继发出血；⑤指导有尿失禁现象的患者进行肛提肌舒缩活动，方法是吸气时缩肛，呼气时放松肛门括约肌，每日 3 次，每次 10 分钟；⑥指导永久性膀胱造瘘的患者学会造瘘管的家庭护理；⑦定期随访。

第八节　骨折

一、锁骨骨折

(一)定义

锁骨骨折多发生于锁骨外、中 1/3 交界处，是常见的骨折之一，约占全身骨折的 6%。患者多为儿童和青壮年。锁骨为 1 个“S”形的长骨，横形位于胸部前上方，有 2 个弯曲，内侧 2/3 呈三棱棒形，向前凸起，外侧 1/3 扁平，凸向后方。其内侧端与胸骨柄构成胸锁关节，外侧端与肩峰形成肩锁关节，从而成为上肢与躯干之间联系的桥梁。

(二)病因及发病机制

锁骨骨折多由间接暴力引起，如跌倒时手掌着地或肘、肩着地，暴力均可传达至锁骨引起骨折。骨折线多位于中段。儿童骨质柔软，多表现为青枝骨折，无移位，仅向上成角状，或使前弓加大；成年人多发生横形骨折，偶为斜形或粉碎骨折，常有移位。骨折端除重叠移位外，近折段受胸锁乳突肌的牵拉向上向后移位，远折端受三角肌、胸大肌和肢体重量的牵拉向前向后下移位。粉碎骨折的小碎片，可呈垂直变位，尖端刺入皮内或刺向锁骨下的血管、神经。直接暴力打击所致的锁骨骨折，折线多位于外 1/3 处，移位情况同前，仅程度稍轻而已。

(三)临床表现

局部肿胀、疼痛，锁骨中外 1/3 畸形。肩关节活动受限，患肩下垂，患者常以健手扶托患肘以减轻因牵拉造成的疼痛。局部压痛，可摸到移位的骨折端，可触及异常活动与骨擦感。

（四）辅助检查

（1）疑有锁骨骨折时需拍 X 线片确定诊断。一般中 1/3 锁骨骨折拍摄前后位及向头倾斜 45°斜位相。拍摄范围应包括锁骨全长，肱骨上 1/3、肩胛带及上肺野，必要时需另拍摄胸 X 线片。前后位相可显示锁骨骨折的上下移位，45°斜位相可观察骨折的前后移位。

（2）婴幼儿的锁骨无移位骨折或青枝骨折有时在原始 X 线像上难以明确诊断，可于伤后 5～10 天再复查拍片，常可呈现有骨痂形成。

（3）锁骨内 1/3 前后位 X 线片与纵隔及椎体相重叠，不易显示出骨折。拍摄向头倾斜 40°～45°X 线片，有助于发现骨折线。有时需行 CT 检查。

（五）治疗

根据患者年龄、移位情况、并发症有无确定治疗方案。

（六）护理要点

1.常规护理

（1）心理护理：青少年及儿童锁骨骨折后，因担心肩部、胸部畸形，影响发育和美观，常会产生焦虑、烦躁心理。应告知其锁骨骨折只要不伴有锁骨下神经、血管损伤，即使是再叠位愈合，也不会影响患侧上肢的功能，局部畸形会随着时间的推移而减轻甚至消失，治疗效果较好，以消除患者心理障碍。

（2）饮食：给予高蛋白、富含维生素、高钙及粗纤维饮食。

2.非手术治疗及术前护理

（1）体位：局部固定后，宜睡硬板床，取半卧位或平卧位，避免侧卧位，以防外固定松动。平卧时不用枕头，可在两肩胛间垫上一个窄枕，使两肩后伸外展；在患侧胸壁侧方垫枕，以免悬吊的患肢肘部及上臂下坠。患者初期对去枕不习惯，有时甚至自行改变卧位，应向其讲清治疗卧位的意义，使其接受并积极配合。告诉患者日间活动不要过多，尽量卧床休息，离床活动时用三角巾或前臂吊带将患肢悬吊于胸前，双手叉腰，保持挺胸、提肩姿势，可缓解对腋下神经、血管的压迫。

（2）功能锻炼

①早、中期：骨折急性损伤经处理后 2～3 天，损伤反应开始消退，肿胀和疼痛减轻，在无其他不宜活动的前提下，即可开始功能锻炼。

准备：仰卧于床上，两肩之间垫高，保持肩外展后伸位。

第 1 周：做伤肢近端与远端未被固定的关节所有轴位上的运动，如握拳、伸指、分指，屈伸、腕绕环、肘屈伸，前臂旋前、旋后等主动练习，幅度尽量大，逐渐增大力度。

第 2 周：增加肌肉的收缩练习，如捏小球、抗阻腕屈伸运动。

第 3 周：增加抗阻的肘屈伸与前臂旋前、旋后运动。

②晚期：骨折基本愈合，外固定物去除后进入此期。此期锻炼的目的是恢复肩关节活动度，常用的方法有主动运动、被动运动、助力运动和关节主动牵伸运动。

第 1～2 日：患肢用三角巾或前臂吊带悬挂胸前站立位，身体向患侧侧屈，做肩前后摆动；

身体向患侧侧屈并略向前倾，做肩内外摆动。应努力增大外展与后伸的运动幅度。

第3～7日：开始做肩关节各方向和各轴位的主动运动、助力运动和肩带肌的抗阻练习，如双手握体操棒或小哑铃，左右上肢互助做肩的前上举、侧后举和体后上举，每个动作5～20次。

第2周：增加肩外展和后伸主动牵伸，双手持棒上举，将棍棒放颈后，使肩外展、外旋，避免做大幅度和用大力的肩内收与前屈练习。

第3周：增加肩前屈主动牵伸，肩内外旋牵伸，双手持棒体后下垂将棍棒向上提，使肩内旋。

以上练习的幅度和运动量以不引起疼痛为宜。

3.术后护理

(1)体位：患侧上肢用前臂吊带或三角巾悬吊于胸前，卧位时去枕，在肩胛区垫枕使两肩后伸，同时在患侧胸壁侧方垫枕，防止患侧上肢下坠，保持上臂及肘部与胸部处于平行位。

(2)症状护理

①疼痛：疼痛影响睡眠时，适当给予止痛、镇静剂。

②伤口：观察伤口有无渗血、渗液情况。

(3)一般护理：协助患者洗漱、进食及排泄等，指导并鼓励患者做些力所能及的自理活动。

(4)功能锻炼：在术后固定期间，应主动进行手指握拳、腕关节的屈伸、肘关节屈伸及肩关节外展、外旋和后伸运动，不宜做肩前屈、内收的动作。

4.健康指导

(1)休息：早期卧床休息为主，可间断下床活动。

(2)饮食：多食高蛋白、富含维生素、含钙丰富、刺激性小的食物。

(3)固定：保持患侧肩部及上肢于有效固定位，并维持3周。

(4)功能锻炼：外固定的患者需保持正确的体位，以维持有效固定，进行早、中期的锻炼，避免肩前屈、内收动作。解除外固定后则加强锻炼，着重练习肩的前屈、肩旋转活动，如两臂做划船动作。值得注意的是应防止两种倾向：①放任自流，不进行锻炼；②过于急躁，活动幅度过大，力量过猛，造成软组织损伤。

(5)复查时间及指征：术后1个月、3个月、6个月需进行X线摄片复查，了解骨折愈合情况。有内固定者，于骨折完全愈合后取出。对于手法复位外固定患者，如出现下列情况须随时复查：骨折处疼痛加剧，患肢麻木，手指颜色改变，温度低于或高于正常等。

二、肱骨髁上骨折

(一)定义

肱骨髁上骨折是指肱骨远端内外髁上方的骨折。约占全身骨折的11.1%，占肘部骨折的50%～60%，是儿童最为常见的骨折，多见于5～12岁的儿童。

肱骨髁上骨折的特点：①由于骨折的暴力和损伤机制不同，分伸直型和屈曲型，并以伸直型为最常见，约占95%；②多见于儿童，且骨折易于愈合，即使复位不理想，与肘关节活动方向一致的畸形，可在生长过程中自行矫正；③伸直型肱骨髁上骨折，近侧骨折端向前易损伤肱动脉，而产生骨筋膜室综合征，如未及时处理，可导致前臂缺血性肌挛缩也称 Volkmann 肌挛缩；④可出现肘内翻畸形，严重者需手术矫正。

（二）病因及发病机制

1.直接暴力

少见。

2.间接暴力

它是引起髁上骨折的常见原因。滑跌时，患儿手掌或肘部触地，暴力传递至髁上处引起骨折。手掌着地，暴力向后上方传递，骨折远端向后上方移位。肘部着地，暴力向前上方传递，骨折远端向前上方移位。

（三）临床表现

局部疼痛、肿胀及畸形明显，肘关节活动障碍，检查时骨擦音及假关节活动，肘后三点关系正常。伸直型肱骨髁上骨折易损伤肱动脉及正中神经、桡神经、尺神经，引起前臂骨筋膜室综合征，治疗不及时可导致缺血性肌挛缩，严重影响手的功能。

（四）辅助检查

X 线检查通常即可确诊。

（五）治疗

1.移位的治疗

对无移位或移位小不影响功能的肱骨髁上骨折，可用三角巾固定。移位明显者需行手法复位和石膏固定。

2.伸直型骨折复位

用对抗牵引解决重叠移位，同时必须将骨折远端推向桡侧，防止肘内翻。复位后，石膏固定，肘关节屈曲 90°。固定后，应密切注意末梢血运、手指的感觉和运动情况。手法复位不成功，或因骨折部肿胀和水疱严重无法进行复位，可行前臂皮牵引或尺骨鹰嘴部骨牵引，经垂直牵引复位。如上述疗法失败，或为陈旧性移位骨折，或疑有血管、神经断裂者，应及时切开探查，可用交叉克氏针或钢板固定。

3.屈曲型骨折治疗原则

与伸直型相同，但复位的方向相反。复位后，用石膏托固定，肘关节置于半伸位或伸直位；1 周以后改为功能位。

（六）护理要点

1.术前护理

（1）心理护理：因儿童语言表达能力差，不能准确叙述自己的不适及要求，应关心爱护患儿，及时解决他们的痛苦与需要。

（2）饮食：给予高蛋白、富含维生素、含钙丰富的饮食，注意食物的色、香、味，增加患儿食欲。

(3)体位:患肢采用石膏托于肘关节屈曲位固定,于患肢下垫枕,使其高于心脏水平,减轻肿胀。行尺骨鹰嘴持续骨牵引治疗时,取平卧位。

(4)警惕前臂骨筋膜室综合征:由于肱动脉受压或损伤,或严重的软组织肿胀可引起前臂骨筋膜室综合征,如不及时处理,可引起前臂缺血性肌挛缩。当患儿啼哭时,应密切观察是否有“5P”征象:①剧烈疼痛:一般止痛剂不能缓解,晚期严重缺血后神经麻痹即转为无痛;②患肢苍白或发绀;③肌肉麻痹:患肢进行性肿胀,肌腹处发硬,压痛明显;手指处于屈曲位,主动或被动牵伸手指时,疼痛加剧;④感觉异常:患肢出现套状感觉减退或消失;⑤无脉:桡动脉搏动减弱或消失。如出现上述表现,应立即松开所有包扎的石膏、绷带和敷料,并立即报告医生,紧急手术切开减压。

(5)功能锻炼:向患儿及家长讲明功能锻炼的重要性,取得家长的重视、理解和合作。反复示范功能锻炼的动作要领,直到家长和患儿学会为止。

①早、中期:复位及固定后当日开始做握拳、伸指练习。第2日增加腕关节屈伸练习。患肢三角巾或前臂吊带胸前悬挂位,做肩前后、左右摆动练习。1周后增加肩部主动练习,包括肩屈、伸、内收、外展与耸肩,并逐渐增加其运动幅度。

②晚期:骨折固定去除后增加关节活动范围的主动练习,包括肘关节屈、伸、前臂旋前和旋后。恢复肘关节活动度的练习,伸展型骨折着重恢复屈曲活动度,屈曲型骨折则增加伸展活动度。应以主动锻炼为主,被动活动应轻柔,以不引起剧烈疼痛为度,禁止被动反复粗暴屈伸肘关节,以免引起再度损伤或发生骨化性肌炎,加重肘关节僵硬。

2.术后护理

(1)维持有效固定,经常观察患者,查看固定位置有无变动,有无局部压迫症状,保持患肢功能位;如肘关节屈曲角度过大,影响桡动脉搏动时,应予调整后再固定。

(2)告知患儿及家长固定时限为3～4周,以便配合。

3.健康指导

(1)饮食:高蛋白、高热量、含钙丰富且易消化的饮食,多食蔬菜及水果。

(2)休息:与体位行长臂石膏托固定后,卧床时患肢垫枕与躯干平行;离床活动时,用三角巾或前臂吊带悬吊于胸前。

(3)功能锻炼:家长应督促并指导患儿按计划进行功能锻炼,最大限度地恢复患肢功能。

(4)复查的指征及时间:石膏固定后,如患肢皮肤发绀、发凉、剧烈疼痛或感觉异常,应立即就诊。自石膏固定之日起2周后复诊,分别在骨折后1个月、3个月、6个月复查X线片,了解骨折的愈合情况,以便及时调整固定,防止畸形愈合。

三、肱骨干骨折

(一)定义

肱骨干骨折是指肱骨髁上与胸大肌止点之间的骨折。其发生率约占全身骨折的2.6%,多见于青壮年。

肱骨干上起胸大肌止点上缘,肱骨外科颈下1cm,至肱骨髁上2cm。上半部分为圆柱形,下半部为扁平状。上部前外侧面三角肌止点，内侧有胸大肌止点，中上 1/3 段交界处后外侧有桡神经沟，桡神经紧贴沟内绕行。肱骨滋养动脉自肱骨中段穿入肱骨下行，中下段骨折时，常伤及滋养动脉而影响骨折的愈合。

（二）病因及发病机制

大多数发生于 30 岁以下的青年。直接暴力引起者多在肱骨中上段，呈横断骨折或粉碎骨折。间接暴力引起多发生在肱骨的中下部。如跌倒时肘部着地，多为斜形或螺旋骨折。由投手榴弹、棒球、掰手腕等旋转暴力引起者也可为螺旋骨折。

（三）临床表现

（1）创伤后局部肿胀、疼痛、成角畸形、异常活动和骨擦音。

（2）骨折合并桡神经损伤可出现垂腕，手掌指关节不能伸直，拇指不能伸展和手背、虎口区感觉减退或消失。

（四）辅助检查

X 线片可确定骨折类型、移位方向。

（五）治疗

消除分离，防止愈合障碍。

（1）整复时不用麻醉，避免诱发分离。

（2）整复时，牵引手法勿过度，以免引起分离。

（3）固定时，消除远端肢体重量的牵拉，防止分离，如用外展架或弹力带固定，或早期多卧床，均可预防分离。

（六）护理要点

1.术前护理

（1）心理护理：肱骨干骨折，特别是伴有桡神经损伤时，患肢伸腕、伸指功能障碍，皮肤感觉减退，患者心理压力大，易产生悲观情绪。应向患者介绍神经损伤修复的特殊性，告知骨折端将按 1mm/d 的速度由近端向远端生长，治疗周期长，短期内症状改善不明显，使患者有充分的思想准备，以预防不良情绪的产生。关注患者感觉和运动恢复的微小变化，并以此激励患者，使其看到希望。

（2）饮食：给予高蛋白、高热量、富含维生素、含钙丰富的饮食，以利于骨折愈合。

（3）体位：U 形石膏托固定时可平卧，患侧肢体以枕垫起，保持复位的骨折不移动。悬垂石膏固定 2 周内只能取坐位或半卧位，以维持其下垂牵引作用。但下垂位或过度牵引，易引起骨折端分离，特别是中、下 1/3 处横行骨折，其远折端血供差，可致骨折延迟愈合或不愈合，需予以注意。

（4）皮肤护理：桡神经损伤后，引起支配区域皮肤营养改变，使皮肤萎缩干燥，弹性下降，容易受伤，而且损伤后伤口易形成溃疡。预防：①每日用温水擦洗患肢，保持清洁，促进血液循环;②定时变换体位,避免皮肤受压引起压疮;③禁用热水袋,防止烫伤。

(5)功能锻炼

①早、中期:骨折固定后立即进行上臂肌肉的早期舒缩活动,可加强两骨折端在纵轴上的压力,以利于愈合。握拳、腕屈伸及主动耸肩等动作每日 3 次,并根据骨折的部位,选择相应的锻炼方法。

②晚期:去除固定后第 1 周可进行肩摆动练习,站立位上身向患侧侧屈并略前倾,患肢做前后、左右摆动,垂直轴做绕环运动;第 2 周用体操棒协助进行肩屈、伸、内收、外展、内旋、外旋练习,并做手爬墙练习,用拉橡皮带做肩屈、伸、内收、外展及肘屈等练习,以充分恢复肩带肌力。

2.术后护理

(1)体位:内固定术后,使用外展架固定者,以半卧位为宜。平卧位时,可于患肢下垫一软枕,使之与身体平行,并减轻肿胀。

(2)疼痛的护理

①找出引起疼痛的原因:手术切口疼痛在术后 3 天内较剧烈,以后逐日递减。组织缺血引起的疼痛,表现为剧烈疼痛且呈进行性,肢体远端有缺血体征。手术3 天后,如疼痛呈进行性加重或搏动性疼痛,伴皮肤红、肿、热,伤口有脓液渗出或有臭味,则多为继发感染引起。

②手术切口疼痛可用镇痛药;缺血性疼痛须及时解除压迫,松解外固定物;如发生骨筋膜室综合征须及时切开减压;发现感染时报告医生处理伤口,并应用有效抗生素。

③移动患者时,对损伤部位要重点托扶保护,缓慢移至舒适体位,以免引起或加重疼痛。

(3)预防血管痉挛:行神经修复和血管重建术后,可能出现血管痉挛。①避免一切不良刺激:严格卧床休息,石膏固定患肢 2 周;患肢保暖,保持室温 25℃左右;不在患肢测量血压;镇痛;禁止吸烟。②1 周内应用扩血管、抗凝药,保持血管的扩张状态。③密切观察患肢血液循环的变化:检查皮肤颜色、温度、毛细血管回流反应、肿胀或干瘪、伤口渗血等。

3.健康指导

(1)饮食:多食高蛋白、富含维生素、含钙丰富的食物。

(2)体位:对桡神经损伤后行外固定者,应确保外固定的稳定,以保持神经断端于松弛态有利于恢复。

(3)药物:对伴有神经损伤者,遵医嘱口服营养神经药物。

(4)继续进行功能锻炼:防止肩、肘关节僵硬或强直而影响患肢功能。骨折4 周内,严禁做上臂旋活动。

(5)复诊、复查指征及时间:U 形石膏固定的患者,在肿胀消退后,石膏固定会松动,应复诊;悬吊石膏固定 2 周后,更换长臂石膏托,继续维持固定 6 周左右。伴桡神经损伤者,定期复查肌电图,了解神经功能恢复情况。

四、尺桡骨骨折

尺桡骨骨折是较常见的骨折，约占骨折的7.5%。本病多发生于青少年，儿童患者多为青枝骨折。

（一）病情评估

1.病史

（1）评估患者受伤的原因、时间；受伤的姿势；外力的方式、性质；骨折的轻重程度。

（2）评估患者受伤时的身体状况及病情发展情况。

了解伤后急救处理措施。

2.身体状况评估

（1）评估患儿全身情况：评估意识、体温、脉搏、呼吸、血压等情况。观察有无休克和其他损伤。

（2）评估患儿局部情况。

（3）评估牵引、石膏固定或夹板固定是否有效，观察有无胶布过敏反应、针眼感染、压疮、石膏变形或断裂，夹板或石膏固定的松紧度是否适宜等情况。

（4）评估患儿自理能力、患肢活动范围及功能锻炼情况。

（5）评估开放性骨折或手术伤口有无出血、感染征象。

3.心理及社会评估

由于损伤发生突然，给患儿造成的痛苦大，而且患病时间长，并发症多，就需要患儿及家属积极配合治疗。因此应评估患儿的心理状况，了解患儿及家属对疾病、治疗及预后的认知程度，家庭的经济承受能力，对患儿的支持态度及其他的社会支持系统情况。

4.临床特点

局部肿胀、畸形及压痛，可有骨摩擦音及异常活动，前臂活动受限。儿童常为青枝骨折，有成角畸形，而无骨端移位。有时合并正中神经或尺神经、桡神经损伤，要注意检查。

5.辅助检查

尺桡骨骨折的诊断多可依靠以上的临床检查而确定，但骨折的详细特点应依靠X线检查，X线片应拍摄正、侧两个位置，并必须包括肘关节及腕关节，既能避免遗漏上下尺桡关节的合并损伤，又能借此判断桡骨近折段的旋转位置，以利之后的手法整复。

（二）护理问题

（1）有体液不足的危险与创伤后出血有关。

（2）疼痛与损伤、牵引有关。

（3）有周围组织灌注异常的危险与神经血管损伤有关。

（4）有感染的危险与损伤有关。

（5）躯体移动障碍与骨折脱位、制动、固定有关。

(6)潜在并发症脂肪栓塞综合征、骨筋膜室综合征、关节僵硬等。

(7)知识缺乏康复锻炼知识。

(8)焦虑与担忧骨折预后有关。

(三)护理目标

(1)患者生命体征稳定。

(2)患者疼痛缓解或减轻,舒适感增加。

(3)能维持有效的组织灌注。

(4)未发生感染或感染得到控制。

(5)保证骨折固定效果,患者在允许的限度内保持最大的活动量。

(6)预防并发症的发生或及早发现及时处理。

(7)患者了解功能锻炼知识。

(8)患者焦虑程度减轻。

(四)护理措施

1.非手术治疗及术前护理

(1)心理护理:由于前臂具有旋转功能,骨折后患肢手的协调性及灵活性丧失,给生活带来极大不便,患者易产生焦虑和烦躁情绪。应做好安抚患者的工作,并协助生活料理。

(2)饮食:给予高蛋白、高维生素、高钙饮食,促进生长发育及骨质愈合。

(3)体位:患肢维持在肘关节屈曲 90°、前臂中立位。适当抬高患肢,以促进静脉回流,减轻肿胀。

(4)并发症的观察及护理:由于前臂高度肿胀或外固定包扎过紧,或组织肿胀加剧以后造成相对过紧导致骨筋膜室综合征。如果患者出现“5P”症状,应立即拆除一切外固定,以免出现更严重的并发症如前臂缺血性肌挛缩。

2.术后护理

(1)保持有效固定:钢板固定后,用长臂石膏托将患肢固定于肘关节屈曲 90°、前臂中立位 3~4 周。髓内钉固定者,则用管型石膏固定 4~6 周。

(2)功能锻炼

①早、中期:从复位固定后开始。2 周内可进行前臂和上臂肌肉收缩活动。a.第 1 日:用力握拳,充分屈伸拇指,对指、对掌。站立位前臂用三角巾悬吊胸前,做肩前、后、左、右摆动及水平方向的绕圈运动。b.第 4 日:开始用健肢帮助患肢做肩前上举、侧上举及后伸动作。c.第 7 日:增加患肢肩部主动屈、伸、内收、外展运动。手指的抗阻练习,可以捏橡皮泥、拉橡皮筋或弹簧等。d.第 15 日:增加肱二头肌等长收缩练习。用橡皮筋带做抗阻及肩前屈、后伸、外展、内收运动。3 周内,禁忌做前臂旋转活动,以免干扰骨折的固定,影响骨折的愈合。e.第 30 日:增加肱三头肌等长收缩练习,做用手推墙的动作,使两骨折端之间产生纵轴向挤压力。

②晚期:从骨折基本愈合,外固定除去后开始。a.第 1 日做肩、肘、腕与指关节的主动运

动。用橡皮筋做阻力的肩屈、伸、外展、内收运动，阻力置于肘以上部位。手指的抗阻练习有捏握力器、挑橡皮筋等。b.第4日增加肱二头肌抗阻肌力及等长、等张、等速收缩练习。c.第8日增加前臂旋前、旋后的主动练习，助力练习，肱三头肌与腕屈伸肌群的抗阻肌力练习。有肩关节功能障碍时，做肩关节外旋与内旋的牵引，腕关节屈与伸的牵引。d.第12日增加前臂旋前、旋后的肌力练习，可用等长、等张、等速收缩练习等方法。前臂旋前、旋后的牵引。e.还可增加作业练习，如玩橡皮泥、玩积木、洗漱、进餐、穿脱衣服、上厕所、沐浴等，以训练手的灵活性和协调性。

（五）康复与健康指导

1.饮食

宜高蛋白、高热量，含钙丰富且易消化的饮食，多食蔬菜及水果。

2.休息

与体位行长臂石膏托固定后，卧床时患肢垫枕与躯干平行，头肩部抬高；离床活动时，用三角巾或前臂悬吊于胸前。

3.功能锻炼

按计划进行功能锻炼，最大限度地恢复患肢功能。4周后可进行各关节的全面运动。

4.复诊的指征及时间

石膏固定后，如患肢出现"5P"征，应立即就诊。在骨折后1个月、3个月、6个月复查X线片，了解骨折的愈合情况以便及时调整固定，防止畸形愈合。

五、股骨颈骨折

（一）定义

股骨颈骨折特别是头下型骨折一直被认为是最难处理的骨折之一。这是由于：①多发生于老年人，原来已存在着骨质疏松，骨折后不愈合率很高，长期卧床容易并发肺炎、心力衰竭、泌尿系感染、压疮等严重并发症；②骨折的近端多为软骨组织，血液供应差，很难愈合。即使初步愈合后，以后也常出现股骨头的缺血性坏死；③内收型的股骨颈骨折，从生物力学的角度研究，剪切力大，不利于愈合。

（二）病因及发病机制

股骨颈骨折多发生于老年人，女性发生率高于男性。由于老年人多有不同程度的骨质疏松，而女性活动相对较男性少，由于生理代谢的原因骨质疏松发生较早，故即便受伤不重，也会发生骨折。骨质疏松是引起股骨颈骨折的重要因素，甚至有些学者认为，可以将老年人股骨颈骨折看作为病理骨折。骨质疏松的程度对于骨折的粉碎情况（特别是股骨颈后外侧粉碎）及内固定后的牢固与否有直接影响。

大多数老年人股骨颈骨折创伤较轻微，年轻人股骨颈骨折则多为严重创伤所致。有学者认为损伤机制可分为两种：①跌倒时大粗隆受到直接撞击；②肢体外旋。在第二种机制中，股骨头由于前关节囊及髂股韧带牵拉而相对固定，股骨头向后旋转，后侧皮质撞击髋臼而造成颈部骨折。此种情况下，常发生后外侧骨皮质粉碎。年轻人中造成股骨颈骨折的暴力多较大，暴力沿股骨干直接向上传导，常伴软组织损伤，骨折也常发生粉碎。

1.根据骨折发生机制分型

(1)外展型骨折：股骨颈外展型骨折是在股骨干急骤外展及内收肌的牵引下发生的。骨折线自内下斜向外上。股骨头多在外展位。骨折多是无移位的线状骨折或移位很少的嵌插骨折，比较稳定。关节囊血运破坏较少，愈合率较高，预后较好。

(2)内收型骨折：股骨颈内收型骨折是在股骨干急骤内收及外展肌群（臀中肌、臀小肌）牵引下发生的。骨折线自内上斜向外下。股骨头呈内收，或先内收，以后因远骨折端向上移位时牵拉而外展。骨折断端极少嵌插。因此，骨折远段因外展肌群收缩牵引多向上移位，又因下肢重量而外旋，故关节囊血运破坏较大。因而愈合率比外展型骨折低，股骨头坏死率较高。

2.按骨折线的走行方向分型

一型：骨折线与股骨干纵轴的垂线所构成的角小于 30°。骨折最稳定。

二型：骨折线与股骨干纵轴的垂线所构成的角在 30°～50°之间。骨折稳定性次之。

三型：骨折线与股骨干纵轴的垂线所构成的角大于 50°。骨折最不稳定。

3.按骨折移位程度分类

(1)不完全骨折：骨折线没有穿过整个股骨颈，股骨颈有部分骨质连续，骨折无移位，近骨折端血供好，骨折容易愈合。

(2)无移位完全骨折：股骨颈虽完全断裂，但对位良好，近骨折端血供较好，骨折仍易愈合。

(3)部分移位骨折：近骨折端血供破坏较严重，骨折愈合较困难。

(4)完全移位骨折：近骨折端血供严重破坏，容易发生迟延愈合、不愈合或股骨头缺血性坏死。

(三)临床表现

股骨颈骨折有 80%发生于 60 岁以上的老年人。由于妇女绝经期后，内分泌失调，更容易出现骨质疏松，故女性患者约四倍于男性患者。对老年患者，轻微的外力或损伤即能导致股骨颈骨折。受伤骨折后，有时局部疼痛可以很轻微。骨折有移位时，可以发现患肢呈外旋畸形，患肢较健肢缩短，患髋有压痛或冲击痛。

(四)辅助检查

最后确诊需要髋正侧位 X 线检查，尤其对线状骨折或嵌插骨折更为重要。X 线检查作为骨折的分类和治疗上的参考也不可缺少。应引起注意的是有些无移位的骨折在伤后立即拍摄的 X 线片上可以看不见骨折线。等 2～3 周后，因骨折处部分骨质发生吸收现象，骨折线才清楚地显示出来。因此，凡在临床上怀疑股骨颈骨折的，虽 X 线片暂时未见骨折线，仍应按嵌插骨折处理，3 周后再拍片复查。

(五)治疗

合理的治疗应根据患者年龄、活动情况，骨骼密度、其他疾病、预期寿命和依从性来决定。

目前对股骨颈骨折的治疗主要包括保守治疗、复位加内固定、髋关节置换术。

(六)护理要点

1.术前护理

(1)心理护理:老年人意外致伤,常常自责,顾虑手术效果,担忧骨折预后,易产生焦虑、恐惧心理。应给予耐心的开导,介绍骨折的特殊性及治疗方法,并给予悉心的照顾,以减轻或消除患者心理问题。

(2)饮食:宜高蛋白、富含维生素、高钙、粗纤维及果胶成分丰富的食物。品种多样与色、香、味俱全,且易消化,以适合于老年骨折患者。

(3)体位:①必须向患者及其家属说明保持正确体位是治疗骨折的重要措施之一,以取得配合;②指导与协助维持患肢于外展中立位:患肢置于软枕或布朗架上,行牵引维持,并穿防旋鞋;忌外旋、内收,以免重复受伤机制而加重骨折移位;不侧卧;尽量避免搬动髋部,如若搬动,需平托髋部与肢体;③在调整牵引、松开皮套检查足跟及内外踝等部位有无压疮时,或去手术室的途中,均应妥善牵拉以固定肢体;复查X线片尽量在床旁,以防骨折或移位加重。

(4)维持有效牵引效能:不能随意增减牵引重量,若牵引量过小,不能达到复位与固定的目的;若牵引量过大,可发生移位。

(5)并发症预防:老年创伤患者生理功能退化,常合并有内脏疾病,一旦骨折后刺激,可诱发或加重原发病导致脑血管意外、心肌梗死、应激性溃疡等意外情况的发生。应多巡视,尤其在夜间。若患者出现头痛、头晕、四肢麻木、表情异常(如口角偏斜)、健肢活动障碍;心前区不适和疼痛、脉搏细速、血压下降;腹部不适、呕血、便血等症状,应及时报告医生紧急处理。

(6)功能锻炼:骨折复位后,即可进行股四头肌收缩和足趾及踝关节屈伸等功能锻炼。3~4周骨折稳定后可在床上逐渐练习髋、膝关节屈伸活动。解除固定后扶拐不负重下床活动直至骨折愈合。

2.术后护理

(1)体位:术后肢体仍为外展中立位,不盘腿,不侧卧,仰卧时在两大腿之间置软枕或三角形厚垫。各类手术的特殊要求如下。

①三翼钉内固定术:术后2天可坐起,2周后坐轮椅下床活动。3~4周可扶双拐下地,患肢不负重,防跌倒(开始下床活动时,须有人在旁扶持)。6个月后去拐,患肢负重。

②移植骨瓣和血管束术:术后4周内保持平卧位,禁止坐起,以防髋关节活动度过大,造成移植的骨瓣和血管束脱落。4~6周后,帮助患者坐起并扶拐下床做不负重活动。3个月后复查X线片,酌情由轻到重负重行走。

③转子间或转子下截骨术:带石膏下地扶双拐,并用1根长布带兜住石膏腿挂在颈部,以免石膏下坠引起不适。

④人工股骨头、髋关节置换术:向患者说明正确的卧姿与搬动是减少潜在并发症——脱位的重要措施,帮助其提高认识,并予以详细的指导,以避免置换的关节外旋和内收而致脱位。

(2)功能锻炼:一般手术患者的功能锻炼在前面内容已提到,在此着重介绍髋关节置换术后的功能锻炼。

①术后 1 天可做深呼吸，并开始做小腿及踝关节活动。

②术后 2～3 天进行健肢和上肢练习，做患肢肌肉收缩，进行股四头肌等长收缩和踝关节屈伸，收缩与放松的时间均为 5 秒，每组 20～30 次，每日 2～3 组。拔除伤口引流管后，协助患者在床上坐起，摇起床头 30°～60°，每日 2 次。

③术后 3 天继续做患肢肌力训练，在医生的允许下增加髋部屈曲练习。患者仰卧伸腿位，收缩股四头肌，缓缓将患肢足跟向臀部滑动，使髋屈曲，足尖保持向前，注意防止髋内收、内旋，屈曲角度不宜过大（<90°），以免引起髋部疼痛和脱臼。保持髋部屈曲 5 秒后回到原位，放松 5 秒，每组 20 次，每日 2～3 组。

④术后 4 天继续患肢肌力训练。患者用双手支撑床坐起，屈曲健肢，伸直患肢，移动躯体至床边。护士在患侧协助，一手托住患肢的足跟部，另一手托起患侧的腘窝部，随着患者移动而移动，使患肢保持轻度外展中立位。协助患者站立时，嘱患者患肢向前伸直，用健肢着地，双手用力撑住助行器挺髋站起。患者坐下前，腿部应接触床边。

⑤术后 5 天继续患肢肌力训练和器械练习。护士要督促患者在助行器协助下做站立位练习，包括外展和屈曲髋关节。患者健肢直立，缓慢将患肢向身体侧方抬起，然后放松，使患肢回到身体中线。做此动作时要保持下肢完全伸直，膝关节及足趾向外。屈曲髋关节时，从身体前方慢慢抬起膝关节，注意勿使膝关节高过髋关节，小腿垂直于地面，胸部勿向前弯曲。指导患者在助行器的协助下练习行走：患者双手撑住助行器，先迈健肢，身体稍向前倾，将助行器推向前方，用手撑住助行器，将患肢移至健肢旁；重复该动作，使患者向前行走，逐步增加步行距离。在进行步行锻炼时，根据患者关节假体的固定方式决定患肢负重程度（骨水泥固定的假体可以完全负重；生物型固定方式则根据手术情况而定，可部分负重；而行翻修手术的患者则完全不能负重）。在练习过程中，患者双手扶好助行器，以防摔倒。

⑥术后 6 天到出院继续患肢肌力、器械和步行训练。在患者可以耐受的情况下，加强髋部活动度的练习，如在做髋关节外展的同时做屈曲和伸展活动、增加练习强度和活动时间，逐步恢复髋关节功能。

(3)术后潜在并发症的预防及护理

①出血：行截骨、植骨、人工假体置换术后，由于手术创面大，且需切除部分骨质，老年人血管脆性增加、凝血功能低下，易致切口渗血，应严密观察局部和全身情况。了解术中情况，尤其是出血量；术后 24 小时内患肢局部制动，以免加重出血；严密观察切口出血量（尤其是术后 6 小时内）.注意切口敷料有无渗血迹象及引流液的颜色、量，确保引流管不受压、不扭曲，以防积血残留在关节内；监测神志、瞳孔、脉搏、呼吸、血压、尿量每小时 1 次，有条件者使用床旁监护仪，警惕失血性休克。

②切口感染：多发生于术后近期，少数于术后数年发生深部感染，后果严重，甚至需取出置换的假体，因此要高度重视。

③血栓形成：有肺栓塞、静脉栓塞、动脉栓塞。肺栓塞可能发生于人工髋关节术中或术后

24 小时内,虽然少见,但来势凶猛,是由于手术中髓内压骤升,导致脂肪滴进入静脉所致;静脉栓塞,尤其是深静脉栓塞,人工关节置换术后的发生率较高;动脉栓塞的可能性较小。

3.健康指导

由于髋关节置换术后需防止脱位、感染、假体松动、下陷等并发症,为确保疗效,延长人工关节使用年限,特作如下指导。

(1)饮食:多进食富含钙质的食物,防止骨质疏松。

(2)活动:避免增加关节负荷量,如体重增加、长时间站或坐、长途旅行、跑步等。

(3)日常生活:洗澡用淋浴而不用浴缸,如厕用坐式而不用蹲式。

(4)预防感染:关节局部出现红、肿、痛及不适,应及时复诊;在做其他手术前(包括牙科治疗)均应告诉医生曾接受了关节置换术,以便预防用抗生素。

(5)复查:基于人工关节经长时间磨损与松离,必须遵医嘱定期复诊,完全康复后,每年复诊 1 次。

六、股骨干骨折

(一)定义

股骨干骨折是指转子下 2～5cm 的股骨折。青壮年和儿童常见,约占全身骨折的 6%。多由强大的直接暴力或间接暴力造成,直接暴力包括车辆撞击、机器挤压、重物击伤及火器伤等,引起股骨横断或粉碎骨折;间接暴力多是高处跌下、产伤等所产生的杠杆作用及扭曲作用所致,常引起股骨的斜形或螺旋骨折。

(二)病因及发病机制

股骨干是全身最粗管状骨,强度最高。多由于高能量直接暴力造成骨折,以粉碎型及横型骨折常见。交通事故是主要致伤原因,工农业创伤、生活创伤和运动创伤次之。坠落伤骨折多为间接暴力所致,斜骨折或螺旋骨折常见,少年儿童可发生嵌插骨折或不全骨折。直接暴力打击或火器伤所致骨折周围软组织损伤重,出血多,闭合骨折的内出血量即可达到 500～1000mL,可并发休克。如有头、胸、腹部复合伤和(或)多发骨折则更易发生休克。

1.股骨干上 1/3 骨折

近位骨折片因髂腰肌、臀中肌及外旋肌牵拉而屈曲、外展、外旋。远位骨折片因内收肌群,股四头肌群后侧肌群作用而内收并向后上方移位。

2.股骨干中 1/3 骨折

近位骨折片由于同时受部分内收肌群作用,除前屈外旋外无其他方向特殊移位,远位骨折片由于内外及后侧肌群牵拉而往往有较明显重叠移位,并易向外成角。

3.股骨干中下 1/3 骨折

远位骨折片受腓肠肌牵拉向后倾斜移位,可损伤腘窝部血管和神经。非手术治疗难以复位固定。上述移位并非固定不变,骨折片因受各种外力的作用、肌群收缩和肢体重量及搬运等因素影响可发生各种不同方向的移位。但其固有的变位机制对手法复位和持续牵引治疗均有参考价值。

(三)临床表现

成人股骨干骨折多由强大暴力引起,内出血可达 500～1000mL,出血多时,可引起休克,应注意及时诊治。患肢剧烈疼痛、肿胀、成角、短缩、旋转畸形,髋及膝关节活动障碍,可出现假关节活动和骨擦音。股骨干下 1/3 骨折时,骨折远端因受到腓肠肌的牵拉而向后移位,有压迫或损伤腘动脉、腘静脉和腓神经、腓总神经的危险。

(四)辅助检查

1.X 线检查

包括髋、膝关节的股骨全长正、侧位 X 线片,可明确诊断并排除股骨颈骨折。

2.血管造影

如末梢循环障碍,应考虑血管损伤的可能,必要时作血管造影。

(五)治疗

在急诊处理时患肢可暂时用夹板固定。这样既利于减轻疼痛,又可防止软组织进一步损伤。治疗应尽可能达到较好的对位和对线,防止旋转和成角。

(六)护理要点

1.非手术治疗及术前护理

(1)心理护理:由于股骨干骨折多由强大的暴力所致,骨折时常伴有严重软组织损伤,大量出血、内脏损伤、颅脑损伤等可危及生命安全,患者多恐惧不安,应稳定患者的情绪,配合医生采取有效的抢救措施。

(2)饮食:高蛋白、高钙、富含维生素饮食,需急症手术者则禁食。

(3)体位:抬高患肢。

(4)保持牵引有效效能:不能随意增、减牵引重量,以免导致过度牵引或达不到牵引效果。小儿悬吊牵引时,牵引重量以能使臀部稍悬离床面为宜,且应适当约束躯干,防止牵引装置滑脱至膝下而压迫腓总神经。在牵引过程中,要定时测量肢体长度和进行床旁 X 线检查,了解牵引重量是否合适。

(5)指导、督促患者进行功能锻炼

①伤后 1～2 周内应练习患肢股四头肌等长收缩;同时被动活动髌骨(左右推动髌骨);还应练习踝关节和足部其他小关节,乃至全身其他关节活动。

②第 3 周健足踩床,双手撑床或吊架抬臀练习髋、膝关节活动,防止股间肌和膝关节粘连。

2.术后护理

(1)饮食:鼓励进食促进骨折愈合的饮食,如排骨汤、牛奶、鸡蛋等。

(2)体位:抬高患肢。

(3)功能锻炼:方法参见术前。

3.健康指导

(1)体位:股骨中段以上骨折患者下床活动时,应始终保持患肢的外展位,以免因负重和内收肌的作用而发生继发性向外成角突起畸形。

(2)扶拐锻炼:由于股骨干骨折后的愈合及重塑时间延长,因此需较长时间扶拐锻炼。扶拐方法的正确与否与发生继发性畸形、再损伤,甚至臂丛神经损伤等有密切关系。因此,应教会患者正确使用双拐。

(3)拐杖是辅助步行的一种工具,常用的有前臂拐和腋拐。前臂拐轻便,使用方便,拐的把手位置可依患者上肢长短调节;腋拐靠腋下支撑,应用普遍。用拐注意事项如下。

①拐杖下端必须安装橡皮头,以免拐杖压在地上滑动而致不稳;拐杖上端的横梁上须垫软垫,以免使用时压迫腋下软组织。

②腋拐高度:以患者直立时,拐从腋窝到地面并向身体两侧分开,橡皮头距足20cm为宜。过高,行走时拐杖将撑至腋下,引起疼痛不适,甚至难以行走;过低,则可发生驼背,感到疲劳。

③单拐与双拐的选择与使用:腋拐可用单拐也可用双拐。单拐适用于因手术后恢复期患肢不能完全负重,而需借助单拐来增加健侧对整个身体重量的支撑,大部分置于健侧。当一侧下肢完全不能负重时,必须使用双拐,这样可增加行走时的平衡,且省力。双腋拐使用方法:先将两拐同时稳放在两腿前方,然后提起健肢移到两拐的前方,再将两拐同时向前方移到健肢前方,如此反复,保持两拐及一健肢形成一个等边三角形。

④防跌倒:患者初次下地时,应有护理人员在旁扶助,并及时给予帮助与鼓励,指导用拐,防止患者因不习惯而失去重心而跌倒及出现情绪低落。初次下地时间不可过长,以后逐渐延长下地时间。

(4)2～3个月后行X线片复查:若骨折已骨性愈合,可酌情使用单拐而后弃拐行走。

第九节　颈椎病

一、定义

颈椎病是指由于颈椎间盘的退变及其继发性椎间关节退行性改变,从而引起颈部脊髓、神经、血管损害而表现出的相应症状及体征的一类疾病。常见于30岁以上低头工作者,男性多于女性。引起颈椎病常见的原因是颈椎退行性改变,严重的退变可引起周围的神经、血管等组织的受压。另外,先天性颈椎管狭窄也可引起颈椎病。创伤为颈椎病的主要诱因。颈椎病分为神经根型、脊髓型、交感型、椎动脉型及混合型。

二、病因及发病机制

1.颈椎间盘退行性改变

它是颈椎病发生和发展中的最基本的原因。颈椎间盘不仅退变出现最早,而且是诱发和促进颈部其他部分退变的重要因素。椎间盘变性后椎间关节不稳和异常活动而波及小关节，早期为软骨退变，渐而波及软骨下，形成骨关节炎，使关节间隙变窄，关节突肥大和骨刺形成，使椎间孔变窄，刺激或压迫神经根。钩椎关节侧前方退行性改变可刺激或压迫椎动脉，产生椎-基底动脉供血不全症状。在椎间盘、关节突发生退变的同时，黄韧带和前、后纵韧带亦增生肥厚，后期骨化或钙化，使椎管变窄；或在颈后伸时形成皱折，突向椎管，使脊髓及血管或神经根受到刺激或压迫。

2.创伤

头颈部创伤与颈椎病的发病和发展有直接关系，可使原已退变的颈椎及椎间盘损害加重。睡眠体位的不良、工作姿势不当等慢性劳损则可加速颈椎退变的进程。

3.先天性颈椎管狭窄

指在胚胎或发育过程中椎弓根过短，使椎管矢状径小于正常（14～16mm），因此，较轻的退变即可出现症状。颈椎畸形和颅底畸形与颈椎病的发生也有重要关系。

颈椎退变后是否出现症状，取决于椎管发育的大小和退变的程度。发育性颈椎管狭窄患者更易发病，轻微退变及创伤即可致病，症状与体征也较明显，而且非手术疗法难以使症状消失，即使消失也易于复发。合并颈椎管狭窄的颈椎病患者，在采用非手术疗法无效时，应及早手术治疗，手术时如果不同时扩大颈椎管，则效果常不佳。

三、临床表现

1.神经根型颈椎病

临床上最常见，主要因椎间盘向后外侧突出，钩椎关节或关节突增生、肥大，压迫或刺激神经根，引起颈部疼痛及僵硬。表现为颈肩痛、颈项僵直，不能做点头运动、仰头及转头活动，疼痛沿神经根支配区放射至上臂、前臂、手及手指，伴有上肢麻木、活动不灵活，X 线片可显示椎间隙狭窄，椎间孔变窄，后缘骨质增生，钩椎关节骨赘形成。压头试验：患者端坐，头后仰并偏向患侧，检查者用手掌在其头顶加压，可诱发颈痛及上肢放射痛。

2.脊髓型颈椎病

其致病原因为后突的髓核、椎体后缘骨赘、增生肥厚的黄韧带及钙化的后纵韧带压迫或刺激所致，多发生于 40～60 岁的中年人，早期表现为单侧或双侧下肢发紧发麻，行走不稳，有踩棉花样感觉。继而一侧或双侧上肢发麻，持物不稳，所持物容易坠落，严重时可发生四肢瘫痪，小便潴留，卧床不起，自下而上的上运动神经元性瘫痪。X 线检查可显示颈椎间盘狭窄和骨赘形成。

3.椎动脉型颈椎病

因上行的椎动脉被压迫、扭曲，造成颅内一过性缺血所致。表现为头痛、头晕、颈后伸或侧弯时眩晕加重，视觉障碍，并可有恶心、耳鸣、耳聋，甚至突然摔倒等症状。X 线检查可见正位片钩椎关节模糊，骨质硬化并有骨赘形成。

4.交感型颈椎病

它是颈椎旁的交感神经节后纤维被压迫或刺激所致。表现有头痛、头晕、耳鸣、枕部痛、视物模糊、流泪、眼窝胀痛、鼻塞、心律失常、血压升高或降低、皮肤瘙痒、麻木感、多汗或少汗。

5.混合型

临床上共存两型以上症状,则称为混合型。

四、辅助检查

1.实验室检查

脊髓型颈椎病者行脑脊液动力学试验显示椎管有梗阻现象。

2.影像学检查

颈椎X线检查可见颈椎曲度改变,生理前凸减小、消失或反常,椎间隙狭窄,椎体后缘骨赘形成,椎间孔狭窄。CT和MRI可示颈椎间盘突出,颈椎管矢状径变小,脊髓受压。

五、治疗

神经根型、椎动脉型和交感神经型颈椎病以非手术治疗为主;脊髓型颈椎病由于疾病自然史逐渐发展使症状加重,故确诊后应及时行手术治疗。

六、护理措施

1.术前护理

(1)一般护理

①体位:避免长久静坐。椎动脉型避免头颈部急速旋转,以防猝倒。

②饮食:高蛋白、高能量、高维生素与粗纤维食物,多饮水,以防便秘。

(2)病情观察:观察牵引效果,头颈痛的变化,肢体运动和感觉改变。观察药物疗效及不良反应。

(3)治疗配合:

①牵引治疗:常用颌枕带牵引,适用于脊髓型以外的各型颈椎病。取坐位,头前屈15°。牵引重量2~6kg,每次0.5~1小时,每日1~2次,如无不适可持续牵引,每日6~8小时,15日为一个疗程,牵引后症状加重者,应改用其他方法。

②应用颈托:适用于慢性病例,能限制颈椎过度活动,不影响患者行动,但使用时间不能过长,同时应配合牵引和理疗,并进行适当锻炼。

③物理治疗:如超短波、红外线热疗等,可加速炎症消退和松弛肌肉。

④推拿按摩:对减轻肌痉挛、改善局部血液循环有一定效果,但手法要轻柔,次数不宜过多。强力旋转对脊髓型颈椎病易致脊髓损伤,因而要慎用。

⑤遵医嘱用药:非甾体类抗炎药、肌肉松弛剂及镇静剂等均属对症治疗药物,应按医嘱正规使用。长期使用可产生一定不良反应,故宜在症状剧烈、严重影响生活及睡眠时才短期交替使用。

(4)心理护理:由于病情较重,手术风险较大,患者及家属均担忧预后,恐惧手术,应做好心理疏导,使其有充分的思想准备,同时也应向他们说明手术的必要性;解除脊髓、神经和动脉的压迫,稳定脊柱,以减轻症状、预防瘫痪或预防瘫痪加重,从而增强患者信心,配合治疗。

2.术后护理

(1)一般护理:

①体位:平卧位或半卧位,颈部两侧置沙袋或佩戴颈围,松紧适度,搬动患者或翻身时,切勿旋转颈部。

②其他:做好自理能力缺陷患者的生活护理、皮肤护理、呼吸道护理、大小便护理。

(2)病情观察:术后观察生命体征、切口出血情况、肢体感觉、运动功能,观察有无喉返神经、喉上神经损伤表现,如有异常,及时报告医生。如切口渗血多,颈部明显肿胀、增粗,并出现呼吸困难、烦躁、发绀等症状时,可能是出血或水肿,应立即通知医生,并协助医生拆线去除水肿。

(3)治疗配合:术后如有感染迹象,遵医嘱使用抗生素,及时更换引流袋,协助医生进行局部换药。

七、护理评价

(1)患者心理状态是否稳定。

(2)患者疼痛是否缓解或感到较为舒适。

(3)患者是否得到良好的生活照顾。

(4)患者能否说出预防和康复的相关知识。

(5)并发症是否发生,是否及时发现并得到及时处理。

八、健康指导

(1)鼓励患者生活自理:病情许可时,帮助和指导患者作颈部功能锻炼,逐渐加大活动范围,促进恢复自理能力。

(2)选择正确睡眠姿势:枕头宜选用透气性好,松软适宜的材料,中间低两头高,长度以超过肩宽10～16cm,高度以头颈部枕后10cm高为宜,睡姿态以保持颈胸腰自然弯曲,髋膝略屈曲为佳。

(3)避免颈部受伤:长期伏案工作者应间歇远视以缓解颈部肌肉慢性劳损。乘车时抓好扶手,系好安全带,以防急刹车扭伤颈部。

(4)养成良好的坐、立、行及工作姿势。

(5)加强功能锻炼:进行颈部、上肢活动或体操锻炼,放松颈部肌肉,改善局部血液循环。一般在手术后2～3周时协助患者下床活动,坚持四肢肌肉锻炼,一年内避免负重劳动、受凉、便秘及颈部的过度活动。

第十节 腰椎间盘突出症

一、病因与发病机制

腰椎间盘突出症是因腰椎间盘变性，纤维环破裂和髓核突出，刺激或压迫脊神经或脊髓引起一系列症状和体征的一种综合征，是腰腿痛最常见的原因之一。好发于 L_4～L_5 和 L_5～S_1 椎间隙，可分为膨隆型、突出型、脱垂游离型、Schmorl 结节及经骨突出型，多见于成年人，男性多于女性。腰椎间盘退行性变和损伤是腰椎间盘突出症的主要原因。

二、护理评估

1.健康史

了解一般情况如身高、坐姿、时间、职业、习惯、有无受伤，治疗经过及疗效，排除结核史；了解有无其他部位肿瘤，治疗经过和疗效。

2.身体状况

(1)腰痛：为最早出现的症状，发生率约为 91%，为急性剧痛或慢性隐痛，弯腰负重、咳嗽、打喷嚏、长时间强迫体位时加重，休息后可减轻。腰痛先向臀部，后向下肢放射。一旦髓核突破纤维环、后纵韧带，腰痛反而减轻。

(2)坐骨神经痛：约 95%的患者出现坐骨神经痛，这是由于突出多发于 L_4～L_5 和 L_5～S_1 椎间隙的缘故。初为痛觉过敏或钝痛，逐渐加重，从下腰部开始，放射至臀部、大腿后外侧、小腿外侧至足根部或足背，严重者相应区域感觉迟钝或麻木。咳嗽、打喷嚏等增加腹内压的行为可使腿痛加重。腿痛重于腰背痛是椎间盘突出症的重要表现。

(3)马尾神经受压综合征：中央突出的髓核或脱垂游离的椎间盘组织压迫马尾神经。出现大、小便和性功能障碍，鞍区感觉异常。

(4)腰椎检查：生理曲度消失、变直、侧凸(脊柱弯曲是一种为减轻疼痛姿势代偿性畸形)。腰部活动受限，其中以前屈受限最为明显，腰部和骶棘肌痉挛，棘间及椎旁 1cm 处多有深压痛、叩击痛，并可引起下肢放射痛。

(5)直腿抬高试验及加强试验：患者仰卧，在伸直状况下抬高患肢，抬高在 60°以内出现坐骨神经痛，称直腿抬高试验阳性。再缓慢降低高度，待放射痛消失时被动背屈踝关节，又出现放射痛，称为加强试验阳性。

(6)神经系统检查：下肢相应部位感觉异常、麻木，小腿痛触觉减退，肌力下降，踝反射减弱或消失；马尾神经受压时肛门反射减弱或消失。

3.心理-社会状况

患者病程较长，呈慢性过程，时轻时重，迁延不愈，给生活和工作带来不便，患者常出现焦虑或抑郁情绪,对治疗缺乏信心。

4.辅助检查

(1)X线检查:腰椎正、侧位X线片能反应腰椎有无侧突、椎体退行性变,椎间隙有无狭窄,鉴别有无肿瘤、结核。

(2)CT和MRI检查:CT可显示骨性椎管形态,椎间盘突出的方向、大小,黄韧带是否增厚等,有较大诊断价值。MRI可全面观察腰椎间盘是否病变,也可在矢状面上了解髓核突出的程度和位置,并鉴别是否存在椎管内其他占位性病变。对本病也有较大诊断价值。

(3)肌电图检查:可协助确定神经受损范围及程度。

(4)脊髓造影:可间接显示有无椎间盘突出及程度,但有一定并发症,应慎用。

5.治疗要点

早期采用非手术治疗,包括卧床休息、骨盆牵引、理疗和推拿按摩、应用腰围、皮质激素硬膜外注射、髓核化学溶解法、使用非甾体类抗炎药物和皮质类固醇等。症状较重时可采用手术治疗,常用经皮髓核切吸术和髓核摘除术等。

三、护理诊断及合作性问题

1.疼痛

与髓核压迫引起的炎症有关。

2.躯体活动障碍

与神经功能障碍有关。

3.便秘

与马尾神经受压,长期卧床有关。

4.知识缺乏

缺乏腰椎间盘突出的预防及功能锻炼知识。

四、护理目标

(1)患者疼痛得到减轻或消失。

(2)患者能维持正常的排便,无尿潴留、便秘发生,生活能自理。

(3)患者活动能力和舒适度改善。

(4)患者能了解腰椎间盘突出的预防及功能锻炼知识。

五、护理要点

1.术前护理

(1)腰椎间盘突出患者早期采用保守治疗。可以卧硬板床,局部热敷、理疗。急性椎间盘突出的患者严格卧床3周,禁坐起和下床活动。

(2)可采用骨盆牵引治疗,重量为7～10kg,利于髓核的回纳。牵引3周,每日1～2次,每次1～2小时。

(3)保守治疗无效,伴有神经根功能障碍者需手术治疗。

2.术后护理

(1)术后平卧6小时,压迫伤口止血,轴型翻身,防止脊柱扭转。

(2)术后1周卧床期间进行直腿抬高锻炼,预防神经根粘连。

(3)指导患者作腰背肌的锻炼。

①挺胸:患者仰卧,以双肘支起胸部,使背部悬空。

②五点支撑法(1周后开始):患者仰卧,下肢屈膝屈髋,双足放置在床上,双肘支撑体侧,用头、双肘、双足撑起全身,使背部尽力腾空离床。

③三点支撑法(2～3周开始):让患者双臂置于胸前,用头及足部撑在床上,全身腾空后伸。

④背伸法(5～6周开始):患者俯卧,抬起头,胸部离开床面,双上肢向背后伸,双膝伸直,从床上抬起双腿。即身体的两头翘起,双肩后伸,腹部为支点,形如小燕子。

⑤锻炼的方法应根据患者的病情决定。锻炼的幅度及次数应逐渐增加,在不疲劳无痛苦的情况下进行。

(4)单纯椎间盘切除的患者,术后3天即可下地佩戴支具行走。

(5)经皮穿刺腰椎间盘化学溶解术:用木瓜蛋白酶注射到椎间盘内,用药物的方法使髓核水解,治疗椎间盘突出、适用于单纯一个或两个椎间隙的椎间盘突出,直腿抬高试验及加强直腿抬高试验阳性、无神经源性损害的患者。此手术创伤小,恢复快。术后平卧24小时。如无异常患者3天即可出院。

3.健康指导

(1)卧硬板床休息,减少腰部疲劳。

(2)行走时要佩戴支具,以防发生意外,如腰扭伤。

(3)继续腰背肌锻炼。

(4)佩戴支具3个月。

(5)术后1个月门诊复查。

(6)半年内不可提重物,不可急弯腰。

第三章　妇产科护理

第一节　流产

妊娠于28周前终止，胎儿体质量不足1000g，称为流产。妊娠不足12周发生流产者称为早期流产，发生于12周至不足28周者称为晚期流产。按流产的发展过程分为先兆流产、不全流产、难免流产和完全流产。胚胎在子宫内死亡超过2个月仍未自然排出者称为过期流产。自然流产连续3次或3次以上者称为习惯性流产。

早期流产的原因多数是遗传因素(如基因异常)，其次为母体因素(如孕妇患急性传染病、胎儿感染中毒死亡、黄体功能不足等)，此外母儿双方免疫不适应或血型不合亦可引起流产，晚期流产则因宫颈内口松弛、子宫畸形等因素所致。

一、诊断

(一)临床表现

1.先兆流产

妊娠28周前出现少量阴道出血和(或)轻微下腹疼痛或腰酸下坠感，无破水及组织排出，妊娠反应持续存在；检查宫口未开，胎膜未破，子宫大小与停经月份符合；妊娠试验阳性；B超显示有孕囊及胚芽，孕7周以上者有胎心波动。如胚胎发育正常，经休息和治疗后出血及腹痛消失，妊娠可以继续；若胚胎发育异常或出血增多、腹痛加重，则可发展为难免流产。

2.难免流产

多由先兆流产发展而来，流产已不可避免。阴道出血量增多(常多于月经量)，腹痛加重，呈阵发性下腹坠胀痛，可伴有阴道流水(胎膜破裂)。妇科检查见宫口已扩张，可见胚胎组织或胚囊堵塞于宫颈口，子宫大小与停经月份符合或略小，尿妊娠试验可呈阴性或阳性，B超宫腔内可见胚囊胚芽，有时可见胎动及胎心搏动。

3.不全流产

妊娠物已经部分排出子宫，尚有部分残留于子宫内，由难免流产发展而来。残留妊娠物影响子宫收缩，有持续性阴道出血，严重者可发生休克。检查时可发现宫颈口扩张，有血液自宫颈口流出，有时可见妊娠物在宫颈口或阴道内出现，部分仍残留在宫腔内，子宫大小一般小于停经月份。

4.完全流产

常发生于妊娠8周以前或12周以后。经过腹痛及阴道出血后，妊娠产物已完全排出，阴道出血逐渐停止或仅有少量出血，腹痛消失。妇科检查见宫口关闭，子宫略大或已恢复正常大小，妊娠试验阴性或阳性，B超显示宫腔线清晰，可有少量血液，但无组织残留。

5.过期流产

胚胎或胎儿在宫内已经死亡，但没有自然排出。胚胎或胎儿死亡后子宫不再继续增大，反而缩小。妊娠反应消失，胎动消失。检查时发现宫颈口关闭，子宫小于停经月份，听不到胎心。

6.习惯性流产

每次流产往往发生于相同妊娠月份，流产经过与一般流产相同，早期流产的原因常为黄体功能不全、甲状腺功能低下症、染色体异常等。晚期流产较常见的原因则为宫颈内口松弛、子宫畸形、子宫肌瘤等。

7.孕卵枯萎

也称为空卵，在超声检查时发现有妊娠囊，但是没有胚胎，说明胚胎已经死亡，不再发育。

8.流产感染

流产过程中若出血时间长、有组织残留、非法堕胎或不洁性生活可引起宫腔内感染，严重者感染可扩散到盆腔、腹腔乃至全身，引起盆腔炎、腹膜炎、败血症甚至感染性休克。患者除有一般流产症状外，尚有发热、下腹痛、阴道分泌物味臭或流脓性液体等感染症状及相应体征，可因感染性休克而导致患者死亡。

（二）辅助检查

1.妊娠试验

胚胎或绒毛滋养细胞存活时，妊娠试验阳性，当妊娠物与子宫壁分离已久失活时妊娠试验阴性。

2.激素测定

定期测绒毛膜促性腺激素（hCG）、胎盘催乳素（HPL）、雌二醇（E_2）及孕酮（P）的含量，动态观察其变化情况，如有进行性下降，提示将发生流产。

3.细菌培养

疑有感染时做阴道或宫腔拭子的细菌培养及药物敏感试验，有助于感染的诊断和治疗。

4.B超检查

显示子宫增大，明确宫腔内有无孕囊、胚胎、胎心搏动及残留组织或积血，以协助诊断。

5.病理检查

对于阴道排出的组织，可以用水冲洗寻找绒毛以确定是否为妊娠流产。对于可疑的病例，要将组织物送病理检查以明确诊断。

（三）诊断要点

（1）生育年龄妇女，既往月经规律，若有月经过期，出现早孕反应，妇科检查子宫增大，尿妊娠试验阳性应诊断为妊娠。

(2)妊娠后阴道出血、下腹坠痛、腰骶酸痛,要考虑流产的可能。流产可以分为许多种不同类型,在诊断时需要根据不同的病史、临床表现及辅助检查来进行判断和区分。

(四)鉴别诊断

需与异位妊娠及葡萄胎、功能失调性子宫出血、盆腔炎及急性阑尾炎等进行鉴别。

1.异位妊娠

特点是有不规则阴道出血,可有腹痛,但常为单侧性;超声检查显示宫腔内无妊娠囊,在宫腔以外部位,特别是输卵管部位可见妊娠囊或液性暗区:hCG 水平较低,倍增时间较长。

2.葡萄胎

特点是有不规则阴道出血,子宫异常增大而软,触摸不到胎体,无胎心和胎动;B 超检查显示宫腔内充满弥漫的光点和小囊样无回声区;hCG 水平高于停经月份。

3.功能失调性子宫出血

特点是有不规则阴道出血,子宫不增大,B 超检查无妊娠囊,hCG 检查阴性。

4.盆腔炎、急性阑尾炎

一般无停经史,尿妊娠试验阴性,hCG 水平正常,B 超检查宫腔内无妊娠囊,血白细胞总数$>10\times10^9/L$。

二、治疗

1.先兆流产

(1)一般治疗:卧床休息,避免性生活。

(2)药物治疗:①口服维生素 E,每次 10mg,每天 3 次;②肌内注射黄体酮,每天 20mg,共 2 周;③肌内注射 hCG,每天 1000U,共 2 周;或隔天肌内注射 hCG 2000U,共 2 周。

(3)其他治疗:经过治疗后进行定期随访,症状加重或胚胎(胎儿)死亡时,及时手术终止妊娠。

2.难免流产

治疗原则是尽早排出妊娠物。

(1)药物治疗:晚期流产时,子宫较大,可静脉滴注缩宫素,具体方法是缩宫素 10U 加入 5%葡萄糖 500mL 静脉滴注:加强子宫收缩,维持有效的宫缩。

(2)手术治疗:早期流产时行吸宫术或刮宫术。晚期流产当胎儿及胎盘排出后,检查是否完整,必要时行清宫。

3.不全流产

(1)药物治疗:出血时间长,考虑感染可能时应给予抗生素预防感染。

(2)手术治疗:用吸宫术或钳刮术清除宫腔内妊娠残留物,出血量多者输血。

4.完全流产

一般不予特殊处理,必要时给予抗生素预防感染。

5.稽留流产

胚胎死亡时间长，可能会发生机化与子宫壁粘连，也可能会消耗凝血因子，造成凝血功能障碍，导致大量出血，甚至 DIC。因此，在处理前应先进行凝血功能的检查（血常规、出凝血时间、血小板计数、纤维蛋白原、凝血酶原时间、3P 试验、血型检查）并做好输血准备。

(1)一般治疗：凝血功能异常者，先输注血液制品或用药物纠正凝血功能，然后进行引产或手术。

(2)药物治疗：凝血功能正常者，口服己烯雌酚每次 5～10mg，每天 3 次，共3～5 天，以提高子宫对缩宫素的敏感性。子宫>12 周者，可以用缩宫素、米索前列醇、依沙吖啶引产。具体方法如下：缩宫素 10U 加入 5%葡萄糖 500mL 静脉滴注；米索前列醇 0.2mg(0.2mg/片)塞于阴道后穹隆，每隔 4 小时 1 次；依沙吖啶 50～100mg 溶于 5mL 注射用水，注射到羊膜腔内。

(3)手术治疗：子宫<12 周者可行刮宫术，>12 周者需行钳刮术。

6.孕卵枯萎

确诊后行吸宫术或刮宫术。

7.习惯性流产

在下次妊娠之前，需要测定夫妇双方的 ABO 和 Rh 血型、染色体核型、免疫不合的有关抗体，以明确病因，对发现的异常情况进行相应的治疗。

(1)如果女方的卵巢功能和甲状腺功能异常，应及时补充黄体酮、甲状腺素。

(2)如果有生殖道畸形、黏膜下肌瘤、宫颈功能不全等，应及时手术纠正。

(3)如果是自身免疫性疾病，可以在确定妊娠以后口服小剂量阿司匹林每天 25mg，或泼尼松 5mg/d，或是皮下注射肝素 5000U/12 小时治疗，持续至分娩前。目前推荐阿司匹林为首选方案，因为其效果肯定且不良反应比较少。

(4)如果是男方精液异常，进行相应的治疗。

三、护理措施

（一）保胎

先兆流产应绝对卧床休息，告知孕妇绝对卧床休息的必要性，并协助其完成日常生活的护理，禁止性生活和避免一切刺激，必要时遵医嘱使用药物。妊娠可以继续者应进行动态评估，严密观察阴道流血、腹痛和组织物排出的情况，阴道检查操作应轻柔，叮嘱孕妇心情要舒畅，加强营养，促进胎儿的发育。向孕妇及其家人讲明只有胎儿发育正常，保胎才有意义。家属应给予孕妇积极的心理支持，与其共同渡过这段时期。

（二）制止出血，防止休克

大量阴道流血时，应立即测血压、脉搏，遵医嘱肌内注射缩宫素促进子宫收缩，减少出血，同时迅速建立静脉通道，及时补充血容量；已发展至难免流产或不全流产者，采取积极措施，做好清宫术或引产术的术前准备，术中密切观察生命体征，术后观察阴道流血量及子宫收缩情况,组织物送病理检查。

(三)预防感染

护理人员要严密观察患者的体温,定期检查血常规,观察阴道流血的量、色、味,及时发现是否有感染征象。医护人员应严格无菌操作,做好会阴护理,保持会阴部清洁。流产合并感染者嘱其半卧位以防炎症扩散,并注意床边隔离。遵医嘱应用抗生素。同时叮嘱患者流产后1个月来医院复查。

(四)接触焦虑

安慰患者及家属,适时说明病情,解释有关治疗及护理措施,稳定情绪,增强保胎信心,鼓励积极配合医护工作。患者由于失去胎儿,往往会有伤心、悲观等情绪,护士应给予同情和理解,帮助患者和家属顺利度过悲伤期,尽早恢复正常心态。

(五)健康指导

保持外阴清洁,1个月内禁止盆浴及性生活;增加营养,纠正贫血,增强机体免疫力;清宫术后如阴道流血淋漓不尽,流血量超过月经量,阴道分泌物混浊、有异味,或伴有发热、腹痛,应及时到医院复诊;注意消除流产诱因,为再次妊娠做好准备;有习惯性流产史的孕妇,未孕前应积极接受病因治疗,确诊妊娠后应卧床休息,加强营养,禁止性生活,保胎时间应超过以往发生流产的妊娠周数。

第二节　异位妊娠

正常妊娠时孕卵着床于子宫体部内膜,当孕卵在子宫体腔以外着床,称为异位妊娠,即宫外孕。其中输卵管妊娠占95%,仅有小部分病例着床在子宫角或残角、宫颈,亦可见于腹腔妊娠、卵巢妊娠。故主要阐述输卵管妊娠。

输卵管妊娠是妇产科常见急腹症之一,当输卵管妊娠流产或破裂急性发作时,可引起腹腔内严重出血,如不及时诊断、积极抢救,可危及生命。其发病部位以壶腹部最多,占55%～60%,其次为峡部,再次为伞端,间质部妊娠最少见。常见的病因为输卵管炎、输卵管黏膜破坏、纤毛受损,阻碍孕卵正常运送;输卵管发育异常;放置宫内节育器后可能造成输卵管炎,也可引起输卵管妊娠的发生。异位妊娠的发生率约为1%,但近年来有明显增高趋势,是妇科常见的急腹症之一。

一、诊断

(一)临床表现

1.症状

(1)停经:多数患者有5～8周的短暂停经史,20%～30%的患者无明显停经史。停经时间的长短与妊娠部位有关,输卵管峡部妊娠破裂多在停经6周左右;输卵管妊娠流产,多见于妊娠8～12周;间质部妊娠破裂常发生于闭经后3～4个月。

(2)腹痛:是异位妊娠的主要症状。当发生输卵管妊娠流产或破裂时,表现为突然发生下腹一侧撕裂样剧烈疼痛,常伴恶心、呕吐;当出血积于直肠隐窝时出现肛门坠胀感,随着血液流向全腹,疼痛由下腹向全腹扩散,血液刺激膈肌时引起肩胛部放射性疼痛。

(3)阴道出血:常表现为不规则阴道出血,量多少不等,可有蜕膜管形成碎片排出,一般在病灶清除后出血方能停止。

(4)晕厥与休克:由内出血所致,与阴道出血量不成比例。轻者出现晕厥,重者导致休克。内出血越多越快,症状越严重。

(5)腹部包块:陈旧性异位妊娠或形成大血肿时,下腹部可扪及包块。

2.体征

(1)一般情况:患者呈急性病容,腹痛拒按,贫血貌。脉搏快,血压低,重者出现休克。

(2)腹部检查:下腹有明显压痛、反跳痛,可有腹肌紧张,以患侧为重。出血多时叩诊有移动性浊音,病程较长者可触及包块。

(3)妇科检查:子宫口有少量出血,子宫略大。未破裂者宫旁可扪及胀大的输卵管并压痛,破裂或流产者后穹隆饱满触痛,宫颈举痛明显,出血多时子宫有漂浮感,子宫一侧可扪及不具体包块,压痛明显。陈旧性异位妊娠时包块具体不活动。

(二)辅助检查

1.实验室检查

在怀疑异位妊娠时,一般先进行妊娠试验检查。可以用尿液进行定性试验,阳性者要进一步鉴别是宫内妊娠还是异位妊娠;阴性者如果临床症状提示有异位妊娠的可能性,还需要重复测定或是抽血进行定量β-hCG检测,因为尿妊娠试验有假阴性的可能。对于停经时间较短,不能判断是宫内妊娠还是异位妊娠时,要连续测定血β-hCG。一般情况下,宫内妊娠时,β-hCC倍增时间小于48小时;异位妊娠时,β-hCG倍增时间往往会大于48小时。

2.后穹隆穿刺

腹腔内血液易积聚在子宫直肠陷凹处,多能经后穹隆穿刺抽出。18号长针自阴道后穹隆刺入子宫直肠凹,抽出暗红色不凝血为阳性,说明有腹腔内出血。

3.超声检查

B超检查时显像诊断异位妊娠准确率为70%～94%,如在输卵管部位看到妊娠囊或胎心搏动即可确诊。

4.腹腔镜检查

适用于早期和诊断有困难,但无腹腔大出血和休克的病例。腹腔镜检查若为早期病例,可见一侧输卵管肿大,表面紫蓝色,腹腔内无血液或少量血液。陈旧性异位妊娠时可见一侧输卵管肿大,周围有血肿形成或与邻近器官粘连。

5.子宫内膜病理检查

阴道出血较多的病例,为排除宫内妊娠,应做诊断性刮宫,刮出物送病理检查,呈A-S反应可协助诊断,结果仅见蜕膜未见绒毛者应考虑输卵管妊娠,但不能确诊,需要结合病情做出诊断。

(三)诊断要点

(1)停经后出现腹痛和(或)不规则阴道出血。

(2)下腹有压痛及反跳痛,叩诊有移动性浊音,可触及包块。输卵管妊娠流产或破裂者,阴道后穹隆饱满,有触痛,宫颈举痛明显。

(3)尿妊娠试验阳性,有内出血时后穹隆穿刺阳性。超声检查时子宫虽增大但宫腔内空虚无孕囊,宫旁出现低回声区,有时发现胚芽。

(四)鉴别诊断

异位妊娠应与流产、急性输卵管炎、急性阑尾炎、黄体破裂、卵巢囊肿蒂扭转等鉴别。

二、治疗要点

异位妊娠的治疗方法包括手术治疗、药物治疗和期待疗法,以手术治疗为主。少数病例可能发生自然流产或被吸收;药物治疗包括化学药物治疗和中药治疗,局部用药采用在B超引导下穿刺或在腹腔镜下将化学药物直接注入输卵管的妊娠囊内;手术治疗分为保守手术和根治手术。

三、护理措施

1.急救护理

对于已发生急性内出血者,应去枕平卧,吸氧,保暖;建立静脉通道,做好输液、输血的准备;严密监测生命体征及尿量,并记录;协助医生体检,完成阴道后穹隆穿刺及完善相关辅助检查;在纠正休克的同时做好急诊手术的术前准备。

2.病情观察

测量脉搏、呼吸、血压及尿量,病情严重者每15~30分钟测量一次并记录;注意腹痛性质、部位及伴随症状;观察阴道流血的量、色及性状。切忌以阴道流血量作为判断机体失血量的指标,因其主要是腹腔内出血,全身症状与阴道流血量不成正比,所以要以血压及血红蛋白值确定。

3.治疗配合

对于非手术治疗患者,应保证绝对卧床休息,协助其完成日常生活护理;观察生命体征、腹痛及阴道流血情况;遵医嘱用药,观察用药效果,检测人绒毛膜促性腺激素变化;给予高营养、富含维生素的半流质饮食;保持大便通畅,避免腹压增大;若有阴道排出物,必须送检。

4.心理护理

给予患者心理安慰,维持自尊,消除患者及家属焦虑、恐惧心理,接受并配合治疗。同时注重家庭支持系统的作用,鼓励家属陪伴,提供心理安慰,帮助孕妇度过悲哀时期。

5.健康教育

术后应注意休息，加强营养，纠正贫血，提高机体免疫力，保持外阴清洁，预防感染，禁止性生活1个月。出院后定期随诊，积极消除异位妊娠的因素，以防再次发生。有生育需求者，在医生的指导下有计划地做好再次妊娠的准备。

第三节 前置胎盘

正常胎盘附着于子宫前壁、后壁或侧壁，若妊娠28周后胎盘附着于子宫下段，甚至胎盘下缘达到或覆盖宫颈内口，其位置低于胎先露部，称为前置胎盘。前置胎盘是妊娠晚期出血的主要原因之一，严重威胁母儿生命安全。

一、前置胎盘的分类

根据胎盘下缘与子宫颈内口的关系，前置胎盘分为3种类型：

1.完全性前置胎盘

胎盘组织完全覆盖子宫颈内口，又称中央性前置胎盘。

2.部分性前置胎盘

胎盘组织部分覆盖子宫颈内口。

3.边缘性前置胎盘

胎盘附着于子宫下段边缘达到宫颈内口，但未覆盖宫颈内口。

二、病因

前置胎盘的发生与以下因素有关。

1.子宫体部内膜异常

如多次刮宫、人工流产、引产、多产、剖宫产及产褥期感染因素引起的子宫内膜炎或子宫内膜的损伤，致使孕期蜕膜血管生成不良，当受精卵植入后，为获取足够营养，而扩大胎盘面积，伸展到子宫下段。

2.胎盘发育异常

例如，多胎妊娠、糖尿病及母儿血型不合的孕妇，因胎盘面积过大致使其下缘延至子宫下段，或是副胎盘达子宫下段近宫口处。

3.受精卵滋养层发育迟缓

受精卵达宫腔时，尚未发育到能着床的阶段，下移植入子宫下段发育并形成前置胎盘。

4.吸烟与使用可卡因

吸烟者体内尼古丁量增加，促使肾上腺分泌过多的肾上腺素，造成血管痉挛，影响子宫胎盘血供，而一氧化碳使血氧含量下降，胎盘为增加血供和氧气而扩大面积，形成前置胎盘。吸食可卡因者，由于子宫血管痉挛，造成螺旋小动脉的阻塞，甚至坏死，胎盘血供不足，致代偿性增生而使前置胎盘发生率明显增加。

三、护理评估

（一）健康史

详细询问孕产史，了解有无人工流产、剖宫产、流产后或产褥期感染等造成子宫内膜炎症或损伤的病史。

（二）身体状况

1.症状

前置胎盘的主要症状是妊娠晚期或临产时，发生无诱因、无痛性、反复阴道流血。阴道流血发生时间的早晚、反复发作的次数、出血量的多少，往往与前置胎盘的类型有关。完全性前置胎盘初次出血时间较早，多在28周左右，出血量较多，频繁发作；边缘性前置胎盘的初次出血时间较晚，往往在37～40周甚至临产时，出血量较少；部分性前置胎盘的初次出血时间及出血量介于以上两者之间。

部分性和边缘性前置胎盘患者破膜后，如果先露能迅速下降，直接压迫胎盘，可使出血停止。

2.体征

由于反复多次阴道流血，孕妇可出现贫血，贫血程度与阴道出血量成正比。大量出血可导致失血性休克。腹部检查子宫大小与妊娠周数相符，由于胎盘占据子宫下段，先露大多高浮，并有胎位异常，臀位多见；有时可在耻骨联合上方闻及胎盘杂音。临产后宫缩呈节律性，间歇期可完全松弛。

（三）心理评估

评估孕产妇及家属的心理反应、恐惧程度等。

（四）辅助检查

1.B超检查

现已广泛应用B超检查确定胎盘位置。在妊娠中期，胎盘约占据宫腔面积的一半，妊娠早中期不宜轻易做出前置胎盘的诊断，应随诊至妊娠28周，如胎盘仍达宫颈内口或覆盖内口，则可确诊。

2.产后检查

胎盘和胎膜娩出后应详细检查胎盘，前置部位的胎盘剥离面有黑紫色陈旧血块附着。若胎膜破裂口距胎盘边缘小于7cm，则为前置胎盘。

（五）对母儿的影响

对母亲的影响：前置胎盘可以引起产前出血，导致孕妇贫血，影响胎儿的发育；产后由于子宫下段很薄，易引起产后出血，如并发胎盘植入，可发生致命性产后出血；由于前置胎盘的剥离面位于子宫下段接近宫颈外口处，细菌易自阴道侵入胎盘剥离面，加之产妇贫血、体质弱、免疫力差，易发生产褥感染。

对胎婴儿的影响：胎婴儿并发症增加，主要包括早产、呼吸窘迫综合征和贫血，围产儿死亡率提高。

（六）处理要点

以制止出血、纠正贫血和预防感染为原则。根据孕妇的一般情况、孕周、胎儿成熟度、出血量以及产道条件等综合分析，制订处理方案。阴道出血不多，全身情况好，妊娠不足36周者，可在保证孕妇安全的前提下采取期待疗法，使胎儿能达到或接近足月，从而提高胎儿成活率。对大出血患者或出血量虽少，但妊娠已近足月或已临产者，应选择最佳方式终止妊娠。剖宫产术是目前处理前置胎盘的主要手段。

四、护理措施

1.妊娠期护理

（1）按护理级别做好相应护理，遵医嘱卧床休息，取左侧卧位，低流量吸氧30分钟，每日2次。加强巡视及时发现孕妇所需，将呼叫器及日常生活用品放在伸手可及之处，以便拿取。

（2）教会孕妇自测胎动的方法，每日3次，早、中、晚每次1小时。若12小时胎动计数＞30次为正常，＜10次，要及时告知医护人员。

（3）采取预防感染的措施。①保持室内空气清新、床单位清洁，开窗通风每日2次，每次15～30分钟。②每日监测体温，注意会阴部护理，给予会阴冲洗每日2次，保持排尿、排便后会阴清洁，用消毒卫生垫，勤换内衣、内裤。③遵医嘱应用抗生素。④指导孕妇适当增加粗纤维食物的摄入，保持排便通畅，必要时给予大便软化药物。⑤禁做阴道检查。⑥如有阴道活动性出血或一次出血量多时，保留会阴垫，通知医师并观察血压、脉搏、呼吸、面色及早发现出血性休克。做好大出血的抢救准备工作。⑦嘱孕妇如有先兆临产症状，如破水、见红及宫缩及时告知医护人员。⑧观察孕妇宫缩情况，必要时遵医嘱使用宫缩抑制药物。

2.分娩期护理

①开放静脉、配血，做好输血准备。②在抢救休克同时，做好术前准备及母婴抢救的准备工作。③监测生命体征、尿量和阴道出血量、颜色、出血时间，监测胎心、胎动情况。④观察孕妇精神状态、肤色，尤其是面色。⑤观察子宫收缩强度、宫底高度及宫体有无压痛。⑥给予孕妇心理支持。⑦积极预防产后出血，分娩后立即给予宫缩药物，按摩子宫。

3.产褥期护理

同阴道分娩或剖宫产术后护理。

五、健康教育

1.疾病知识介绍

对孕妇及其家属进行引发前置胎盘病因解释，以及危害、防治及护理干预等内容。

2.产前保健指导

指导孕妇注意卧床休息,左侧卧位为主;注意个人卫生,保持会阴部清洁、干燥,勤换卫生垫及内衣裤,避免感染;进行饮食指导,多吃富含蛋白质和铁的食物,保证孕妇、胎儿生长发育的需要。

3.自我监测胎动

教会孕妇自数胎动方法,监测胎儿宫内情况。

第四节 胎盘早期剥离

妊娠20周后,正常位置的胎盘在胎儿娩出前部分或全部从子宫壁分离,称为胎盘早期剥离(简称胎盘早剥)。在我国发病率为4.6%~21%。因起病急、发展快,故是妊娠中、晚期的严重并发症,处理不及时可危及母儿生命。临床可分为三类,即显性剥离:剥离出血沿胎膜与子宫壁间从宫颈口流出;隐性剥离:出血不能外流而积聚于胎盘与子宫壁间或渗入羊膜腔内;混合性剥离:介于两者之间。

一、诊断

(一)症状

1.腹痛

一般表现为轻微腹痛,胎盘剥离面比较大时表现为严重的持续性腹痛,少数患者因为剥离面比较小而不表现为腹痛。

2.阴道出血

取决于早剥的类型,出血量比较少的隐性型可以没有阴道出血;显性型和混合型则表现为不同程度的阴道出血。

3.休克症状

出血量达到一定程度时,患者可出现恶心、呕吐、面色苍白、脉细速而呈休克状态。

(二)体征

1.轻型

它以外出血为主,胎盘剥离面通常不超过胎盘的1/3,分娩期多见。主要症状为阴道出血,量较多,色暗红.伴轻度腹痛或无腹痛,贫血体征不明显。腹部检查:子宫软,宫缩有间歇,子宫大小与妊娠周数相符,胎位清楚,胎心率多正常。若出血量多,胎心可有变化。腹部压痛不明显或仅有局部轻压痛。产后检查见胎盘母体面有凝血块及压迹。

2.重型

它以内出血和混合性出血为主,胎盘剥离面超过胎盘面积的1/3,有较大的胎盘后血肿,多见于重度妊高征。主要症状是突然发生的持续性腹痛、腰酸、腰背痛,疼痛程度与胎盘后积血量多少呈正相关，严重时可出现恶心、呕吐、面色苍白、出汗、脉弱、血压下降等休克征象。可无阴道出血或少量阴道出血及血性羊水，贫血程度与外出血量不相符。腹部检查：子宫硬如板状，有压痛，以胎盘附着处显著：若胎盘附着于子宫后壁，则子宫压痛不明显，但子宫比妊娠周数大，宫底随胎盘后血肿增大而增高。偶见宫缩，子宫多处于高张状态，子宫收缩间歇期不能放松，因此胎位触不清楚。若剥离面超过胎盘面积的1/2，胎儿因缺氧死亡，故重型患者胎心多已消失。

（三）辅助检查

1.实验室检查

（1）血常规检查：可以出现不同程度的血红蛋白水平下降，但是阴道出血量不一定和血红蛋白下降程度成正比。血小板减少，出、凝血时间延长。

（2）尿常规检查：在出血量比较多，导致肾脏受损害时，可表现出不同程度的肾功能减退。

（3）凝血功能检查：如怀疑有DIC，应进行纤维蛋白原定量、凝血酶原时间、部分凝血活酶时间测定，在纤溶方面可进行凝血时间及血浆鱼精蛋白副凝固试验（3P试验）。

2.特殊检查

B超检查底蜕膜区回声带消失，常为早剥的最早征象。在胎盘及子宫壁之间出现液性暗区或界限不清，常提示胎盘后血肿存在。如见胎盘绒毛板向羊膜腔内凸出，为胎盘后血肿较大的表现。然而，B超检查阴性，不能除外胎盘早剥。仅25%的胎盘早剥病例可经B超证实，但B超检查有助于除外前置胎盘。

（四）诊断要点

1.症状

有创伤史、胎膜早破、重度妊高征等病史。根据病情轻重腹痛程度不一。轻者可无或仅有轻微腹部胀痛，重者出现腹部剧烈持续性疼痛和腰酸、腰痛。可有不同程度的阴道出血。重者可伴有恶心、呕吐、冷汗，甚至晕厥、休克等。

2.体征

子宫张力增大，可呈硬板状，压痛明显。子宫底升高，胎位不清。常伴有胎心音变化或消失。可有脉搏增快、血压下降、贫血及休克体征。

3.辅助检查

超声检查有时会发现胎盘后有液性暗区。

（五）鉴别诊断

1.前置胎盘

表现为反复出现的无痛性阴道出血，阴道出血量与贫血程度成正比，一般无腹痛及胎儿窘迫。通过超声检查可帮助鉴别。

2.先兆子宫破裂

先兆子宫破裂与重度胎盘早剥的临床表现相类似，但是先兆子宫破裂往往有子宫瘢痕史。

在进入产程后出现头盆不称、梗阻性难产,往往有强烈的子宫收缩,子宫下段有压痛甚至出现病理性子宫缩复环。

3.产后出血

胎盘早剥可致子宫肌层发生病理改变影响收缩而易出血,并且一旦发生DIC,产后出血不可避免,必须提高警惕。

二、治疗

胎盘早剥若处理不及时,严重危及母儿生命,故应及时诊断,积极治疗。

1.纠正休克

对处于休克状态的危重患者,积极开放静脉通道,迅速补充血容量,改善血液循环。休克抢救成功与否,取决于补液量和速度。最好输新鲜血,既可补充血容量又能补充凝血因子,应使血细胞比容提高到0.30以上,尿量>30mL/h。

2.及时终止妊娠

一旦确诊重型胎盘早剥应及时终止妊娠。根据孕妇病情轻重、胎儿宫内状况、产程进展、胎产式等,决定终止妊娠方式。

(1)阴道分娩:以外出血为主,Ⅰ度胎盘早剥患者一般情况良好,宫口已扩张,估计短时间内能结束分娩可经阴道分娩。人工破膜使羊水缓慢流出。缩小子宫容积,用腹带裹紧腹部压迫胎盘使其不再继续剥离,必要时静脉滴注缩宫素缩短第二产程。产程中应密切观察心率、血压、宫底高度、阴道出血量及胎儿宫内状况,一旦发现病情加重或出现胎儿窘迫征象,应行剖宫产结束分娩。

(2)剖宫产:指征为Ⅰ度胎盘早剥,出现胎儿窘迫征象,需抢救胎儿者;Ⅱ度胎盘早剥,特别是初产妇,不能在短时间内结束分娩者;Ⅲ度胎盘早剥,产妇病情恶化,胎儿已死,不能立即分娩者;破膜后产程无进展者。剖宫产取出胎儿胎盘后,立即注射宫缩药并按摩子宫。发现有子宫胎盘卒中,配以按摩子宫和热盐水纱垫湿热敷子宫,多数子宫收缩转佳。若发生难以控制的大量出血,可在输鲜血、新鲜冷冻血浆及血小板的同时行子宫次全切除术。

3.并发症的处理

(1)凝血功能障碍:必须在迅速终止妊娠、阻断促凝物质继续进入母血循环基础上纠正凝血机制障碍。①补充凝血因子:及时、足量输入新鲜血及血小板是补充血容量和凝血因子的有效措施,输纤维蛋白原更佳。每升新鲜冷冻血浆含纤维蛋白3g,补充4g可使患者血浆纤维蛋白原浓度提高1g/L。②肝素的应用:是个有争议的问题,目前多数学者主张在DIC高凝阶段应及早应用肝素,禁止在有显著出血倾向时应用。还应注意使用剂量,因子宫剥离面的存在,使用小剂量肝素更为安全,如在使用肝素前补充凝血因子,可加重DIC,故应慎重选择用药时机。③抗纤溶药物的应用:应在肝素化和补充凝血因子的基础上应用抗纤溶药物。常用的药物有氨甲环酸、氨甲苯酸等,亦可用氨基己酸,但不良反应稍大。

(2)肾衰竭:若尿量<30mL/h,提示血容量不足,应及时补充血容量;若血容量已补足而尿

量<17mL/h,可给予20%甘露醇500mL快速静脉滴注,或呋塞米20～40mg静脉推注,必要时可重复用药,通常1～2小时尿量可以恢复。若短期内尿量不增且血清尿素氮、肌酐、血钾进行性升高,并且二氧化碳结合力下降,提示肾衰竭。出现尿毒症时,应及时行透析治疗以挽救孕妇生命。

(3)产后出血:胎儿娩出后立即给予子宫收缩药物,如缩宫素、麦角新碱、米索前列醇等;胎儿娩出后人工剥离胎盘,持续子宫按摩等。若仍有不能控制的子宫出血,或血不凝、凝血块较软,应快速输入新鲜血补充凝血因子,同时行子宫次全切除术。

三、护理措施

1.胎盘早剥的术前护理

①观察孕妇的阴道出血、肤色、精神状况,积极配合医师抢救。②观察子宫收缩强度、宫底高度及宫底压痛。③立即做好术前准备,听胎心,并通知手术室做好手术及抢救准备。④做好解释工作,减轻孕妇及其家属的恐慌心理。

2.胎盘早剥产时护理

①开放静脉、吸氧,及时终止妊娠,立即做好术前准备,听胎心,并通知手术室做好手术及抢救准备;②观察孕妇的阴道出血、肤色、精神状况,积极配合医师抢救;③观察子宫收缩强度、宫底高度及宫底压痛;④给予产妇心理支持;⑤积极预防产后出血,分娩后立即给予宫缩药物及按摩子宫。

3.产后护理

①密切观察生命体征,宫缩情况及切口愈合情况,保持外阴清洁干燥,预防产褥感染;②若发生母婴分离,护士应指导和协助产妇掌握正确的挤奶方法(分娩后6小时开始挤奶,以后挤奶每3小时1次,包括夜间),进行保持泌乳的母乳喂养相关知识宣教。

四、健康教育

1.疾病知识介绍

对孕妇及其家属进行引发胎盘早剥病因解释,以及危害、防治及护理干预等内容。指导积极防治妊娠期高血压疾病、慢性肾病等。加强营养纠正贫血,增强免疫力,避免长时间仰卧位。

2.自我监护指导

孕妇突然发生的持续性腹痛和腰酸、腰痛、阴道出血,严重时可出现恶心、呕吐、面色苍白、出汗、脉弱及血压下降等休克征象,出现这种情况及时就医。

第五节 妊娠期高血压疾病

妊娠期高血压疾病是妇产科常见疾病,临床以高血压、蛋白尿、水肿等为主要表现,少数孕妇甚至出现抽搐、昏迷、心肾功能衰竭等,可引起早产,对孕产妇及胎儿健康均造成较大影响,应受到人们的重视。妊娠高血压综合征有如下表现类型。

1.妊娠期高血压

(1)血压≥140/90mmHg(妊娠20周以后首次出现)。

(2)无蛋白尿。

(3)血压于产后12周恢复正常。

(4)只能在产后最后确诊。

(5)可有其他先兆子痫表现,如上腹不适或血小板减少症。

2.先兆子痫

(1)轻度

①血压≥140/90mmHg,妊娠20周以后出现。

②尿蛋白≥2.0g/24h或定性1+。

(2)重度

①血压≥140/110mmHg。

②尿蛋白≥2.0g/24h或定性2+以上。

③血肌酐>1.2mg/dL或较前升高。

④血小板<100 000/mm^3或出现微血管溶血性贫血(乳酸脱氢酶升高)。

⑤肝酶升高。

⑥头痛或其他脑部或视觉症状。

⑦持续性上腹不适。

3.子痫

先兆子痫孕妇抽搐而不能用其他原因解释。

4.先兆子痫合并原发性高血压

(1)高血压孕妇妊娠20周以前无蛋白尿,20周以后出现尿蛋白≥300mg/24h。

(2)高血压孕妇妊娠20周以前血压高、蛋白尿,但突然尿蛋白增加或血压增高30/15mmHg或血小板<100 000/mm^3。

5.原发性高血压

血压≥140/90mmHg,妊娠前或妊娠20周以前或妊娠20周后首次诊断为高血压,并持续到产后12周。

一、诊断

(一)病史

详细询问患者于孕前及妊娠20周以前有无高血压、蛋白尿和(或)水肿与抽搐等症状;既往有无原发性高血压、慢性肾病、肾上腺疾病等继发性高血压;本次妊娠经过有无异常。

(二)体征

妊娠20周以后出现。

1.高血压

两次间隔至少6小时的血压均≥140/90mmHg,可诊断为高血压。

2.蛋白尿

应取清洁中段尿检查,如24小时尿蛋白≥0.3g或至少间隔6小时的两次随机尿检尿蛋白定性≥1+,则可诊断为蛋白尿。

(三)辅助检查

1.实验室检查

(1)血常规:包括血细胞比容(HCT)、血小板计数、红细胞形态。

(2)尿常规:24小时尿蛋白定量。

(3)肝、肾功能。

(4)心肌酶谱(包括LDH)。

(5)水、电解质和血气分析。

(6)凝血功能。

2.特殊检查

(1)眼底检查。

(2)心电图。

(3)对可疑有颅内出血或脑栓塞者,应行CT和(或)MRI检查,有助于早期诊断。

(4)B超检查。

(5)胎心监护。

根据病史及临床体征基本可做出先兆子痫的诊断,但须通过上述各项检查才能确定全身脏器受损情况、有无并发症,以确定临床类别及制订正确的处理方案。

二、处理要点

(1)对于妊娠期高血压,可门诊治疗。保证休息,调节饮食,增加产前检查次数,密切监测母儿状态,必要时给予镇静剂如地西泮治疗,防止病情发展。

(2)子痫前期、子痫应住院治疗。治疗原则为解痉、镇静、降压、合理扩容和利尿,适时终止妊娠,防止并发症发生。解痉首选硫酸镁。子痫前期经积极治疗24~48小时无明显好转者应及时终止妊娠。子痫患者应迅速控制抽搐,纠正缺氧和酸中毒,抽搐控制后2小时终止妊娠。

三、护理措施

(一)防止母儿受伤

1.子痫患者的护理

(1)避免刺激:置患者于单间暗室,保持安静,避免声、光刺激。各项护理操作应相对集中,动作轻柔,以免诱发抽搐。

(2)专人特护,防止受伤:保持呼吸道通畅,吸氧。昏迷患者应禁食、禁水,取头低侧卧位,随时吸出咽喉部黏液及呕吐物,防止窒息或吸入性肺炎。抽搐发作时,床边加床挡以防坠伤。用开口器或缠有纱布的压舌板和舌钳置于上下磨牙间并固定舌头以防唇舌咬伤或舌后坠阻塞呼吸道。

(3)遵医嘱正确用药,迅速控制抽搐:硫酸镁为首选药物,必要时加用强有力的镇静药物哌替啶或冬眠合剂,降低颅内压给予20%甘露醇250mL快速静脉滴注。

硫酸镁使用不当易引起中毒,首先表现为膝反射消失,继之可出现全身肌张力减退及呼吸抑制,严重者心搏骤停。因此用药过程中应注意:①用药前备好钙剂作为解毒剂,如10%葡萄糖酸钙。②注意静脉给药速度:首次剂量25%硫酸镁20mL稀释于25%葡萄糖20mL中,缓慢静脉注射(5～10分钟),继以25%硫酸镁60mL加入10%葡萄糖1000mL静脉点滴,滴速以1～1.5g/h为宜。③用药前及用药过程中应检测以下指标:膝腱反射必须存在;呼吸不少于16次/分;尿量不少于25mL/h。发现中毒症状应立即停药,并按医嘱静脉注射10%葡萄糖酸钙10mL解毒。

哌替啶可抑制胎儿呼吸中枢,估计6小时内分娩者禁用;冬眠合剂(哌替啶100mg、氯丙嗪50mg、异丙嗪50mg)适用于硫酸镁治疗效果不佳者,用药期间应严密监测血压,嘱患者卧床休息,预防发生直立性低血压。

2.加强胎儿监护

指导孕妇胎动计数,勤听胎心音,必要时B超检查或电子胎心监护。嘱孕妇左侧卧位,间断吸氧,每日3次,每次1小时,及时发现和纠正胎儿宫内缺氧,促进胎儿生长发育。

(二)缓解焦虑

鼓励孕妇说出内心的感受和疑虑,向患者及家属解释病情及提供相关信息,说明该病的病理变化是可逆的,产后多能恢复正常,增强信心,鼓励主动配合治疗。

(三)减轻水肿

记录液体出入量,每日测体重、腹围,观察水肿变化。指导孕妇摄入足够的蛋白质,水肿严重者适当限制食盐摄入以减轻水钠潴留,执行医嘱给予利尿药物。保证充足睡眠(每日8～10小时),左侧卧位,抬高下肢以促进血液回流,减轻水肿。

(四)预防并发症

密切观察生命体征,记录24小时液体出入量,注意子宫壁的紧张度及胎动情况。平均动脉压≥140mmHg或舒张压≥110mmHg时,遵医嘱用降压药肼屈嗪或硝苯地平等,以预防脑血管意外和胎盘早剥。用药时须密切观察血压变化,维持舒张压在90～100mmHg为宜。出现全身水肿、急性心力衰竭时遵医嘱应用利尿剂呋塞米,以预防急性肾衰竭。

(五)健康指导

(1)加强妊娠期保健,定期产前检查,发现异常及时处理。

(2)进食富含蛋白质、维生素、铁、钙的食物及新鲜蔬果,孕20周起每日补钙1～2g,减少动物脂肪及过量食盐的摄入,可有效降低妊娠期高血压疾病的发生。

(3)保证充足的休息和愉快的心情,坚持左侧卧位以增加胎盘绒毛的血供。

(4)在妊娠中期做好监护和预测,平均动脉压(MAP)=(收缩压+2×舒张压)÷3,当MAP≥85mmHg 时,表示有发生子痫前期的倾向;当 MAP≥140mmHg 时,易发生脑血管意外。

第六节　产后出血

胎儿娩出后 24 小时内出血量超过 500mL 称产后出血。它是分娩期严重并发症,也是我国孕产妇死亡的最重要原因。

一、病因

引起产后出血的原因主要有子宫收缩乏力、胎盘因素、软产道裂伤和凝血功能障碍。其中以子宫收缩乏力最常见。

(1)子宫收缩乏力,是产后出血的主要原因。影响产后子宫肌收缩和恢复功能的因素均可引起产后出血,如产妇精神过度紧张,临产后过多使用镇静剂、麻醉剂;产程过长或难产;子宫过度膨胀,如双胎妊娠、巨大胎儿、羊水过多等;子宫肌纤维发育不良,如子宫畸形或合并子宫肌瘤;子宫肌水肿及渗血,如妊娠高血压综合征、严重贫血、子宫胎盘卒中、前置胎盘等。

(2)胎盘因素。根据胎盘剥离情况,胎盘因素所导致的产后出血类型有:胎盘滞留、胎盘粘连、胎盘植入、胎盘残留。

(3)软产道裂伤。各种原因引起的会阴、阴道、宫颈裂伤及过早行会阴侧切均可引起失血过多。

(4)凝血功能障碍。妊娠合并血液系统疾病如血小板减少、白血病、再生障碍性贫血、重症肝炎等,妊娠并发症如妊娠高血压综合征、胎盘早剥、死胎滞留等均可引起凝血功能障碍,导致产后出血。

二、护理评估

(一)健康史

了解年龄、孕次、产次、胎儿大小,是否曾有流产、早产、难产、死胎史等以及与诱发产后出血有关的病史,如孕前患有出血性疾病、妊高征、胎盘早期剥离、羊水过多、有多次流产及产后出血史等。重点了解分娩期产妇有无子宫收缩乏力、软产道损伤、产程延长、难产以及过量使用镇静剂或助产操作不当等情况。

(二)身体状况

胎儿娩出后有多量的阴道流血,伴或不伴有失血性休克。阴道流血的表现因出血原因不同而有所不同。

1.不同原因产后出血的表现

(1)子宫收缩乏力:出血多为间歇性阴道流血,血色暗红,有血凝块。有时阴道流血量不多,但按压宫底有大量血液或血块自阴道涌出。检查时,宫底较高,子宫松软如袋状,甚至子宫轮廓不清,摸不到宫底。

(2)胎盘因素:胎盘剥离延缓,胎盘娩出前,阴道大量流血,出血呈间歇性,有血凝块。

(3)软产道裂伤:出血发生在胎儿娩出后,持续不断,血色鲜红能自凝。出血量的多少与会阴裂伤的深度及是否伤及血管有关。会阴裂伤按程度分 3 度:

Ⅰ度系指会阴皮肤及阴道入口黏膜撕裂,未达肌层,一般出血不多。

Ⅱ度系指裂伤已达会阴体肌层,累及阴道后壁黏膜,甚至阴道后壁两侧沟向上撕裂,裂伤多不规则,使原解剖结构不易辨认,出血较多。

Ⅲ度系指肛门外括约肌已断裂,甚至阴道直肠隔及部分直肠前壁有裂伤,此种情况虽严重,出血量却不一定多。

(4)凝血功能障碍:胎盘娩出前后出现持续性阴道流血,多而不凝,且伴有全身出血倾向。

2.失血性休克的表现

失血量若不超过其血容量的 1/10(500mL 左右),可不引起症状,血压、脉搏维持正常。若失血量增多,可出现眩晕、打哈欠、口渴、呕吐、烦躁,之后有面色苍白、出冷汗、脉搏快而细弱、血压下降、呼吸急促等休克表现。

(三)心理-社会状况

胎儿娩出后,产妇如获重释,倍感轻松。一旦发生产后大出血,产妇及亲属常表现出高度紧张、焦虑、恐惧,担心生命安危,产生濒死感等心理反应。

(四)辅助检查

化验血型,核血以备输血补充血容量;测定血小板计数、凝血时间、凝血酶原时间,进行血浆鱼精蛋白副凝固试验,了解有无凝血功能障碍;测定血常规,了解贫血程度及有无感染。

(五)处理要点

积极寻找病因,迅速止血,抢救休克,预防感染。

三、护理措施

(一)预防产后出血

加强妊娠期保健,定期做产前检查,完善各项检查;对于高危妊娠及时干预、治疗;产时正确处理产程,产后严密观察产妇一般情况、生命体征、子宫收缩和阴道流血情况,发现异常及时报告医生;遵医嘱迅速建立静脉通道,输液、输血,吸氧,及时纠正休克,改善脑血氧供应,预防席汉综合征。

（二）针对原因，迅速止血

1.子宫收缩乏力

（1）按摩子宫：①经腹壁双手按摩子宫法：一手在产妇耻骨联合上缘按压下腹中部，将子宫向上托起，另一手握住子宫体，使其高出盆腔，在子宫底部进行有节律地按摩子宫，同时间断地用力挤压子宫，使子宫腔内积血及时排出。②腹部-阴道按摩子宫法：一手在腹部按压子宫后壁，另一手握拳置于阴道前穹隆，顶压子宫前壁，双手相对紧压按摩子宫，持续 15 分钟，常有效。

（2）遵医嘱应用宫缩剂：采用缩宫素 10U，肌内注射，或加入 25%葡萄糖溶液 20mL 缓慢静脉注射，然后用 10～30U 缩宫素溶于 10%葡萄糖溶液中静脉滴注。必要时可用麦角新碱 0.2mg，肌内注射（心脏病、高血压患者慎用）。

（3）子宫腔内填塞纱布：在无输血及手术条件的情况下，抢救时可采用子宫腔内填塞纱布压迫止血，但需严格消毒，均匀填塞，不留空隙，严密观察生命体征，注意子宫底高度及子宫大小变化，24 小时后缓慢取出纱条，取出前先注射宫缩剂，给予抗生素预防感染。

（4）结扎或栓塞盆腔血管止血：可采用结扎或栓塞子宫动脉或髂内动脉的方法。该方法主要用于子宫收缩乏力、前置胎盘等所致的严重产后出血的产妇。必要时行子宫次全切术，需及时做好术前准备及术中配合等。

2.胎盘因素

①胎盘剥离后滞留：按摩子宫，促使子宫收缩，让产妇屏气向下用力，另一手轻拉脐带，协助胎盘、胎膜娩出。②胎盘粘连、剥离不全：行徒手剥离胎盘术。③胎盘嵌顿：肌内注射阿托品 0.5mg 或肾上腺素 1mg，待子宫痉挛性狭窄环松解后，用手取出胎盘；无效时可在乙醚麻醉条件下取出胎盘。④胎盘植入：以手术切除子宫为宜。

3.软产道裂伤

协助医生查找裂伤，及时缝合止血。

4.凝血功能障碍

遵医嘱使用药物改善凝血功能，输新鲜血液，补充血小板、纤维蛋白原或凝血酶原复合物、凝血因子。若并发弥散性血管内凝血，可按弥散性血管内凝血处理。

（三）预防感染

保持环境和病室清洁，注意通风及消毒；严格无菌操作，防止病原体侵入生殖道；监测体温变化，每日 4 次；遵医嘱给予缩宫素、抗生素治疗；保持会阴清洁，每日冲洗会阴 2 次，注意恶露颜色、气味及会阴伤口情况。

（四）心理护理

护士应保持镇静态度，抢救工作紧张有序；嘱产妇卧床休息，多陪伴产妇，并给予同情安慰、关心照顾，缓解恐惧心理，做好产妇及新生儿生活护理，增加信任及安全感，从而缓解恐惧心理，保持情绪稳定，主动配合救护工作。

(五)健康教育

重视高危孕妇的产前检查,对有产后出血危险的孕产妇须及早纠正,择期住院待产;向产妇讲解正常分娩过程,教会产妇按摩子宫及会阴伤口自我护理知识。发现子宫复旧、恶露异常及时就诊。指导母乳喂养,促进子宫缩复,减少出血。合理安排饮食、休息与活动,服用纠正贫血药物,增强机体防御力,促进机体早日康复。产后6周复查。

第七节　羊水栓塞

一、概述

羊水栓塞(AFE)是指在分娩过程中羊水中的有形成分突然进入母体血循环,引起肺栓塞、过敏性休克、弥散性血管内凝血、肾衰竭甚至猝死的一系列病理改变,是严重的分娩期并发症;其发病率为4/10万~6/10万,产妇死亡率高达70%~80%。

二、高危因素

1.基本条件

羊水栓塞的发生需具备三个基本条件:羊膜腔内压力增高、胎膜破裂、宫颈或宫体损伤处有开放的静脉或血窦。

2.发生羊水栓塞的高危因素

(1)高龄产妇及经产妇。

(2)双胎或多胎妊娠。

(3)胎膜早破或人工破膜史。

(4)各种原因导致的宫缩过强。

(5)胎盘早期剥离、前置胎盘、子宫破裂。

(6)手术产。

三、临床表现

1.症状体征

羊水栓塞多数发生在分娩过程中,一般发生在第一产程末、第二产程宫缩较强时,有时也发生在胎儿娩出后的较短时间内。也有可能发生在中期引产(如钳夹术)或人工破膜操作过程中。突然发作的低血压、低血氧及凝血功能障碍为AFE的典型临床表现。

(1)休克:产程中出现烦躁不安、恶心、呕吐、气急等先兆症状,继而出现呛咳、胸痛、呼吸困难、发绀,心率加快,面色苍白、四肢厥冷,血压下降等。严重者发病急骤,甚至无先兆,可于数分钟内猝死。轻微者仅表现为动脉血氧饱和度突然下降。

(2)大量出血:较短时间内发生难以控制的全身广泛性出血,大量阴道流血、切口渗血、全身皮肤黏膜出血,甚至出现消化道大出血。

(3)急性肾衰竭:在羊水栓塞后期出现少尿或无尿和尿毒症的表现。

2.辅助检查

(1)心电图:提示右心房、右心室扩大,可伴有 T-ST 变化。

(2)胸片:提示肺水肿,表现为圆形或密度不均的片状阴影,沿肺门周围分布,伴有右心扩大。

(3)动脉血气:代谢性酸中毒或呼吸性酸中毒或混合性酸中毒,PaO_2 下降,$PaCO_2$ 升高。

(4)DIC 相关检查:血小板迅速减少、PT 及 APTT 延长、纤维蛋白原<1.5g/L、FDP>20mg/L、3P 试验(+)。

在基层医院可采用试管法粗测纤维蛋白原:如凝血时间<6 分钟,提示纤维蛋白原正常;6~30 分钟或凝后溶解,提示纤维蛋白原 1~1.5g/L;如>30 分钟不凝,提示纤维蛋白原<1.0g。

四、诊断要点

切记羊水栓塞是可以根据临床表现做出快速诊断的疾病,及时识别羊水栓塞是抢救成功的关键。根据分娩(或者钳刮及破水)期间出现的上述临床表现,即可做出初步诊断,并立即进行抢救。情况允许时可完善如心电图、胸片、动脉血气等辅助检查,以帮助诊断及观察病情的进展情况。

五、鉴别要点

1.心源性猝死

此类患者绝大多数有器质性心脏病,大多数为恶性心律失常引起,可有过度劳累或电解质失衡等诱因。

2.肺栓塞

长期卧床患者、手术创伤是肺栓塞的高危因素,深静脉血栓突然脱落是肺栓塞的常见原因。一般以呼吸困难为主要临床表现。

3.脑栓塞

细菌性心内膜炎时附壁血栓脱落,脑血栓形成。多见于高血压或血黏度高的患者。

4.过敏性休克

一般情况下见于抗生素过敏患者,可伴有全身过敏性表现。

5.失血性休克

出血量应该与休克程度相符,出血量多时才出现凝血功能异常。而羊水栓塞的特点是出血早期即出现凝血功能障碍。

6.急性左心衰及肺水肿

多有心脏病病史,可有输液过快、应激、高血压等诱因。有急性心衰的临床表现如咳粉红色泡沫痰、听诊肺底有湿啰音等。

六、治疗

羊水栓塞抢救成功的关键在于早诊断、早处理,最初阶段主要是抗休克、抗过敏,解除肺动脉高压,纠正缺氧及心衰。DIC 早期阶段应积极补充凝血因子,晚期注意抗纤溶。少尿或无尿阶段要及时应用利尿剂。在基层医院尽早处理妊娠子宫也是抢救成功的关键。

1.抗过敏

一旦怀疑羊水栓塞,可立即予地塞米松 40mg,其中 20mg 静脉冲入,20mg 静点。也可予氢化可的松 200mg 入 10%葡萄糖 100mL 快速静点,之后予 300~800mg 加于 5%葡萄糖 250~500mL 静点,日用量可达 500~1000mg。

2.改善低氧血症

面罩供氧,及早进行机械通气,改善脑缺氧及其他组织缺氧。

3.解痉

(1)前列地尔(1μg/mL)静脉泵入,10mL/h。

(2)罂粟碱 60mg+25%葡萄糖液 20mL 缓慢静推,日用量不超过 300mg。

(3)氨茶碱 250mg 加于 10mL 葡萄糖液中静推,可松弛支气管平滑肌及冠状动脉血管。

(4)阿托品 1mg 静推,每 10~20 分钟重复一次,在心动过缓时应用。

4.抗休克

(1)补充血容量:快速输注晶体液补充前负荷、尽快补充红细胞及新鲜血浆,监测中心静脉压指导补液速度。

(2)升压药物:多巴胺 40mg 加于 5%葡萄糖液 250mL 中静脉滴注,以 20 滴/分开始,根据病情调节滴速。

5.防治 DIC

(1)肝素:DIC 的高凝期(羊水栓塞发生 10 分钟以内),一般可用肝素 50mg 加于生理盐水 100mL 静脉滴注,1 小时滴完。此阶段往往不易捕捉到,如应用肝素导致出血,可予鱼精蛋白 1mg 对抗肝素 100IU。

(2)凝血物质:在疾病的后期应补充凝血物质,包括新鲜血、血浆、纤维蛋白原、血小板、凝血酶原复合物。纤维蛋白原每补充 3~4g 可使血浆 Fib 上升 1g/L。

(3)抗纤溶药物:D-Dimer 或 FDP 升高时需进行抗纤溶治疗,可用氨甲环酸 1g 静点,必要时重复给药。也可用 6-氨基己酸 4~6g 加于 5%葡萄糖或生理盐水 100mL 静点。

6.防治心衰

可用快速洋地黄制剂静脉注射,毛花苷 C 0.2~0.4mg 稀释于 25%葡萄糖液 20mL,静脉注射,必要时 4~6 小时重复 1 次。辅以呋塞米 20~40mg 静脉注射防治心力衰竭。

7.纠正酸中毒

常用5%碳酸氢钠250mL静脉滴注。

8.抗生素的应用

应选用对肾脏毒性较小的广谱抗生素，剂量要大。

9.产科处理

原则上应在产妇呼吸循环功能得到明显改善，并已纠正凝血功能障碍后进行。在第一产程发病应立即考虑剖宫产以去除病因，防治病情恶化。在第二产程发病应在抢救产妇的同时，及时阴道助产结束分娩。对一些无法控制的产后出血，即使在休克状态下亦应在抢救休克的同时尽早行子宫全切术。

10.转诊

羊水栓塞应就地抢救，在生命体征平稳后可转诊至上级医院或重症监护病房(ICU)进行进一步观察和治疗。

七、护理措施

(1)如产妇神志清醒，应鼓励产妇，使其有信心。医务人员应对于家属焦虑的心情表示理解，向家属介绍产妇病情的实际情况。

(2)处理与配合：①通知医师到场抢救，并做好基础护理工作，如开放静脉、吸氧、保暖、体位管理等。②取半卧位或抬高头肩部卧位，加压给氧，及时做好气管插管或气管切开准备工作。③助产士做好任务分工，正确有效及时配合医师完成治疗。④产妇由专人进行护理，保持呼吸道通畅。⑤留置导尿管，保持导尿管的通畅，观察尿色、量和性状，防止肾衰竭发生。⑥严密监测血压、心率、呼吸，准确记录出入量，观察血凝情况，详细记录病情变化。⑦严格执行无菌操作，遵医嘱使用抗生素预防感染。⑧遵照医嘱及时采集血、尿标本，并及时送检。及时向医师汇报危急情况，包括各项实验检查结果；遵医嘱给予相应处理。

(3)终止妊娠：羊水栓塞发生于第一产程，应积极配合医师协助产妇改善呼吸循环功能，防止DIC，配合休克抢救，做好术前准备工作，待病情平稳后迅速结束分娩。

八、健康教育

1.相关知识介绍

抢救结束，产妇病情稳定后，可以对产妇介绍疾病相关知识，告知产妇及其家属发生羊水栓塞的诱因、危险性及治疗过程中可能造成的母儿影响。

2.康复与心理辅导

病情稳定后，应对产妇及其家属进行针对性的康复与心理辅导。对子宫切除术后的患者，应进一步加强心理护理，疏导产妇因子宫切除对其造成的生理及心理的影响。

3.进行饮食指导

分娩初期应食用清淡易消化的食物。饮食应多进食高蛋白、高纤维等食物，贫血产妇还应多食用含铁多的食物或遵医嘱补充铁剂。

4.个人卫生指导

产妇注意外阴清洁,勤换内衣裤和卫生巾,排便后用清水清洗外阴等。

第八节　子宫破裂

一、概述

子宫破裂是指在妊娠晚期或分娩期子宫体部或子宫下段发生裂开,是危及母儿生命的严重并发症,近年来随着剖宫产率、宫腔手术的增加有上升趋势。

二、高危因素

(1)瘢痕子宫:如剖宫产术、子宫腺肌瘤或肌瘤剔除术、子宫角或间质部切除术后,尤其前次切口愈合不良、剖宫产后间隔时间过短再次妊娠者,临产后发生子宫破裂的危险性更大。

(2)梗阻性难产:主要见于高龄孕妇、头盆不称、软产道阻塞、胎位异常等均可因胎先露下降受阻,为克服阻力子宫强烈收缩,使子宫下段过分伸展变薄发生子宫破裂。

(3)子宫收缩药物使用不当:不当的宫缩药物使用可导致子宫收缩过强造成子宫破裂。

(4)产科手术损伤:中-高位产钳牵引、毁胎术、穿颅术可因器械、胎儿骨片损伤子宫导致破裂,强行剥离植入性胎盘或严重粘连胎盘,也可引起子宫破裂。

(5)其他子宫发育异常或多次宫腔操作,局部肌层菲薄可导致子宫破裂。

三、临床表现

子宫破裂多发生于分娩期,部分发生于妊娠晚期。按其破裂程度,分为完全性破裂和不完全性破裂,子宫破裂发生通常是渐进的,多数由先兆子宫破裂进展为子宫破裂。

1.先兆子宫破裂表现

(1)子宫呈强直性或痉挛性过强收缩,产妇烦躁不安,呼吸、心率加快,下腹剧痛难忍,出现少量阴道流血。

(2)因胎先露部下降受阻,子宫收缩过强,子宫体部肌肉增厚变短,子宫下段肌肉变薄拉长,在两者间形成环状凹陷,称为病理缩复环。可见该环逐渐上升达脐平或脐上,压痛明显。

(3)膀胱受压充血,出现排尿困难及血尿。

(4)因宫缩过强、过频,胎儿触不清,胎心率加快或减慢或听不清。

(5)胎心监护显示重度变异减速或延长减速。

2.子宫破裂

(1)不完全性子宫破裂:子宫肌层部分或全层破裂,但浆膜层完整,宫腔与腹腔不相通。多见于子宫下段剖宫产切口瘢痕破裂，常缺乏先兆破裂症状，仅在不全破裂处有压痛，体征也不明显。若破裂口累及两侧子宫血管可导致急性大出血或形成阔韧带内血肿，查体可在子宫一侧扪及逐渐增大且有压痛的包块，多有胎心率异常。

(2)完全性子宫破裂：子宫肌壁全层破裂，宫腔与腹腔相通，称为完全性子宫破裂。继先兆子宫破裂症状后，产妇突感下腹一阵撕裂样剧痛，子宫收缩骤然停止。腹痛稍缓和后，待羊水、血液进入腹腔，又出现全腹持续性疼痛，并伴有低血容量休克的征象，胎心胎动消失。阴道检查可有鲜血流出，胎先露部升高，开大的宫颈口缩小。

四、诊断要点

典型子宫破裂根据病史、症状、体征容易诊断。结合前次剖宫产史、子宫下段压痛、胎心异常、胎先露部上升、宫颈口缩小等均可确诊。B型超声检查能协助确定破口部位及胎儿与子宫的关系。胎心率加快或减慢或听不清，胎心监护显示重度变异减速或延长减速。

五、鉴别要点

1.胎盘早剥

常伴有妊娠期高血压疾病史或外伤史，子宫呈板状硬，胎位不清，阴道出血与贫血程度不成正比，B型超声检查常有胎盘后血肿或胎盘明显增厚。

2.难产并发腹腔感染

有产程长、多次阴道检查史，腹痛及腹膜炎体征；阴道检查胎先露部无上升、宫颈口无回缩；查体及B型超声检查发现胎儿位于宫腔内、子宫无缩小；患者常有体温升高和白细胞计数增多。

六、治疗

在输液、输血、吸氧等抢救休克同时予大剂量抗生素预防感染。

1.先兆子宫破裂

应立即抑制子宫收缩，肌内注射哌替啶100mg或静脉全身麻醉，立即行剖宫产术。

2.子宫破裂

无论胎儿是否存活均应尽快手术治疗。

(1)子宫破裂时间在12小时以内，裂口边缘整齐，无明显感染，需保留生育功能者，可考虑修补缝合破口。

(2)破裂口较大或撕裂不整齐且有感染可能者，考虑行子宫次全切除术。

(3)子宫裂口不仅在下段，且自下段延及宫颈口考虑行子宫全切术。

(4)前次剖宫产瘢痕裂开，如产妇已有活婴，应行裂口缝合术，同时行双侧输卵管结扎术。

(5)阔韧带存在巨大血肿时，为避免损伤周围脏器，必须打开阔韧带，游离子宫动脉的上行支及其伴随静脉，避免损伤输尿管或膀胱。如术时仍有活跃出血，可先行同侧髂内动脉结扎术以控制出血。

(6)仔细检查膀胱、输尿管、宫颈和阴道,如发现有损伤,应同时行这些脏器的修补术。

手术原则:尽量缩短手术时间,简单、迅速达到止血目的。严重休克者应尽可能就地抢救,若必须转院,应输血、输液、包扎腹部后方可转送。

七、护理措施

(一)预防措施

(1)加强子宫破裂的预防工作,做好孕期宣教。宣传孕产妇保健知识,强化产前检查的意识。孕期发现胎位异常时在孕 30 周后结合孕妇具体情况进行矫正。

(2)监测宫缩、胎心率及子宫破裂的征兆。有胎位不正、头盆不称、剖宫产史者,在预产期前 2 周住院待产,及时监测胎心音和宫缩,有异常及时采取措施。

(3)正确产科处理。应用缩宫素、前列腺素等子宫收缩剂时,应严格掌握使用方法,避免滥用。

(二)病情监测

严密观察产程进展并记录宫缩、胎心音、产妇生命体征、出入量。发现失血,查血红蛋白。评估失血量,制订护理方案。

(三)配合治疗

(1)在产妇待产时出现宫缩过强,下腹部压痛,或腹部出现病理性缩复环,应立即报告医师,对应用缩宫素者要停止缩宫素的使用,给予抑制宫缩的处理,并做好剖宫产的术前准备。

(2)产妇子宫破裂者,按照休克抢救原则进行护理:尽快协助医生作紧急处理,迅速建立静脉输液通道,短时间内输血输液补充血容量。及时保暖,吸氧,指导产妇取头低足高位或中凹位。尽快做好剖腹探查手术准备,安慰产妇并护送至手术室。

(3)术后遵医嘱给予抗生素以防止感染。

(四)心理护理

(1)对产妇及其家属因子宫破裂造成的心理反应和需求表示理解,并及时解释治疗计划及对未来妊娠的影响。当母婴生命受到威胁时家属会感到震惊,不能接受或将责任归罪于医务人员,对此种反应能谅解,并尽快告知手术进展状况。

(2)当胎儿已死,产妇又得知自己不可能再受孕时,会愤怒、悲伤、哭泣。应主动听其诉说内心感受,真心地表达理解和同情,并尽快稳定孕妇及家属的情绪。

第九节 子宫肌瘤

子宫肌瘤是女性生殖系统最常见的良性肿瘤,主要由子宫平滑肌增生形成,其间有少量纤维结缔组织,好发于 30～50 岁女性,20 岁以下者少见。

一、概述

(一)病因

子宫肌瘤的确切病因尚不清楚,由于其好发于生育期妇女,患病后子宫肌瘤继续生长和发展,绝经后子宫肌瘤停止生长,甚至萎缩或消失等特点,提示子宫肌瘤的发生、发展过程可能与女性激素有关。研究表明,25%~50%的子宫肌瘤存在遗传学异常。

(二)病理

1.巨检

子宫肌瘤表面光滑,为球形实质结节,大小不一,质地较子宫肌层硬,外表有被压迫的肌纤维束和结缔组织构成的假包膜,故与周围肌组织分界清楚,子宫肌瘤与假包膜之间有一层疏松网状间隙,手术时易剥出。一般子宫肌瘤呈灰白色,切面呈漩涡状结构。

2.镜检

子宫肌瘤由平滑肌纤维和不等量的纤维结缔组织构成,肌细胞大小均匀,排列成漩涡状,细胞核呈杆状,染色较深。

(三)分类

1.按子宫肌瘤部位分类

按子宫肌瘤部位分为子宫体肌瘤(90%)和子宫颈肌瘤(10%)。

2.根据子宫肌瘤与子宫肌壁的关系分类

根据子宫肌瘤与子宫肌壁的关系分为肌壁间肌瘤、浆膜下肌瘤、黏膜下肌瘤三种类型。子宫肌瘤可单发,也可多发。各种类型的子宫肌瘤发生在同一子宫上,称为多发性子宫肌瘤。

(四)子宫肌瘤变性

当子宫肌瘤失去原来的典型结构时,称为子宫肌瘤变性。常见的变性有玻璃样变、囊性变、肉瘤变、红色变及钙化。

(五)临床表现

典型症状为经量增多、经期延长及白带增多,多见于大的肌壁间肌瘤及黏膜下肌瘤,伴有下腹部包块及相应的压迫症状。

(六)治疗要点

根据患者年龄、症状、肌瘤大小及生育功能的要求等情况进行全面分析后,可采取随访观察、药物治疗或手术治疗方案。

二、护理措施

(1)评估患者体温、脉搏、白细胞计数、分泌物是否异常,有无腹痛情况。

(2)入院评估时,要关注患者月经变化及伴随症状。缓解患者各种不适,评估患者腹痛程度，遵医嘱给予镇痛药物。对于出现压迫症状的患者，如尿潴留者遵医嘱给予导尿，便秘患者遵医嘱给予缓泻药治疗。

(3)遵医嘱给予止血、抗贫血药物治疗，必要时输血治疗，定期复查血常规。

(4)遵医嘱保留会阴垫，准确评估出血量。必要时行会阴冲洗，保持会阴清洁，预防感染。

(5)评估患者贫血程度及跌倒风险，并且采取相应的安全防护措施。向患者及其家属进行宣教，防止患者发生跌倒坠床的意外事件。

(6)指导患者进食高蛋白、高热量、高维生素、富含铁的食物，纠正贫血。

(7)手术患者根据具体手术方式，给予围术期护理。

(8)心理护理：患者因担心肌瘤恶变及手术对身体、生育、性生活的影响会产生各种心理反应，责任护士应与患者建立良好的护患关系，了解患者需要，提供个性化心理护理。

三、健康教育

1.术后生活指导

指导患者术后避免进食辛辣、刺激性食物；注意个人卫生，子宫肌瘤剔除术后者 1 个月内禁性生活及盆浴，子宫肌瘤全切术后者 3 个月内禁性生活及盆浴。

2.贫血患者的指导

①指导按时、按剂量口服铁剂等药物，为减少铁剂的胃肠道反应，可在餐后服药。为避免影响口服铁剂的吸收，药物不宜与牛奶、钙剂、浓茶同服。②告知患者改变体位时预防晕厥、跌倒的方法，如起床时应缓慢坐起，适应后再起身走动，走动时需有支撑物或有人搀扶。

3.非手术治疗患者指导

指导非手术治疗患者定期门诊复查妇科超声及血常规，了解肌瘤变化及贫血纠正的情况。

第十节　子宫内膜癌

子宫内膜癌是指原发于子宫内膜的一组上皮性恶性肿瘤，以来源于子宫内膜腺体的腺癌最多见，为女性生殖系统三大恶性肿瘤之一，多见于老年妇女。

一、概述

(一)病因

病因不十分清楚，可能与下列因素有关。

1.体质因素

肥胖、糖尿病、高血压、未孕、不育、绝经延迟等因素可增加子宫内膜癌发病风险。

2.长期持续雌激素刺激

在无孕激素拮抗的雌激素长期作用下，发生子宫内膜增生甚至癌变，临床上多见于无排卵性疾病患者、长期服用雌激素的绝经后妇女、分泌雌激素的卵巢肿瘤患者。

3.遗传因素

大概20%的患者有家族史。

(二)病理及分型

子宫内膜癌的特点是生长缓慢,局限在内膜的时间较长,病变多发生在子宫底部的双侧子宫角。

1.根据病变形态及范围

根据病变形态及范围可分为局限型和弥漫型。

2.根据镜下癌组织细胞类型

根据镜下癌组织细胞类型可分为内膜样腺癌、腺癌伴鳞状上皮化、浆液性腺癌、透明细胞癌。其中主要为腺癌,占80%~90%。

(三)转移途径

子宫内膜癌的主要转移途径为直接蔓延、淋巴转移,晚期可有血行转移。其中淋巴转移是子宫内膜癌的主要转移途径,血行转移的常见部位为肺、肝、骨等。

(四)临床分期

沿用国际妇产科联盟(FIGO)制定的临床分期,大体分为五期。

0期:腺瘤样增生或原位癌。

Ⅰ期:癌灶局限于子宫。

Ⅱ期:癌灶侵犯子宫颈,但未超出子宫。

Ⅲ期:癌灶扩散至子宫以外的盆腔内,但未超出真骨盆。

Ⅳ期:癌灶超出真骨盆,或向前侵犯膀胱、向后侵犯直肠,或伴有盆腔外的扩散。

(五)临床表现

子宫内膜癌病程早期无明显症状,典型表现为绝经后阴道流血、阴道排液、疼痛等,晚期可出现贫血、恶病质等全身衰竭症状。

(六)治疗原则

手术治疗为首选,尤其是早期病例,还可根据具体情况选用放射治疗、激素治疗、化学药物治疗,可单用或联合应用。

二、护理措施

(1)术后遵医嘱给予患者心电监护,监测患者生命体征。回室当即测量体温、呼吸、心率、血氧饱和度、血压;之后30分钟、1小时、2小时、3小时再次测量呼吸、心率、血氧饱和度、血压。停心电监护后,小夜班、大夜班、次日白班各测量体温、呼吸、脉搏、血压1次。观察切口敷料有无渗血、渗液等。

(2)术后留置尿管 5～7 天,使用碘伏溶液擦洗会阴及尿管,每日 2 次,预防感染。

(3)保持引流管和尿管通畅,记录引流液和尿液的性状及尿量。

(4)术后鼓励患者主动或被动活动肢体,穿弹力袜,预防下肢深静脉血栓。观察患者下肢有无肿胀、疼痛等症状,遵医嘱使用抗凝药等。

三、健康教育

(1)个人卫生:指导患者保持会阴清洁,勤更换内衣裤,术后 1 个月内禁止性生活及盆浴。

(2)根据患者术后采取放疗或化疗方法,告知后续治疗时间及注意事项。

(3)向患者讲解随访的重要性:术后 2～3 年每 3 个月随访 1 次,3 年后每 6 个月 1 次,5 年后每年 1 次。

第十一节　卵巢肿瘤

卵巢肿瘤是妇科生殖系统中常见的肿瘤之一,可发生在任何年龄,以 20～50 岁的妇女发病率最高,幼女和老年妇女的卵巢肿瘤多为恶性。卵巢肿瘤发生在盆腔内,早期无症状,不易被发现,又无法鉴别其性质,一旦出现相应症状,往往已为晚期,影响预后。卵巢恶性肿瘤的 5 年生存率多年徘徊在 25%～30%。近年来,由于 B 超、腹腔镜、CT 等先进的诊断技术有利于早期诊断,加上化疗方法的进展,恶性卵巢肿瘤的 5 年生存率提高到 40%～50%。

一、病因

卵巢肿瘤的病因不明,但可能与遗传和家族因素、高胆固醇饮食因素、内分泌因素等有关。

二、卵巢肿瘤的分类

卵巢肿瘤的分类方法较多,现较普遍采用的是依据组织发生进行的分类,主要分为以下几种。

1.来源于体腔上皮的肿瘤

包括浆液性肿瘤、黏液性肿瘤、子宫内膜样肿瘤、透明细胞肿瘤、混合性上皮瘤、勃勒纳瘤与未分化癌。此类肿瘤发生于卵巢表面的表面上皮,是最常见的一种,占卵巢肿瘤的60%～70%。卵巢上皮具有多种分化潜能,当向输卵管上皮分化时,形成浆液性肿瘤;向子宫内膜上皮分化时,形成子宫内膜样肿瘤;向宫颈柱状上皮分化时,形成黏液性肿瘤。每一类上皮性肿瘤根据其细胞学和组织学特点又分为良性、交界性及恶性 3 类。

2.来源于生殖细胞肿瘤

多发生于年轻妇女,而且年龄越小,恶性度越高。其中,畸胎瘤最常见,主要有两种:成熟畸胎瘤和未成熟性畸胎瘤。其他生殖细胞肿瘤还有无性细胞瘤、内胚窦瘤、绒毛膜癌、胚胎癌与混合性癌。

3.来源于特异性间质的肿瘤

包括颗粒细胞瘤、卵泡膜细胞瘤、卵泡膜-颗粒细胞瘤、纤维瘤、睾丸母细胞瘤和两性母细胞瘤。颗粒细胞瘤与卵泡膜细胞瘤常伴有分泌卵巢激素的功能。

4.来源于非特异性间质的肿瘤

与所有普通的间质相似，都有良性、恶性之分，如血管瘤、平滑肌瘤等。

5.转移性肿瘤

可来自子宫、输卵管、乳腺，其中来自消化道的转移癌又称为库肯勃氏瘤。从其他器官转移来的较少见。

6.其他肿瘤

如未分类肿瘤、性腺母细胞瘤、瘤样病变等。

三、常见的卵巢肿瘤

(一)卵巢上皮性肿瘤

1.卵巢浆液性囊腺瘤

卵巢浆液性囊腺瘤较常见，多为单侧，大小不等，囊性，表面光滑，壁薄，囊液呈无色清亮或草黄色稀薄浆液，分单纯性和乳头性两种。前者多为单房，囊壁光滑；后者多为多房，内见乳头，可向外生长，突出于肿瘤表面。镜下检囊壁内为单层柱状上皮，乳头分枝较粗，间质内见沙砾体。交界性浆液性囊腺瘤多为双侧，乳头多向囊外生长，镜下见乳头分支细密，无间质浸润，细胞核轻度异型，预后好。

2.卵巢浆液性囊腺癌

浆液性囊腺癌是最常见的卵巢恶性肿瘤，多为双侧，体积较大，呈囊实性；囊内乳头状生长，可伴有出血、坏死；镜下上皮细胞核异型性明显，并有间质浸润，预后差，5年存活率仅为20％～30％。

3.卵巢黏液性囊腺瘤

卵巢黏液性囊腺瘤较多见，多为单侧，多房性，囊肿表面光滑，体积较大，囊液呈胶冻状。镜下见囊壁内为单层柱状细胞，能分泌黏液；囊壁偶可自发破裂，引起腹腔内广泛种植，形成腹膜黏液瘤；瘤细胞呈良性，分泌旺盛，多限于腹膜表面生长，不浸润脏器实质。交界性黏液性囊腺瘤体积较大，表面光滑，多为多房，囊壁增厚，见实质区和乳头形成，乳头细小、质软。

4.卵巢黏液性囊腺癌

黏液性囊腺癌多为单侧，体积较大，囊壁见实性区和乳头形成，切面为囊实性，囊液混浊或血性。镜下见细胞增生明显，细胞异型性显著，核分裂象多见，并有间质浸润。黏液性囊腺癌的预后较浆液性囊腺癌为佳。

5.卵巢内子宫内膜样肿瘤

卵巢内子宫内膜样肿瘤中，良性瘤少见，多为单房，囊壁内上皮酷似正常子宫内膜腺上皮，间质中有含铁血黄素细胞；交界性肿瘤少见。

6.卵巢内膜样癌

卵巢内膜样癌多为单侧，囊性或实性，有乳头生长，囊液呈血性。镜下与子宫内膜癌极相似，常并发子宫内膜癌，不易鉴别何者为原发或继发。

（二）卵巢生殖细胞肿瘤

卵巢生殖细胞肿瘤好发于儿童和青少年，发病率仅次于上皮性肿瘤。

1.畸胎瘤

畸胎瘤由多胚层组织构成，肿瘤组织多数成熟，呈囊性，肿瘤内常含有2～3个胚层的组织成分。肿瘤的恶性程度取决于组织的分化程度。

成熟畸胎瘤（又称皮样囊肿）是最常见的卵巢良性肿瘤，多为单侧，单房，中等大小，壁厚，表面光滑，腔内充满油脂和毛发，有时可见牙齿或骨质；其恶变率为2%～4%，多见于绝经后妇女。

未成熟畸胎瘤属恶性肿瘤，肿瘤由分化程度不同的未成熟胚胎组织构成，主要为原始神经组织；肿瘤多为实性，复发和转移率较高，好发于青少年。

2.无性细胞瘤

无性细胞瘤占卵巢恶性肿瘤的5%，为中度恶性的实性肿瘤，容易发生转移。此种肿瘤常见于青春期及生育期妇女，单侧居多，实质性，呈圆形或分叶状，中等大小，表面光滑，切面灰白色，可伴有出血和坏死区域。镜下见大圆形细胞呈片状或条索状排列，间质中常有淋巴细胞浸润。无性细胞瘤对放射治疗极度敏感，预后较好。

3.内胚窦瘤

内胚窦瘤与卵黄囊结构相似，故又叫卵黄囊瘤，较罕见，恶性程度高，生长迅速，易发生转移，预后差。常发生在女童及青年妇女身上，多为单侧，呈囊实性，多有出血坏死，灰红或灰黄色。镜下见疏松网状结构，瘤细胞呈扁平、立方或柱状，可产生甲胎蛋白（AFP）。

（三）卵巢性索间质肿瘤

1.颗粒细胞瘤

颗粒细胞瘤是最常见的功能性肿瘤，低度恶性，可发生在任何年龄，但以40～50岁较多。肿瘤具有分泌雌激素的功能，故患者青春期前可出现假阳性性早熟，成年期出现月经失调；绝经后妇女有阴道不规则出血。肿瘤可导致子宫内膜增生、息肉形成，甚至可诱发子宫内膜腺癌。肿瘤表面光滑，实质性，切面可见淡黄色、实质性组织，或伴有出血坏死。镜下见颗粒细胞呈放射状排列，中央为嗜酸性物质，称为Call-Exner小体。预后良好，5年生存率在80%以上，有晚期复发的可能，应长期随访。

2.卵泡膜细胞瘤

卵泡膜细胞瘤为良性，恶性者少见，多见于年龄较大或已绝经妇女。肿瘤能分泌雌激素，故可导致女性化；表面光滑，可伴有结节状突起，质硬；切面呈实性，灰白色。镜下见瘤细胞为短梭形，富含脂质，细胞交错排列成旋涡状。有时和颗粒细胞瘤共存，称为卵泡膜-颗粒细胞瘤，为低度恶性肿瘤。

3.纤维瘤

纤维瘤属良性肿瘤，主要由成纤维细胞及纤维细胞组成，实性，多为单侧，中等大小，直径在10cm左右，呈肾形；肿瘤包膜光滑，切面为灰白色，纤维组织排列呈旋涡状。临床上见患者伴有胸水、腹水，称为麦格综合征，肿瘤切除后，胸、腹水可自然消退。

（四）转移性卵巢肿瘤

转移性卵巢肿瘤占卵巢肿瘤的5%～10%，其常见原发部位有子宫、输卵管、乳腺、肠道、胃、泌尿道等。库肯勃瘤是一种特殊的转移性腺癌，是从胃肠道转移而来的肿瘤，多见双侧，实性，中等大小，活动好，伴有腹水；大体标本切面呈灰白色，或有出血、坏死区域。镜下见具有特征性的印戒细胞，可作为来源于胃肠道转移的依据；偶有转移性卵巢癌而找不到消化道原发病灶，预后差。

四、转移途径

卵巢肿瘤转移的途径以直接蔓延和腹腔种植为主，其次为淋巴转移，血行转移较少见。肿瘤可穿破包膜，累及邻近器官，并广泛种植于腹膜及大网膜表面；卵巢癌灶可通过淋巴管转移到髂区淋巴结、腹主动脉旁淋巴结及腹股沟淋巴结，横膈为转移的好发部位，尤其是右侧。

五、护理评估

（一）健康史

早期病史无特殊，患者通常于妇科普查时发现盆腔肿块而就医。注意询问发病时间及家族史，并收集与发病相关的高危因素。收集病史时应警觉与卵巢肿瘤症状有关的主诉，如尿频、便秘、下腹坠胀不适、腹围增大等。根据患者年龄、病程长短及局部体征初步判断是否为卵巢肿瘤、有无并发症及肿瘤良恶性。

（二）身体状况

1.症状和体征

早期卵巢肿瘤生长慢，一般无症状，常在普查或做其他手术时发现。肿瘤增大时，患者可出现腹部不适、腹胀、腹痛，并扪及下腹部肿块，甚至出现压迫症状如尿频、便秘、气急、心悸等。妇科检查可发现单侧或双侧附件包块，多为囊性或囊实性，表面光滑，活动度好。

恶性肿瘤早期常无症状，晚期可出现腹胀、腹部包块、腹水现象，以及消瘦、严重贫血等恶病质征象。肿瘤向周围组织浸润或压迫神经时，可引起腹痛、腰痛，功能性肿瘤可出现雌激素或雄激素过多的症状。妇科检查可在盆腔内触及质硬结节，肿块多为双侧，实性或囊实性，表面高低不平，固定不动，常伴腹水。有时在腹股沟、腋下或锁骨上可触及肿大结节。

2.卵巢肿瘤的常见并发症

(1)蒂扭转:是妇科常见急腹症。多见于瘤蒂长、活动度好、中等大小、活动、重心偏移的肿瘤,尤其是部分囊性、部分实质性的肿瘤(如畸胎瘤)。常发生于体位突然改变时以及妊娠期、产褥期子宫位置发生改变时。其典型症状是一侧下腹部疼痛,并伴有恶心、呕吐、腹肌紧张、压痛或反跳痛;肿瘤增大后,可突然破裂,引起腹膜炎的症状;有时肿瘤自然复位,症状消失。

(2)破裂:肿瘤可在外力作用下破裂或自发性破裂。外力作用破裂多为穿刺、盆腔检查所致;自发破裂多为肿瘤浸润生长穿破囊壁所致。破裂后,可产生严重的并发症,引起腹痛,有时产生强烈的腹膜刺激征,导致休克。

(3)感染:较少见,多继发于肿瘤扭转、破裂或肠道及邻近器官感染蔓延。主要表现为高热、腹痛、腹部肿块压痛、血白细胞升高。

(4)恶变:早期多无症状。若肿瘤在短期内迅速增大并固定,可伴有腹水等表现。

(三)心理-社会状况

发现卵巢肿瘤时,患者常为肿瘤的性质而焦虑。在判断卵巢肿瘤性质阶段,患者及家属常会经历一段艰难而又恐惧的时期,渴望及早得到确切的结果。一经确诊为恶性肿瘤,患者往往表现出悲观、绝望等不良情绪。接受手术治疗时,患者一方面为患病加重了家庭负担而内疚,另一方面又害怕预后不良而忧心忡忡。在进行化疗或放疗时,严重的不良反应常使患者备感绝望与孤独,甚至丧失生活的信心,从而产生极大的压力。对于患者的这些心理反应,应注意及时评估,以便协助应对。

(四)辅助检查

1.细胞学检查

可在腹水或腹腔冲洗液中找癌细胞,确定临床分期,有助于选择治疗方法。

2.B型超声检查

能检测肿块部位、大小、形态及性质,并能鉴别卵巢肿瘤、腹水和结核性包裹性积液。临床诊断符合率超过90%,但直径小于1～2cm的实性肿瘤不易测出。

3.肿瘤标志物

通过免疫或生化方法测定卵巢肿瘤的分泌或代谢产物。测AFP、CA125、HCG、性激素,对诊断卵巢内胚窦瘤、卵巢上皮性癌、原发性卵巢绒癌、卵巢功能性肿瘤有重要参考价值。

4.腹腔镜检查

可直接看到肿块大体情况,并对整个盆腔、腹腔进行观察,必要时可取活检协助诊断。

5.放射学检查

腹部平片时可显示卵巢畸胎瘤的牙齿和骨质阴影;静脉肾盂造影可辨认盆腔肾、输尿管阻塞或移位;淋巴造影可判断有无淋巴转移;CT检查能通过更多的切面清晰显示病变范围及其与周围组织的关系。

(五)处理要点

1.良性肿瘤

一旦确诊,应予以手术治疗。疑为卵巢瘤样病变者,可做短期观察。年轻患者单侧良性肿瘤,可行肿瘤剥除术或患侧附件切除术,肿瘤切除后快速送病理,以排除恶性变。绝经后妇女则行全子宫及附件切除术。

2.恶性肿瘤

采用以手术为主的综合治疗。

(1)手术:手术治疗的基本目的是确定分期和首次手术后无大的残留病灶。首次手术的彻底性是影响预后的重要因素。原则上早期应行全子宫及双侧附件切除术,必要时同时行大网膜切除术;中晚期尽量切除原发病灶和转移灶,并行大网膜及阑尾切除术加盆腔淋巴结及主动脉旁淋巴结清除术,使残留病灶直径小于 2cm。对年轻早期患者可考虑保留对侧卵巢,但需非常慎重,应具备以下条件:①早期肿瘤分化好;②肿瘤为交界性或低度恶性;③术中剖视对侧卵巢未发现肿瘤;④术后有条件严密随访。对未生育的早期患者也可保留子宫。

(2)化疗:为卵巢恶性肿瘤的主要辅助治疗手段。卵巢恶性肿瘤对化疗较为敏感,因而化疗可预防复发,也可用于术后有残留病灶者,可提高患者 5 年的生存率。化疗药物的选择应根据卵巢癌的类型、期别而定。常用药物有铂类(顺铂、卡铂)、烷化剂(环磷酰胺、异环磷酰胺)、抗代谢药(氟尿嘧啶)、抗生素类(如博来霉素、阿霉素、放线菌素 D)等。常用化疗方案有:生殖细胞肿瘤常用 VAC(长春新碱+放线菌素 D+环磷酰胺)、BVP(博来霉素+长春新碱+顺铂);上皮性癌常用 PC(顺铂+环磷酰胺)、PT(顺铂+紫杉醇)。

3.并发症

卵巢肿瘤若并发蒂扭转、破裂、感染或恶变,应立即手术治疗。

六、护理诊断

1.焦虑

与发现盆腔包块、担心肿块性质有关。

2.预感性悲哀

与切除子宫卵巢、卵巢恶性肿瘤预后不佳有关。

3.营养失调

与卵巢恶性肿瘤的恶病质及化疗有关。

七、护理目标

(1)患者情绪稳定,能正确对待疾病。

(2)患者能用语言表达对丧失子宫及附件的看法,并积极接受治疗。

(3)患者的营养失调状况得以纠正,患者能说出影响营养摄取的原因,并明确应对措施。

八、护理措施

(一)一般护理

鼓励患者进食营养全面、丰富的饮食,避免高胆固醇饮食,以保证化疗能顺利进行。如患者口服不能补充,应经静脉补充。卵巢实性肿瘤或肿瘤直径大于 5cm 者,应及时行手术切除,诊断不清或治疗无效者,宜早行腹腔镜检查或剖腹探查。

(二)治疗配合

1.手术患者

按腹部手术护理常规进行护理。

2.需放腹腔积液者

准备好腹腔穿刺物,并协助医生完成操作,要密切观察、记录患者在放腹腔积液过程中的生命体征变化、腹腔积液性质和出现的不良反应;一次放腹腔积液 3000mL 左右,不宜过多,速度宜缓,以免腹压骤降造成虚脱;放腹腔积液后应用腹带包扎腹部,发现不良反应,及时报告医生进行处理。

3.化疗者

恶性肿瘤术后往往需要进行腹腔化疗,化疗前一般先抽腹腔积液,然后将化疗药物稀释后注入腹腔。注入后,协助患者更换体位,让药物接触腹腔全部。化疗结束后,留置化疗药管者注意保持药管的固定及局部敷料的干燥,单穿者保持穿刺点处敷料的干燥。同时,观察并记录患者有何反应,如有异常,及时报告医生进行处理。

(三)心理护理

需为患者提供表达情感的机会和环境,经常巡视,用一定时间(10 分钟以上)陪伴患者,详细了解患者的疑虑和需求,评估患者的身心状况,鼓励患者以适当的方式表达自身的压力,传授患者应对压力的技巧,鼓励患者多参与护理活动,以维持其独立性和生活自控的能力,鼓励家属参与照顾患者。

(四)健康教育

1.卵巢非赘生性肿瘤

卵巢非赘生性肿瘤直径小于 5cm 者,应督促其定期(3～6 个月)接受复查,并详细记录。良性肿瘤患者术后 1 个月进行常规检查,恶性肿瘤患者术后常需辅以化疗,但尚无统一化疗方案,应督促并协助患者克服困难,努力完成化疗计划,以提高疗效。

2.良性肿瘤

术后 1 个月复查,如未切除子宫者,1 个月后可恢复性生活;卵巢肿瘤术后 3 个月阴道残端愈合后,可恢复性生活。

3.卵巢肿瘤

卵巢肿瘤术后随访时间:术后 1 年内,每月 1 次;术后 2 年内,每 3 个月 1 次;术后 3 年内,每半年 1 次;术后 3 年以上,每年 1 次。随访内容包括:症状、体征、全身及盆腔检查、B 超检查,必要时应做 CT 或 MRI 检查、肿瘤标志物检测等。

第四章　儿科护理

第一节　新生儿窒息

新生儿窒息是指新生儿出生后不能建立正常的自主呼吸而导致低氧血症、高碳酸血症、混合性酸中毒及全身多脏器损伤，是引起新生儿死亡和儿童伤残的重要原因之一。国内发病率为5%～10%。

一、概述

1.病因

凡能造成胎儿或新生儿缺氧的因素均可引起窒息(表4-1)。

表4-1　新生儿窒息的病因

病因	常见疾病
孕母因素	糖尿病、心脏病、妊娠高血压综合征、严重贫血、孕母吸毒、吸烟、孕母年龄<16岁或>35岁等
胎盘因素	胎盘早剥、前置胎盘、胎盘老化等
脐带因素	脐带受压、脱垂、绕颈、打结、过短或牵拉等
分娩因素	难产、手术产如高位产钳、产程中药物(如麻醉剂、镇静剂、催产剂)使用不当等
胎儿因素	早产儿、巨大儿、先天畸形、宫内感染、呼吸道阻塞等

2.发病机制

窒息时新生儿呼吸不能正常建立，引起缺氧，导致细胞代谢障碍、功能和结构异常，甚至死亡，造成神经、循环、消化等多系统器官损伤；但不同细胞对缺氧的敏感性不同，脑细胞最为敏感，其次为心肌、肝、肾上腺，因此各器官发生损伤的程度有差异。

二、护理评估

1.健康史

评估造成胎儿或新生儿缺氧的因素，评估患儿的Apgar评分及窒息程度。

2.身体状况

(1)胎儿缺氧表现：早期为胎动增加，胎心率增快(≥160次/分)；晚期为胎动减少或消失，胎心率减慢(<100 次/分),羊水被胎粪污染。

(2)窒息程度判定:Apgar 评分是临床评价出生窒息程度经典而简易的方法。临床上根据生后 1 分钟 Apgar 评分来判定新生儿窒息程度,8～10 分为正常、4～7 分为轻度窒息、0～3 分为重度窒息;1 分钟评分仅是窒息诊断和分度的依据,5 分钟及 10 分钟评分有助于判断复苏效果及预后。

(3)并发症:大多数窒息患儿经抢救能够恢复呼吸,肤色转红,哭声响亮。少数患儿病情加重,可出现以下表现:①中枢神经系统:缺氧缺血性脑病和颅内出血。②呼吸系统:胎粪吸入综合征、肺透明膜病,肺出血等。③循环系统:缺氧缺血性心肌损害、心源性休克和心力衰竭。④泌尿系统:肾功能不全或肾衰竭及肾静脉血栓形成等。⑤消化系统:应激性溃疡和坏死性小肠结肠炎等。⑥代谢方面:低血糖、低血钙、低钠血症及酸中毒等。

3.心理-社会支持状况

因重症患儿可出现并发症,家长易产生焦虑和恐惧心理,故应重点评估家长的心理状况及对本病护理和预后的认识程度。

4.辅助检查

可通过羊膜镜了解羊水胎粪污染程度或胎头露出宫口时取头皮血行血气分析,评估宫内缺氧程度。生后应检测动脉血气、血糖、电解质、血尿素氮和肌酐等生化指标。

5.治疗原则及主要措施

(1)早期预测:估计胎儿娩出后有窒息危险时,应做好充分准备工作,包括人员、技术和仪器物品。

(2)复苏:按 A→B→C→D→E 步骤进行:①A:清理呼吸道。②B:建立呼吸。③C:维持正常循环。④D:药物治疗。⑤E:评估。A、B、C 最重要,其中 A 是根本,B 是关键,评估贯穿于整个复苏过程中。

(3)复苏后监护与转运:评估和监测呼吸、心率、血压、尿量、肤色、经皮氧饱和度及窒息所致的神经系统症状等,注意维持内环境稳定,控制惊厥,治疗脑水肿。如并发症严重,需转运至 NICU 治疗。

三、常见护理诊断/问题

1.自主呼吸障碍

与羊水、气道分泌物吸入有关。

2.体温过低

与缺氧致棕色脂肪产热减少及保暖不足有关。

3.有感染的危险

与免疫功能低下有关。

4.潜在并发症

缺氧缺血性脑病、颅内出血等。

5.焦虑、恐惧(家长)

与患儿病情危重及预后不良有关。

四、护理措施

(一)维持自主呼吸,配合医生按 ABCDE 方案进行抢救治疗

1.A 畅通气道

(1)保暖:婴儿娩出后即置于远红外线或其他方法预热的保暖台上。用温热毛巾揩干头部及全身。

(2)体位:抢救时患儿取仰卧位,肩部垫高 2~3cm,使颈部稍后伸至中枕位。

(3)清除分泌物:立即清除口、鼻、咽及气道内分泌物。多采用负压吸痰,负压≤13.3kPa(100mmHg)时,吸痰时间不超过 10~15 秒/次。

2.B 建立呼吸

(1)触觉刺激:拍打或弹足底和摩擦患儿背部促使患儿呼吸出现。

(2)复苏囊加压给氧:如无自主呼吸或(和)心率<100 次/分,立即用呼吸囊加压给氧。氧流量应不小于 5L/min,面罩应密闭口、鼻,通气频率为 30~40 次/分,压力大小随患儿体重和肺部情况而定,手指压与放的时间比为 1:1.5。看到胸廓起伏证明通气有效。

(3)气管插管:面罩正压给氧无效或窒息严重估计需长时间复苏的患儿需进行气管插管术,必要时生后立即进行气管插管,不必先用面罩复苏。

3.C 建立有效循环

如心率低于 80 次/分,需进行胸外心脏按压。一般采用拇指法,操作者双拇指并排或重叠于患儿胸骨体下 1/3 处,其他手指围绕胸廓托在后背;按压频率为 100~120 次/分;按压深度为胸廓下压 1~2cm;按压有效可摸到大动脉搏动,如颈动脉和股动脉。

4.D 药物治疗

建立有效的静脉通道,保证药物应用。胸外心脏按压不能恢复正常循环,可遵医嘱给予静脉和(或)气管内注入 1:10000 肾上腺素,并纠正酸中毒、低血糖、低血压。

5.E 评价

复苏过程中,每复苏一步,均要评价患儿的情况,然后再决定下一步的操作。

(二)加强监护

患儿取仰卧位,床边备吸引器等物品,遵医嘱应用止惊药物,避免外渗。监护的主要内容为神志、肌张力、体温、床温、呼吸、心率、血氧饱和度、血压、尿量和窒息所致的各系统症状,观察用药反应,认真填写护理记录单。

(三)保暖

贯穿于窒息复苏的整个过程中,可将患儿置于远红外保暖床上,病情稳定后置于温箱中保暖,维持患儿体温在 36.5℃左右,以减少氧气的消耗。

（四）预防感染

严格执行无菌操作技术，勤洗手及加强环境管理。疑有感染可能者，遵医嘱应用抗生素预防感染。

第二节 新生儿呼吸窘迫综合征

新生儿呼吸窘迫综合征（RDS）又称肺透明膜病（HMD），是由于肺表面活性物质（PS）缺乏导致。临床表现为出生后不久即出现进行性呼吸窘迫和呼吸衰竭。

一、病因和病理生理

1.病因

PS是由Ⅱ型上皮细胞合成并分泌的一种磷脂蛋白复合物。PS的作用是覆盖在肺泡表面，降低肺泡表面张力，防止肺泡萎缩陷，以保证功能残余气量。PS在孕18～20周开始产生，35～36周迅速增加，故早产儿胎龄愈小，PS量也愈少。糖尿病母亲所生的新生儿由于其血中的高胰岛素能拮抗肾上腺皮质激素对PS合成的促进作用，故其发生RDS的概率比正常增加5～6倍。

2.病理生理

早产儿由于功能肺泡量少，气体交换功能差；胎龄愈小，PS的量愈低，使肺泡表面张力增加，呼吸末功能残余气量降低，肺泡容易萎陷。表现为肺顺应性下降，气道阻力增加，通气/血流降低，气体弥散障碍，从而导致缺氧，以及缺氧所导致的代谢性酸中毒；此外通气功能障碍可引起呼吸性酸中毒。缺氧及酸中毒使肺毛细血管通透性增加，液体渗出，肺间质水肿和肺纤维蛋白沉着于肺表面形成嗜伊红透明膜，进一步加重气体弥散障碍，加重缺氧及酸中毒的产生，形成恶性循环。

二、治疗要点

1.纠正缺氧

根据患儿情况，轻者可选用鼻导管、面罩吸氧，重者可选用维持气道正压（CPAP）吸氧或者气管插管、机械通气等。

2.PS替代治疗

可明显降低RDS病死率及气胸发生率，改善肺顺应性和换气功能。临床常用的表面活性物质有3种：天然制剂、人工制剂、混合制剂。将制剂溶于生理盐水，然后采用不同体位（仰卧、左侧、右侧、再仰卧位各1/4）从气管插管内滴入。

3.维持酸碱平衡

严重代谢性酸中毒使用5%碳酸氢钠治疗，治疗呼吸性酸中毒以改善通气为主。

4.支持治疗

放在温箱或辐射式抢救台保暖,维持皮肤温度在36.5℃。保证液体和营养的供应,但补液量不宜过多,以免导致动脉导管开放。

三、护理评估

(一)健康史

了解母亲妊娠期情况;患儿出生情况,包括胎龄、体重、是否顺产,有无窒息史等;出生时Apgar评分情况。

(二)身体状况

常在生后4~6小时内出现呼吸窘迫,表现为:呼吸急促(>60次/分)、鼻翼扇动、呼气时呻吟、吸气时呈三凹征、发绀,并呈进行性加重。严重时可出现呼吸浅促、不规律、肌张力下降、呼吸暂停甚至出现呼吸衰竭,肺部可闻及湿啰音。在生后2~3天最严重,72小时后好转。

(三)辅助检查

1.实验室检查

(1)泡沫试验:取胃液1mL加入95%酒精1mL,振荡15秒后静置15分钟后观察试管液面周围泡沫环的形成。无泡沫为(-),表示PS缺乏,肺未成熟,易发生RDS;泡沫少于1/3试管周围为(+),泡沫多于1/3试管周围为(++),表示已有一定量PS,但肺成熟度不够;试管周围一圈或双层有泡沫为(+++),表示PS较多,肺已成熟。

(2)肺成熟度判定:分娩前进行羊水穿刺,测定羊水中磷脂(L)/鞘磷脂(S)的比值,判断肺的成熟程度。若≥2,则表示肺已发育成熟,否则为未成熟。

(3)血气分析:PaO_2降低,$PaCO_2$升高,pH降低。

2.X线检查

它是目前确诊该病的最佳手段。两肺呈透明度下降,可见细颗粒状网状影;可见清晰充气的树枝状支气管;严重时肺野呈白色。

(四)心理-社会状况

评估家长对新生儿呼吸窘迫综合征知识的了解程度,了解家长的心理反应,评估母亲及家庭成员对治疗的理解及支持程度。

四、常见护理诊断/问题

1.气体交换障碍

与肺泡缺乏PS致肺泡萎陷、换气功能障碍有关。

2.自主呼吸受损

与PS缺乏导致肺不张、呼吸困难有关。

3.营养失调:低于机体需要量

与摄入量不足有关。

4.有电解质失衡的危险

与代谢紊乱有关。

5.有感染的危险

与免疫力低下有关。

五、预期目标

(1)患儿气体交换功能改善。

(2)患儿能进行有效呼吸。

(3)患儿能获得充足的营养。

(4)患儿电解质平衡保持在正常范围。

(5)患儿未发生感染。

六、护理措施

1.改善呼吸功能,做好用药护理

配合医生,尽早给予外源性PS(生后24小时内)治疗。给药前,要彻底清理呼吸道,将患儿置于远红外辐射台保暖、镇静;给药过程中注意配合变换体位,应用复苏气囊加压给氧或增加机械通气的压力,以助药液均匀扩散。给药后,6小时内取仰卧位,勿翻身、拍背、吸痰,吸痰时间推迟至给药12～24小时后。同时严密监测患儿体温、呼吸、心率、血压及动脉血气,及时评估病情,做好各项护理记录。

2.氧疗及辅助呼吸

保持呼吸道通畅,根据病情和血气分析选择给氧方式,使PaO_2维持在50～80mmHg(6.7～10.7kPa)、SpO_2维持在88%～93%。①头罩给氧:应选择与患儿相适应的头罩,氧流量不少于5L/min,以防止CO_2积聚在头罩内。②持续气道正压呼吸(CPAP):早期可用呼吸机CPAP给氧,以增加功能残气量,防止肺泡萎缩和不张。③气管插管给氧:如用CPAP后病情无好转者,应行气管插管并采用间歇正压通气(IPPV)及呼气末正压呼吸(PEEP)。

3.保证营养供给

注意合理喂养,不能吸吮、吞咽者可用鼻饲或静脉补充营养。

4.预防感染

患儿多为早产儿,免疫力较差,气管插管、机械通气等操作极易发生院内感染,应做好各项消毒隔离工作。

5.心理护理和健康指导

向母亲介绍疾病的相关知识,给予心理上的安慰和支持,取得家长的理解和配合。加强对高危妊娠和分娩的监护及治疗，预防早产；教会家长居家照顾的相关知识，为患儿出院后得到良好的照顾奠定基础。

第三节　新生儿黄疸

新生儿黄疸是因胆红素在体内积聚引起的皮肤或其他器官黄染。可分为生理性及病理性，严重者可导致中枢神经损害，产生胆红素脑病。

一、新生儿黄疸的分类

1.生理性黄疸

由于新生儿胆红素代谢特点，50%～60%的足月儿和80%的早产儿出现生理性黄疸。足月儿生后2～3天出现黄疸，4～5天达高峰，5～7天消退，最迟不超过2周，黄疸的程度较轻，先见于面部、颈、巩膜，然后遍及躯干及四肢，胎粪都呈黄色，一般无症状，脐血血清总胆红素(TSB)＜42.7μmol/L(2.5mg/dL)，24小时内＜102.6μmol/L(6mg/dL)，48小时内＜153.9μmol/L(9mg/dL)，72小时以内及以后＜220.6μmol/L(12.9mg/dL)。早产儿生后3～5天出现黄疸，黄疸程度较足月儿重，消退也较慢，可延长至2～4周。24小时TSB＜136.8μmol/L(8mg/dL)，48小时内＜205.2μmol/L(12mg/dL)，72小时内＜256.5μmol/L(15mg/dL)。

2.病理性黄疸

新生儿黄疸出现下列情况之一时要考虑为病理性黄疸：①生后24小时内出现黄疸，TSB＞102.6μmol/L(6mg/dL)；②足月儿TSB＞220.6μmol/L(12.9mg/dL)，早产儿或低体重儿TSB＞255μmol/L(15mg/dL)；③血清结合胆红素＞26μmol/L(1.5mg/dL)；④TSB每天上升＞85μmol/L(5mg/dL)；⑤黄疸持续时间较长，足月儿超过2周，早产儿超过4周，或进行性加重。对病理性黄疸应积极查找病因。

二、病因与病理生理

(一)病因

1.感染性

(1)新生儿肝炎：由于母亲在怀孕期间感染了巨细胞病毒、乙型肝炎、风疹、单纯疱疹等，通过胎盘屏障传染给胎儿或分娩时产道感染。

(2)新生儿败血症及其他感染：由于细菌感染，其毒素加快了红细胞的破坏所致。

2.非感染性

(1)新生儿溶血症：可分为ABO血型不合及Rh血型不合导致的溶血病，ABO血型不合多为母亲O型，新生儿A型或B型。Rh血型不合主要发生在Rh阴性母亲和Rh阳性胎儿。

(2)胆道闭锁：多数见于胎儿宫内病毒感染导致胆管炎、胆管闭锁，结合胆红素排泄障碍。

(3)母乳性黄疸：1%左右的母乳喂养的新生儿会出现黄疸，非结合胆红素升高。在停止母乳喂养后 3 天，黄疸下降可诊断。

(4)遗传性疾病：葡萄糖 6-磷酸脱氢酶(G6PD)丙酮酸激酶和己糖激酶缺陷均可影响红细胞正常代谢。

(5)药物性黄疸：某些药物如磺胺类、水杨酸盐、维生素 K_3 等，可与胆红素竞争 Y、Z 蛋白的结合点，影响胆红素的代谢。

(二)病理生理

当患儿饥饿、缺氧、脱水、酸中毒、感染或颅内出血时，使红细胞破坏加速，胆红素的生成过多，肝细胞处理胆红素的能力减弱，肝肠循环增加，则使黄疸加重。Rh 溶血可引起胎儿重度贫血。由于重度贫血、低蛋白血症和心力衰竭可导致全身水肿。骨髓外造血增加，可出现肝、脾大。血清未结合胆红素增高，可透过血-脑屏障，使基底核黄染、坏死，发生胆红素脑病，多留有后遗症。

三、治疗要点

1.产前治疗

它可采用提前分娩、血浆置换、宫内输血。

2.新生儿治疗

它包括光照疗法、药物治疗、换血疗法，以及防止低血糖、低体温、纠正酸中毒、贫血、水肿和心力衰竭等。

四、护理评估

(一)健康史

了解母亲的妊娠史、生育史，分娩过程有无窒息史、抢救史；父母及新生儿血型、新生儿体重、用药史等；新生儿体温及感染史等。

(二)身体状况

评估新生儿的皮肤情况、神志、反应、肌张力。监测新生儿心率、体温、呼吸。患儿有无抽搐、惊厥，了解血胆红素监测及其他临床检验结果的意义。

(1)区分生理性黄疸与病理性黄疸。

(2)溶血性黄疸表现

①黄疸：Rh 溶血比 ABO 溶血的症状严重，在出生后 24 小时内进展迅速，以未结合胆红素为主，如果溶血严重，可造成胆汁淤积，结合胆红素亦升高。

②贫血：Rh 溶血者在生后即可出现严重贫血、水肿或心力衰竭。

③肝脾大：Rh 溶血者多有不同程度的肝脾增大，ABO 溶血患儿则不明显。

④胆红素脑病：一般在生后 4～7 天出现，临床分为 4 期：警告期、痉挛期、恢复期、后遗症期。约有 50%的患儿因呼吸衰竭或 DIC 死亡，存活者多有后遗症。

(三)辅助检查

1.血型检测

检查母子 ABO 血型及 Rh 血型，证实是否存在血型不合。

2.确定有无溶血

溶血时红细胞和血红蛋白减少，早期新生儿血红蛋白<145g/L，网织红细胞增高(>6%)，有核白细胞增多(>10/100 个白细胞)。血清胆红素增高。

3.致敏红细胞和血型抗体测验

改良直接抗人球蛋白试验、红细胞抗体释放试验阳性是新生儿溶血的确诊试验，而血清中游离抗体试验可提示是否继续溶血。

(四)心理-社会状况

评估家长的心理状况，对新生儿黄疸知识的了解程度；家庭经济状况；家长对患儿的照顾能力等。

五、常见护理诊断/问题

(1)皮肤颜色异常与胆红素浓度增高有关。

(2)潜在并发症：胆红素脑病。

六、预期目标

(1)患儿黄疸能得到及时处理，并逐渐消退。

(2)患儿未发生胆红素脑病。

七、护理措施

1.降低胆红素，防止胆红素脑病

(1)一般护理：注意保暖，合理喂养，保持皮肤、口腔清洁，维持水、电解质平衡。避免低体温、低血糖和酸中毒，以利于胆红素与白蛋白连接。

(2)遵医嘱给予肝酶诱导剂(如苯巴比妥)，输血浆或白蛋白，促进游离的未结合胆红素与白蛋白结合，减少胆红素脑病发生。

(3)实施蓝光疗法和换血疗法：适用于高未结合胆红素血症，尤其新生儿溶血症，可降低未结合胆红素，防止胆红素脑病发生。

2.严密观察病情

(1)观察黄疸进展情况：观察皮肤、巩膜、大小便的色泽变化，并根据皮肤黄疸的部位和范围，估计血清胆红素的近似值，判断黄疸程度和进展情况。

(2)观察溶血进展情况：动态监测溶血性贫血患儿的实验室检查结果，观察其呼吸、心率、尿量变化及水肿、肝脾大等情况，判断有无心力衰竭。一旦发生，按医嘱给予洋地黄和利尿剂，并控制输液量和速度。

(3)观察有无胆红素脑病表现：注意观察皮肤黄疸程度和范围，有无嗜睡、反应低下、吸吮无力、肌张力下降或增高、双眼凝视、尖叫、抽搐等神经系统表现，一旦出现立即报告医生并配合抢救。

3.健康教育

向家长解释新生儿黄疸的特点，指导家长进行黄疸观察及评估黄疸进展；做好产前咨询和孕期保健，指导孕妇预防和治疗感染性疾病，防止溶血病和败血症发生；若为母乳性黄疸，嘱暂停母乳3～5天或改为隔次母乳喂养，黄疸消退后再恢复母乳喂养；若为葡萄糖-6-磷酸脱氢酶(G-6-PD)缺陷者，嘱忌食蚕豆及其制品，不穿有樟脑丸气味的衣服，避免使用磺胺等诱发溶血的药物；有神经系统后遗症者指导康复治疗和护理。

第四节　小儿急性上呼吸道感染

急性上呼吸道感染(AURI)简称上感，俗称“感冒”，是各种病原体引起的鼻、鼻咽和咽部的急性感染，是儿童最常见的疾病。根据主要感染部位的不同，可诊断为急性鼻咽炎、急性咽炎、急性扁桃体炎等。本病一年四季均可发生，以冬春季节及气候骤变时多见。

引起急性上呼吸道感染的病原体包括病毒、细菌、支原体及衣原体等。其中病毒引起者占90%以上，主要包括鼻病毒、合胞病毒、流感病毒、副流感病毒、腺病毒、柯萨奇病毒等。病毒感染后可继发细菌感染，最常见的细菌是溶血性链球菌，其次为肺炎链球菌、流感嗜血杆菌。

婴幼儿时期由于呼吸道的解剖生理和免疫特点，易患呼吸道感染。若患有维生素D缺乏性佝偻病、营养不良、贫血等疾病，或儿童生活环境不良如居室拥挤、通风不良、阳光不足、空气严重污染、被动吸烟、护理不当、冷暖失调等而容易诱发本病。

一、护理评估

1.健康史

询问患儿发病前是否有“受凉”史，有无类似疾病接触史；是否有佝偻病、营养不良、先天性心脏病、贫血病史；有无反复上呼吸道感染史。

2.身体状况

临床症状轻重不一，与年龄、病原体及机体免疫力不同有关。

(1)一般类型的上感：病程一般3～5天。

①症状：年长儿以局部症状为主，无全身症状或全身症状较轻，婴儿病情大多较重，常有明显的全身症状。a.局部症状：流涕、鼻塞、喷嚏、咽部不适、咽痛等。b.全身症状：发热、畏寒、头

痛、烦躁不安、拒乳、乏力等,可伴呕吐、腹泻、腹痛,甚至热性惊厥。部分患儿可出现脐周阵发性腹痛,无压痛,可能与发热所致肠痉挛或肠系膜淋巴结炎有关。

②体征:可见咽部充血,扁桃体肿大,颌下淋巴结肿大、触痛。肺部听诊呼吸音多正常。部分肠道病毒感染的患儿可出现不同形态的皮疹。

(2)两种特殊类型上感

①疱疹性咽峡炎:由柯萨奇A组病毒感染引起,好发于夏秋季。起病急,高热,咽痛,咽充血,咽腭弓、悬雍垂、软腭等处可见数个直径2~4mm的灰白色疱疹,周围有红晕,疱疹破溃后形成小溃疡。病程1周左右。

②咽-结膜热:由腺病毒感染引起,好发于春夏季,以发热、咽炎、结膜炎为特征,可在集体儿童机构中流行。临床表现为发热、咽痛,一侧或双侧眼结膜炎及颈部或耳后淋巴结肿大。病程1~2周。

(3)并发症:上呼吸道感染可并发中耳炎、鼻窦炎、咽后壁脓肿、颈淋巴结炎、喉炎、支气管炎、肺炎等;年长儿溶血性链球菌感染可并发急性肾小球肾炎、风湿热。

3.心理-社会支持状况

家长在患儿起病初多不重视,当患儿出现严重表现后,因担心病情恶化而产生焦虑、抱怨等情绪。另外,有些上呼吸道感染与当地空气污染及被动吸烟有关,应做好社区及家庭生活环境的评估。

4.辅助检查

病毒感染时白细胞数偏低或正常,淋巴细胞数相对增高;细菌感染时白细胞数和中性粒细胞增高。

5.治疗原则及主要措施

(1)支持治疗:休息、多饮水;注意呼吸道隔离;预防并发症的发生。

(2)病因治疗:抗病毒药物常用利巴韦林,也可使用银翘散、板蓝根冲剂、大青叶等中药治疗,一般不用抗生素。如病情严重、继发细菌感染或发生并发症者,可选用抗菌药物如青霉素类、头孢菌素类、大环内酯类等。如为链球菌感染或既往有肾炎或风湿热病史者,应用青霉素或红霉素10~14天。

(3)对症治疗:高热者给予物理降温或药物降温;热性惊厥者给予镇静、止惊处理;咽痛者含服咽喉片。

二、常见护理诊断/问题

1.体温过高

与上呼吸道炎症有关。

2.舒适度减弱

与咽痛、鼻塞有关。

3.潜在并发症

热性惊厥。

三、护理措施

1.一般护理

(1)保持室温18～22℃,湿度50%～60%,注意通风,保持室内空气清新。保证患儿有足够的休息时间。鼓励患儿多喝水,给予清淡、易消化高维生素饮食,宜少食多餐并经常变换食物种类。入量不足者,进行静脉补液。

(2)鼻塞的护理:鼻塞严重时应先清除鼻腔分泌物,然后用0.5%麻黄素液滴鼻,每次1～2滴;对因鼻塞而妨碍吸吮的婴儿,宜在哺乳前15分钟滴鼻,保证吸吮。

(3)口腔护理:保持口腔清洁,为减轻疼痛,不宜吃过烫及刺激性饮食,可用温淡盐水或复方硼酸溶液漱口。注意观察咽部充血、水肿、化脓情况,及时发现病情变化。咽部不适时可给予润喉含片或雾化吸入。

2.治疗配合

密切监测体温变化,体温达38.5℃以上时应给予物理降温措施,如头部冷湿敷、枕冰袋,在颈部及腹股沟处放置冰袋,30%～50%的乙醇擦浴(新生儿禁用)或用冷盐水灌肠。物理降温效果不佳或无条件物理降温时可予退热剂,如口服对乙酰氨基酚等。注意保证患儿摄入充足的水分,及时更换汗湿衣服,避免因受凉而使症状加重或反复。

3.观察病情

密切观察病情变化,一般每4小时测量体温并准确记录,若体温过高或有热性惊厥史需1～2小时测体温一次。发生热性惊厥时,配合医师及时予以镇静、止惊等处理。在护理患儿时应经常检查口腔黏膜的改变、皮肤有无皮疹,注意咳嗽的性质及神经系统症状等,以便能早期发现麻疹、猩红热、百日咳及流行性脑脊髓膜炎等急性传染病及有无支气管炎、肺炎等。

第五节　小儿肺炎

肺炎系由不同病原体或其他因素所引起的肺部炎症。以发热、咳嗽、气促、呼吸困难以及肺部固定湿啰音为共同临床表现。肺炎是儿科常见病,也是我国城乡婴儿及5岁以内儿童死亡的第一位原因,故加强对小儿肺炎的防治十分重要。

目前小儿肺炎尚无统一的分类方法,常用者包括:①病理分类:分为支气管肺炎、大叶性肺炎、间质性肺炎、毛细支气管肺炎等。②病因分类:可分为病毒性肺炎、细菌性肺炎、肺炎支原体肺炎、衣原体肺炎、真菌性肺炎、原虫性肺炎、吸入性肺炎等。③病程分类:分为急性肺炎(病程<1个月者)、迁延性肺炎(1～3个月)、慢性肺炎(>3个月)。④病情分类:轻症肺炎和重症肺炎。

临床上如病原体明确,则按病因分类,以便指导治疗,否则按病理分类。

支气管肺炎是小儿时期最常见的肺炎,以冬、春寒冷季节多见,营养不良、佝偻病、低出生体重儿等易患本病。

一、病因

肺炎的病原微生物为细菌和病毒，发达国家中小儿肺炎病原体以病毒为主，常见病毒主要为呼吸道合胞病毒、副流感病毒、流感病毒、疱疹病毒、肠道病毒等。发展中国家则以细菌为主，细菌感染中肺炎链球菌多见，近年来肺炎支原体和流感嗜血杆菌感染有增多趋势。

二、发病机制

当炎症蔓延到支气管、细支气管和肺泡时，支气管因黏膜炎症水肿而管腔变窄，肺泡壁因充血水肿而增厚，肺泡腔内充满炎症渗出物，影响了通气与气体交换。由于小儿呼吸系统的特点，当炎症进一步加重时，可使支气管管腔更狭窄，甚至堵塞，导致通气与换气功能障碍，从而导致各器官系统发生一系列的变化。

1.呼吸功能

通气不足引起低氧血症（PaO_2 降低）和高碳酸血症（$PaCO_2$ 增高）；换气功能障碍则主要引起低氧血症。为代偿缺氧，患儿呼吸和心率加快，以增加每分钟通气量。为增加呼吸深度，呼吸辅助肌亦参与活动，出现鼻翼扇动和三凹征。若既有缺氧、PaO_2 降低，又有 CO_2 排出受阻、$PaCO_2$ 增高，则可产生呼吸衰竭。

2.循环系统

常见心肌炎、心力衰竭及微循环障碍。病原体和毒素侵袭心肌，引起心肌炎。缺氧使肺小动脉反射性收缩，肺循环压力增高，形成肺动脉高压，使右心负担增加，同时低氧血症使心肌能量代谢障碍，降低心肌收缩力。肺动脉高压和中毒性心肌炎是诱发心力衰竭的主要原因。重症患儿常出现微循环障碍，甚至弥散性血管内凝血（DIC）。

3.中枢神经系统

缺氧和 CO_2 潴留引起脑毛细血管通透性增加，致使颅内压增高。严重缺氧和脑供氧不足使脑细胞无氧代谢增加，造成乳酸堆积、ATP 生成减少和 Na-K 离子泵转运功能障碍，引起脑细胞内钠、水潴留，形成脑水肿。病原体毒素作用亦可引起脑水肿。严重脑水肿可抑制呼吸中枢而发生中枢性呼吸衰竭。

4.消化系统

低氧血症和毒血症时胃肠黏膜最易受累，导致黏膜屏障功能破坏，使胃肠功能紊乱，出现厌食、呕吐及腹泻症状，甚至产生中毒性肠麻痹，严重者可引起消化道出血。

5.水、电解质和酸碱平衡失调

严重缺氧发生代谢障碍、酸性代谢产物增加，加上高热、吐泻等因素，常可引起代谢性酸中毒；通气和换气功能障碍又可导致呼吸性酸中毒，因此严重肺炎时常为混合性酸中毒。缺氧和 CO_2 潴留又会导致肾小动脉痉挛而引起水、钠潴留，加上缺氧使细胞膜通透性改变、钠泵功能失调，使 Na^+ 进入细胞内，可造成稀释性低钠血症。吐泻严重时，可造成钠摄入不足和排钠增多，引致脱水和缺钠性低钠血症。因酸中毒、H^+进入细胞内和K^+向细胞外转移，血钾通常增高或正常；但如伴吐泻及营养不良时，则血钾常偏低。

三、临床表现

1.一般症状

大多起病较急，发病前数日多有上呼吸道感染症状。发热较高，热型不定，多为不规则发热，亦可为弛张热或稽留热，新生儿、重度营养不良儿可不发热或体温不升。患儿还常有精神不振、食欲缺乏、烦躁不安、轻度腹泻或呕吐等全身症状。

2.呼吸系统

咳嗽较频，在早期为刺激性干咳，以后咳嗽有痰。新生儿、早产儿则表现为口吐白沫。重者呼吸急促，并有鼻翼扇动、点头状呼吸、三凹征、唇周发绀等，严重者可出现呼吸衰竭。肺部体征在早期可不明显或仅有呼吸音粗糙，以后可闻及固定的中、细湿啰音，以背部两肺下部及脊柱旁较多。当病灶融合扩大累及部分或整个肺叶时，则出现相应的肺实变体征，叩诊浊音，听诊呼吸音减弱或出现支气管呼吸音。

3.循环系统

常见心肌炎和心力衰竭。前者表现为面色苍白、心动过速、心音低钝、心律不齐，心电图显示ST段下移和T波低平、倒置。如出现以下表现应考虑心力衰竭：①呼吸突然加快，大于60次/分；②心率突然大于180次/分；③骤发极度烦躁不安，明显发绀，面色发灰，皮肤苍白、发灰、发凉；④心音低钝，奔马律，颈静脉怒张；⑤肝脏迅速增大；⑥尿少或无尿，颜面、眼睑或双下肢水肿。

4.神经系统

轻度缺氧表现为烦躁不安或嗜睡。合并中毒性脑病时可出现不同程度的意识障碍，惊厥、呼吸不规则、前囟隆起、脑膜刺激征及瞳孔对光反应迟钝或消失等。脑脊液检查除压力增高外，其余均在正常范围内。

5.消化系统

常有纳差、吐泻、腹胀等。若发生中毒性肠麻痹，则肠鸣音减弱或消失，而腹胀明显，加重呼吸困难。消化道出血时呕吐咖啡样物，大便隐血试验阳性或排柏油样便。

四、并发症

若在肺炎治疗过程中，中毒症状或呼吸困难突然加重，体温持续不退或退而复升，应考虑有并发症的可能。常见的并发症有脓胸、脓气胸、肺大疱、化脓性心包炎和败血症等，多由金黄色葡萄球菌引起。应及时拍摄胸片及作其他相应检查以明确诊断。

五、实验室检查

细菌性肺炎的白细胞总数和中性粒细胞数目增高，甚至可见核左移，胞浆中可见中毒颗粒。但幼婴、体弱儿及重症肺炎者,白细胞总数可正常或反而降低。病毒性肺炎白细胞总数正常或降低,有时可见异型淋巴细胞。应于起病 7 天内取鼻咽或气管分泌物标本作细菌培养或病毒分离,阳性率高,但需时较长,不能用作早期诊断。目前病毒病原学快速诊断技术已普遍开展,可以直接测定标本中的病毒病原或病毒颗粒,或者直接测定感染急性期出现的特异性 IgM、IgG 抗体以判断抗原。

X 线检查早期可见肺纹理增粗,以后出现小斑片状阴影,以两肺下野、中内带及心膈区多见,斑片状阴影亦可融合成大片,甚至波及节段,常伴有肺不张或肺气肿。

六、治疗

应采取综合措施,积极控制炎症以改善肺的通气功能,防止并发症。

(一)一般治疗

保持室内空气流通,室温以 20℃左右为宜,相对湿度为 60%。及时清除上呼吸道分泌物,变换体位,以利痰液排出,从而保持呼吸道通畅。加强营养,饮食应富含蛋白质和维生素,少量多餐。重症不能进食者,可给予静脉营养。病情严重的患儿还可给予静脉免疫球蛋白输注,以增强免疫能力。

(二)病原治疗

1.抗生素

绝大多数重症肺炎是由细菌感染引起,或在病毒感染的基础上合并细菌感染,故需采用抗生素治疗。使用原则如下:①根据病原菌选用敏感药物;②早期足量;③联合用药;④静脉给药。

WHO 推荐的一线抗生素有复方新诺明、青霉素、氨苄青霉素和羟氨苄青霉素,其中青霉素是治疗肺炎的首选药;氨苄青霉素和羟氨苄青霉素为广谱抗生素;复方新诺明不能用于新生儿。金黄色葡萄球菌所致肺炎者可用氨苄青霉素、苯唑青霉素或邻氯青霉素等。对革兰阴性杆菌可选用氨基甙类抗生素,但要注意其不良反应。

国家卫生健康委员会对轻症肺炎推荐使用头孢氨苄(先锋霉素Ⅳ)。从抗菌作用看,第一代头孢菌素对革兰阳性球菌作用较强;第二代比第一代抗菌谱广,包括革兰阳性和阴性菌;第三代有较强的抗革兰阴性杆菌的作用。对支原体肺炎、衣原体肺炎可选用红霉素等。用药时间应持续至体温正常后 5～7 天,临床症状基本消失在后 3 天。

2.抗病毒治疗

常用的有:

(1)三氮唑核苷:每日 10mg/kg,肌内注射或静脉滴注,亦可超声雾化吸入,对合胞病毒、腺病毒有效。

(2)干扰素:人 α-干扰素治疗病毒性肺炎有效,雾化吸入局部治疗比肌内注射疗效好。

(3)其他尚有聚肌胞、乳清液等。

（三）对症治疗

（1）氧疗。对病情重、有呼吸困难、喘憋者应立即给氧。一般采取鼻前庭导管给氧，氧流量为0.5～1L/min，氧浓度不超过40%，氧气应湿化。三凹征及明显发绀者可用面罩给氧，氧流量为2～4L/min，氧浓度为50%～60%，若出现呼吸衰竭，则应使用人工呼吸机。

（2）保持呼吸道通畅。包括：①祛痰剂：氯化铵、复方甘草合剂、羚羊清肺散（金振口服液）等，痰多时可吸痰；②雾化吸入：地塞米松、庆大霉素和糜蛋白酶等；③支气管解痉剂：如β_2受体激动剂沙丁胺醇、特布他林等对喘憋严重者可选用；④保证液体摄入量，有利于痰液排出。

（3）镇静。对烦躁不安或有惊厥的患儿，可给镇静剂，常用苯巴比妥钠、异丙嗪或地西泮等。

（4）心力衰竭的治疗。除镇静、给氧外，还要增强心肌的收缩力，减慢心率，增加心搏出量；必要时可使用利尿剂和血管扩张剂减轻体内水、钠潴留，以减轻心脏负荷。

（5）腹胀的治疗。严重者肛管排气或胃肠减压，若为中毒性肠麻痹应禁食，皮下注射新斯的明，每次0.04mg/kg；亦可联用酚妥拉明（0.5mg/kg）及阿拉明（0.25mg/kg）加入10%葡萄糖20～30mL静脉滴注，2小时后可重复应用，一般2～4次可缓解。伴低钾血症者应及时补钾。

（6）中毒性脑病。主要是纠正低氧，减轻脑水肿，可静脉注射甘露醇每次0.5～1g/kg，每4～8小时可重复，一般不超过3日。必要时可使用地塞米松，每次2～5mg。其他还可用利尿剂、冬眠药物和能量合剂等。

（7）纠正水、电解质与酸碱平衡失调。

（四）糖皮质激素的应用

一般肺炎不用糖皮质激素，适应证为：①中毒症状明显；②严重喘憋；③伴有脑水肿、中毒性脑病、感染性休克、呼吸衰竭等。常用地塞米松，每日2～3次，每次2～5mg，疗程3～5天。

七、常见护理诊断

1.清理呼吸道无效

与呼吸道分泌物过多、黏稠、不易排出有关。

2.气体交换受损

与肺部炎症有关。

3.体温过高

与肺部感染有关。

4.潜在并发症

心力衰竭、中毒性脑病、中毒性肠麻痹。

八、护理措施

1.改善呼吸功能

（1）保持病室环境安静与舒适：定时打开门窗通风换气（应避免对流），保持室内空气新鲜。

室温控制在18℃～22℃，湿度55%～60%为宜。定期空气消毒，防止病原体播散。按不同病原体或病情轻重分室居住，以防交叉感染。

(2)保证患儿休息，避免哭闹：被褥要轻暖，穿衣不要过多，内衣应宽松，以免影响呼吸；勤换尿布，保持皮肤清洁，使患儿感觉舒适，以利于休息。急性期应卧床休息，各项护理操作集中进行，尽量使患儿安静，以减少氧耗。

(3)给氧：有低氧血症表现，如气促、发绀者应尽早给氧。一般采用鼻导管给氧，氧流量为0.5～1L/min，氧浓度不超过40%；缺氧明显者可用面罩给氧，氧流量为2～4L/min，氧浓度为50%～60%；出现呼吸衰竭时，应使用人工呼吸器或机械通气给氧。对于新生儿、婴幼儿，不主张持续高流量吸氧，氧浓度应<60%，以免氧中毒。

(4)遵医嘱使用抗生素和抗病毒药物：以消除肺部炎症，改善呼吸功能，并注意观察药物的疗效和不良反应。

2.保持呼吸道通畅

(1)根据病情采取相应的体位：病情许可的情况下，可进行体位引流，如半卧位或高枕卧位，以利于呼吸运动和上呼吸道分泌物排出；胸痛的患儿可鼓励其患侧卧位以减轻疼痛；指导患儿进行有效的咳嗽，排痰前协助转换体位，帮助清除呼吸道分泌物。

(2)协助翻身拍背以助排痰：方法为五指并拢、稍向内合掌，呈空心状，由下向上、由外向内地轻拍背部，边拍边鼓励患儿咳嗽，借助重力和震动作用促使呼吸道分泌物排出，拍背力量应适度，以不引起患儿疼痛为宜，拍背时间为10分钟，一般在餐前或餐后2小时进行为宜。

(3)及时清除患儿口鼻分泌物：对于痰液黏稠者给予雾化吸入，每日2～3次，每次约20分钟，指导患儿深呼吸以达最佳雾化效果；必要时予以吸痰，吸痰不宜在患儿进食后1小时内进行，以免引起恶心、呕吐，吸痰压力应<40.0kPa。

(4)遵医嘱给予祛痰剂、平喘剂。

3.维持体温正常

发热者要密切监测体温变化，采取相应的护理措施。

4.补充营养及水分

鼓励患儿多饮水，给予营养丰富、易消化的流质或半流质饮食，应少量多餐，哺喂时应耐心，以免呛入气管发生窒息。重症不能进食者，可遵医嘱给予静脉输液，输液时要严格控制输液量和滴注速度，最好使用输液泵，保持液体均匀滴入，以免发生心力衰竭。

5.密切观察病情

(1)当患儿出现烦躁不安、面色苍白、喘憋加重、呼吸>60次/分、心率160～180次/分、心音低钝、肝脏短时间内迅速增大时，应考虑肺炎合并心力衰竭，应立即给予半坐卧位、吸氧、减慢输液速度并报告医生，做好抢救准备。

(2)若患儿出现烦躁或嗜睡、惊厥、昏迷、呼吸不规则等颅内高压表现时，应考虑中毒性脑病，应立即报告医师，遵医嘱使用镇静、止惊和减轻脑水肿等药物。

(3)观察有无腹胀、肠鸣音是否减弱或消失，观察呕吐物的性质、是否有便血，以便及时发现中毒性肠麻痹及胃肠道出血。

(4)若患儿发热持续不退或退而复升、中毒症状加重,出现剧烈咳嗽、呼吸困难、胸痛、发绀加重等表现,应考虑并发脓胸或脓气胸,立即协助医生做好胸膜腔穿刺或胸腔闭式引流的准备工作。

6.健康指导

指导家长合理喂养,提倡母乳喂养;多做户外运动,提高机体的抗病力;注意保暖,避免受凉;养成良好的个人卫生习惯,减少呼吸道感染的发生;教会家长处理呼吸道感染的方法,使患儿在疾病早期能得到及时处理。

第六节　小儿先天性心脏病

先天性心脏病(CHD)是在胎儿时期心脏及大血管发育异常而致的先天畸形,是儿童最常见的心脏病,在活产婴儿中发病率为6‰～10‰。近年来,随着体外循环、深低温麻醉下心脏直视手术的发展,使得多数先天性心脏病根治手术的效果大为改观。同时,心脏介入技术的发展亦为先天性心脏病的治疗开辟了新途径,如通过心导管介入关闭动脉导管、房间隔缺损和室间隔缺损,应用球囊或支架扩张狭窄的瓣膜和血管等。

一、概述

1.分类

根据左、右心腔及大血管之间有无分流和分流方向,可将先天性心脏病分为以下3类。

(1)左向右分流型(潜伏青紫型):左、右心或主、肺动脉间有异常通道和分流,由于体循环压力高于肺循环,血液自左向右分流而不出现青紫,但在剧烈哭闹、屏气或病理情况下致使肺动脉或右心压力增高并超过左心时,可使血液自右向左分流而出现暂时性青紫。常见的有:室间隔缺损、房间隔缺损和动脉导管未闭等。

(2)右向左分流型(青紫型):某些原因(如右室流出道狭窄)致使右心压力增高并超过左心,使血液自右向左分流,或因大动脉起源异常,使大量静脉血流入体循环,可出现持续性青紫。如法洛四联症和大动脉错位等。

(3)无分流型(无青紫型):指心脏左、右两侧或动、静脉之间无异常通路或分流,故无青紫现象,只有在心衰发生时才发生青紫。如肺动脉狭窄和主动脉缩窄等。

2.病因和预防

先天性心脏病的发病与遗传和环境因素有关。

(1)遗传因素:大多数为多基因遗传缺陷,也可由于单基因遗传缺陷或染色体畸变,如21-三体综合征患儿,40%合并有心血管畸形。

(2)环境因素:主要是母体的感染和疾病,特别是母孕早期患病毒感染,如风疹、流行性感冒和柯萨奇病毒感染等。其他如孕母缺乏叶酸、接触放射线、服用药物(抗癌药、抗癫痫药等)、患代谢性疾病（糖尿病、高钙血症、苯丙酮尿症等）和胎儿宫内缺氧等均可能与发病有关。

虽然大多数先天性心脏病的病因尚不清楚，但加强孕妇保健工作，特别在妊娠早期积极预防风疹、流行性感冒等病毒性疾病，避免与发病有关的高危因素接触和慎用药物，对预防先天性心脏病具有重要意义。

二、护理评估

1.健康史

了解母亲妊娠史，尤其是妊娠前 3 个月内有无病毒感染、接触放射线、用药等病史，母亲是否患有代谢性疾病，家族中是否有先天性心脏病患者。询问患儿有无青紫、出现青紫的时间；有无喂养困难、声音嘶哑、苍白、多汗和反复呼吸道感染，生长发育的情况；是否喜欢蹲踞，有无阵发性呼吸困难或晕厥发作。

2.身体状况

(1)室间隔缺损(VSD)：是最常见的类型，在我国占先天性心脏病的 30%～50%。根据缺损大小分为小型缺损（缺损<0.5cm）、中型缺损（缺损为 0.5～1.0cm）和大型缺损（缺损>1.0cm）。室间隔缺损时，左、右心室之间有一异常通道，由于左心室压力高于右心室，血液自左向右分流，平时不出现青紫。大型缺损者右心室及肺循环血量增加，体循环血量减少，肺循环血量可达体循环血量的 3～5 倍，右心室、左心房和左心室因容量负荷过重而肥大。由于肺动脉长期接受大量分流血液，会导致肺动脉高压，当右心室收缩压超过左心室时，血液自右向左分流，出现持续青紫，即称为艾森曼格综合征。

①症状：小型缺损者可无症状；缺损较大者由于体循环血流量减少，患儿多生长发育迟缓，有消瘦、喂养困难，活动后乏力、多汗和气急；由于肺循环血液量增加，易反复患呼吸道感染；易并发充血性心力衰竭。

②体征：可见心前区隆起，心尖搏动活跃，心界扩大，胸骨左缘 3～4 肋间可闻及Ⅲ～Ⅳ级粗糙的全收缩期杂音，向四周广泛传导，可触及收缩期震颤，肺动脉区第二心音亢进。

(2)房间隔缺损(ASD)：占先天性心脏病总数的 7%～15%。由于缺损的存在，左心房压力高于右心房，右心房不但收集由上、下腔静脉回流的血液，还收集自左心房分流来的血液，造成右心房和右心室容量负荷过重，引起右心房和右心室肥大，肺循环血量增多和体循环血量减少。

①症状：症状出现的早晚和轻重决定于缺损的大小。缺损小者可终身无症状，仅在体检时发现胸骨左缘第 2～3 肋间有收缩期杂音。缺损较大者，表现为消瘦、面色苍白、乏力、多汗，活动后气促，易反复发生呼吸道感染，严重者可早期发生心力衰竭。

②体征：可见心前区隆起，胸骨左缘第 2～3 肋间可闻及Ⅱ～Ⅲ级收缩期喷射性杂音，伴有肺动脉区第二心音亢进和固定分裂。

(3)动脉导管未闭(PDA)：出生后动脉导管应自行关闭，若持续开放并产生病理生理改变，称动脉导管未闭，占先天性心脏病总数的 9%～12%。由于主动脉的压力大于肺动脉，肺动脉接受来自右心室及主动脉两处的血液，故肺循环血量增多，回流到左心房、左心室的血量增多，使左心房、左心室负荷过重而肥厚扩大。由于主动脉的血液不断流入肺动脉，周围动脉舒张压下降而致脉压增宽，出现周围血管征。当形成肺动脉高压，肺动脉压力大于主动脉时，肺动脉血流逆向分流入降主动脉，患儿出现下半身青紫，上半身青紫不明显，称为差异性青紫。

①症状：导管口径较细者，临床可无症状，仅在体检时发现心脏杂音。导管粗大者，在婴幼儿期即可有活动后气急、疲劳、多汗、喂养困难、体重不增、生长发育落后，易反复发生呼吸道感染及充血性心力衰竭。偶因扩大的肺动脉压迫喉返神经而引起声音嘶哑。

②体征：胸骨左缘第 2 肋间可闻及连续性“机器”样杂音，占据整个收缩期和舒张期，以收缩末期最响，向左锁骨下、颈部和肩部传导，常伴有震颤，肺动脉瓣区第二心音亢进。由于脉压增宽，可出现周围血管征，如毛细血管搏动、水冲脉及股动脉枪击音等。有显著肺动脉高压时出现差异性青紫。

上述左向右分流型先天性心脏病患儿常见的并发症有支气管肺炎、充血性心力衰竭及亚急性细菌性心内膜炎等。

(4)法洛四联症(TOF)：是存活婴儿中最常见的青紫型先天性心脏病，占先天性心脏病总数的 10%～15%。法洛四联症由 4 种畸形组成：①肺动脉狭窄(右心室流出道梗阻)；②室间隔缺损；③主动脉骑跨；④右心室肥厚。以肺动脉狭窄最重要。

血流动力学改变的关键在于肺动脉狭窄的程度：①由于肺动脉狭窄，血液进入肺循环受阻，右心室压力增高，引起右心室代偿性增厚；狭窄严重时，右心室压力超过左心室，此时为右向左分流，血液大部分进入骑跨的主动脉。由于主动脉骑跨于两心室之上，主动脉除接受左心室的血液外，还直接接受一部分来自右心室的静脉血，因而出现青紫。②因肺动脉狭窄，进入肺循环进行气体交换的血流量减少，加重青紫。

①症状：a.青紫：其程度和出现的早晚与肺动脉狭窄程度有关。多见于唇、指(趾)甲床和球结膜等毛细血管丰富的浅表部位。由于血氧含量下降，患儿活动耐力差，稍一活动，如吃奶、哭闹、走动等，即出现气急和青紫加重。b.蹲踞现象：患儿在行走、游戏时常主动下蹲。蹲踞时下肢屈曲，下肢动脉受压，体循环阻力增加，使右向左分流量减少，可使肺血流量增加；同时因下肢屈曲使静脉回心血量减少，减轻了心脏负荷，从而使缺氧症状暂时缓解。阵发性缺氧发作：多见于婴儿，其诱因常为吃奶、排便、哭闹和情绪激动等。表现为阵发性呼吸困难，青紫加重，重症可突然晕厥、抽搐，甚至死亡。其原因是在肺动脉漏斗部狭窄的基础上，突然发生该处的肌部痉挛，引起一时性肺动脉梗阻，使脑缺氧加重所致。年长儿常述头痛、头晕。

②体征：a.生长发育迟缓：多数患儿生长发育落后，重者智能亦落后。b.杵状指(趾)：由于患儿长期缺氧，致使指(趾)端毛细血管扩张增生，局部软组织和骨组织增生肥大，指(趾)末端膨大如鼓槌状。c.心脏体征：心前区稍隆起，胸骨左缘第 2～4 肋间可闻及Ⅱ～Ⅲ级粗糙喷射性收缩期杂音，此为肺动脉狭窄所致，一般无震颤，肺动脉瓣第二心音减弱。

③并发症：由于长期缺氧，红细胞增多，血液黏稠度高，血流缓慢，易引起脑血栓，若为细菌性血栓，则易形成脑脓肿。也可合并感染性心内膜炎。

3.心理-社会支持状况

评估患儿是否因患先天性心脏病导致生长发育落后，正常活动、游戏、学习受到限制和影响，而出现抑郁、焦虑、自卑和恐惧等心理。评估家长是否因本病的检查和治疗复杂、风险较大、预后难以预测、费用较高而出现焦虑和恐惧等。

4.辅助检查

(1)实验室检查：法洛四联症患儿血红细胞计数增多，血红蛋白增高，血细胞比容增高。

(2)心电图检查：分流量小者可基本正常；分流量大者表现出相应心房、心室的肥大和电轴的异常。

(3)超声心动图：是一种无创检查技术，能显示心脏清晰的解剖结构，明确缺损部位和缺损的大小，显示血液分流的位置和方向，且能估测分流量的大小。

(4)其他：心导管检查、心血管造影、磁共振成像等有助于确定畸形的部位、性质及进行血流动力学检查，尤其用于术前检查及复杂畸形的确诊。

5.治疗原则及主要措施

(1)内科治疗：目的在于维持患儿正常生活，使之能安全达到手术年龄。主要措施是对症治疗，控制感染，防治细菌性心内膜炎、肺部感染和心力衰竭等。法洛四联症患儿要预防与处理缺氧发作。早产儿动脉导管未闭可试用吲哚美辛或阿司匹林口服以促使动脉导管关闭。

(2)导管介入治疗：已成为动脉导管未闭患儿的首选治疗方法；部分房间隔缺损、室间隔缺损患儿也可采用心导管介入治疗。

(3)外科手术治疗：房间隔缺损及室间隔缺损通常于3～5岁进行手术治疗，但分流量大、症状明显或并发心衰者，可不受年龄限制。动脉导管未闭者手术适宜年龄为1～6岁。法洛四联症轻症者可5～9岁行一期根治手术；症状明显者应在生后6～12个月行根治术；重症患儿可先行姑息性分流术，待一般情况改善，肺血管发育好转后，再实施根治术。

三、常见护理诊断/问题

1.活动无耐力

与体循环血容量减少及血氧饱和度下降有关。

2.营养失调：低于机体需要量

与喂养困难及体循环血量减少、组织缺氧有关。

3.有感染的危险

与肺循环血量增多及心内膜易受损伤有关。

4.潜在并发症

心力衰竭、感染性心内膜炎、脑栓塞。

5.焦虑

与疾病的威胁和对手术的担忧有关。

四、护理目标

(1)患儿能进行适当的活动,满足基本生活所需。

(2)患儿获得足够的营养,满足生长发育需要。

(3)患儿不发生感染。

(4)患儿不发生并发症或发生时能被及时发现,得到及时适当的处理。

(5)患儿及家长能获得本病的相关知识和心理支持,焦虑情绪缓解,较好地配合检查及治疗。

五、护理措施

1.建立合理的生活作息制度

合理安排患儿作息时间,保证充足的睡眠和休息时间,根据病情安排适当活动量,减少心脏负担。集中治疗和护理,避免患儿情绪激动而哭闹。严重患儿应卧床休息。

2.合理喂养

保证营养需求,供给充足的能量、蛋白质和维生素,以增强体质,提高对手术的耐受程度。喂养困难者,需耐心,少量多餐,避免呛咳。心功能不全时有水、钠潴留者,应根据病情,给予无盐饮食或低盐饮食。

3.预防感染

注意气候变化,及时加减衣服,避免受凉而引起呼吸系统感染。少去人多的公共场所,做好保护性隔离,以免发生交叉感染。做小手术时,如扁桃体摘除术,应给予抗生素预防感染,防止感染性心内膜炎发生,一旦发生感染应积极治疗。

4.注意观察病情,预防并发症的发生

(1)注意观察有无心率增快、呼吸困难、端坐呼吸、吐泡沫样痰、浮肿、肝大等心力衰竭的表现,如出现上述表现,立即置患儿于半卧位,给予吸氧,及时联系医生,并按心衰护理。

(2)法洛四联症患儿血液黏稠度高,发热、出汗、吐泻时,体液量减少,加重血液浓缩易形成血栓,因此要注意补充液体;防止法洛四联症患儿因活动、哭闹、便秘引起缺氧发作,一旦发生,应将患儿置于膝胸卧位,给予吸氧,遵医嘱给予吗啡、普萘洛尔等药物抢救治疗。

5.心理护理

向患儿家长解释病情、诊疗计划,消除家长焦虑、恐惧心理,取得他们主动配合检查及治疗。关爱患儿,态度和蔼,建立良好的护患关系。

第七节 小儿腹泻

腹泻是指粪便次数、水分和量的增加。小儿腹泻是一组由多病原、多因素引起的综合征,主要症状为腹泻、呕吐以及水、电解质紊乱等,6 个月至 2 岁婴幼儿发病率高,是造成小儿营养不良、生长发育障碍和死亡的主要原因之一。

一、病因

(一)易感因素

与此年龄阶段小儿消化系统解剖生理特点有关。婴幼儿消化系统发育尚未成熟,胃酸和消化酶分泌少,酶活力偏低,生长发育快,所需营养物质相对较多,胃肠道负担重,易发生消化道功能紊乱。机体防御功能差,婴儿胃酸偏低,胃排空较快,对进入胃内的细菌杀灭能力较弱;血清免疫球蛋白(尤其是 IgM、IgA)和胃肠道 SIgA 均较低;胃肠道局部防御功能减低,易患肠道感染。

母乳中含有大量体液因子(SIgA、乳铁蛋白等)、巨噬细胞和粒细胞,有很强的抗肠道感染作用。家畜乳中虽有某些上述成分,但在加热过程中被破坏,而且人工喂养的食物和食具极易受污染,故人工喂养儿肠道感染发生率明显高于母乳喂养儿。

(二)感染因素

1.肠道内感染

可由病毒、细菌、真菌和寄生虫等引起。以前两者多见,尤其是病毒。

(1)病毒:80%婴幼儿腹泻由病毒感染引起。其中以轮状病毒最多见,其次有肠道病毒(包括柯萨奇病毒、埃可病毒和肠道腺病毒)、诺伏克病毒、冠状病毒、星状和杯状病毒等。

(2)细菌:不包括霍乱、痢疾等法定传染病。以致腹泻大肠杆菌为主,根据其不同致病毒性和发病机制,可将已知的菌株分为 5 大组:致病性大肠杆菌、产毒性大肠杆菌、侵袭性大肠杆菌、出血性大肠杆菌和黏附-集聚性大肠杆菌。空肠弯曲菌亦为小儿腹泻的常见病原菌之一。其他细菌包括耶尔森菌、鼠伤寒沙门菌和克雷伯杆菌等。营养不良、长期大量使用广谱抗生素等可引起肠道菌群失调,使用肾上腺皮质激素等免疫抑制剂时患儿可诱发白色念珠菌、金黄色葡萄球菌、变形杆菌、绿脓杆菌或其他条件致病菌感染。

2.肠道外感染

如患中耳炎、上呼吸道感染、肺炎、肾盂肾炎、皮肤感染或急性传染病时,可由于发热和病原体的毒素作用而并发腹泻。

(三)非感染因素

1.饮食因素

包括以下几种因素。

(1)食饵性腹泻:多为人工喂养儿,常因喂养不定时,饮食量不当,突然改变食物品种,或过早喂给大量淀粉或脂肪类食品引起。

(2)过敏性腹泻:如对牛奶或大豆(豆浆)过敏而引起腹泻,对牛奶过敏者较多。

(3)原发性或继发性双糖酶(主要为乳糖酶)缺乏或活力降低,肠道对糖的消化吸收不良而引起的腹泻。

2.气候因素

气候突然变化、腹部受凉使肠蠕动增加;天气过热、消化液分泌减少等都可能诱发消化功能紊乱导致腹泻。

二、发病机制

不同病因引起腹泻的发病机制不同。

1.肠毒素性肠炎

各种产生肠毒素的细菌可引起分泌性腹泻,如霍乱弧菌、产肠毒素性大肠杆菌、空肠弯曲菌、金黄色葡萄球菌、产气荚膜杆菌等。病原体侵入肠道后,一般仅在肠腔内繁殖,黏附在肠上皮细胞刷状缘,在肠腔中释放两种肠毒素,一种为不耐热肠毒素,与小肠细胞膜上的受体结合后激活腺苷酸环化酶,致使三磷腺苷(ATP)转变为环磷酸腺苷(cAMP);另一种为耐热肠毒素,通过激活鸟苷酸环化酶,使三磷酸鸟苷(GTP)转变为环磷酸鸟苷(cGMP),两者都可引起肠道水分和氯化物分泌增多,并抑制钠的再吸收,导致分泌性腹泻。

2.侵袭性肠炎

各种侵袭性细菌感染可引起渗出性腹泻,如志贺菌属、沙门菌属、侵袭性大肠杆菌、空肠弯曲菌、耶尔森菌和金黄色葡萄球菌等均可直接侵袭小肠或结肠肠壁,使黏膜充血、水肿、炎症细胞浸润引起渗出和溃疡等病变。粪便多呈脓血便,外观和镜检均与细菌性痢疾难以区别。

3.病毒性肠炎

各种病毒侵入肠道后,在小肠绒毛顶端的柱状上皮细胞上复制,使细胞发生空泡变性和坏死,其微绒毛肿胀、不规则和变短,致使小肠黏膜回吸收水分和电解质的能力受损,肠液在肠腔内大量积聚而引起腹泻。同时,发生病变的肠黏膜细胞分泌双糖酶不足,且活性降低,使食物中糖类消化不全而积滞在肠腔内,也是引起腹泻的原因之一。

4.非感染性腹泻

主要由饮食不当引起,当进食过量或食物成分不恰当时,消化过程发生障碍,食物不能被充分消化和吸收而积滞在小肠上部,使肠腔内酸度降低,有利于肠道下部的细菌上移和繁殖,使食物发酵和腐败(即所谓内源性感染),导致消化功能更为紊乱。分解产生的短链有机酸使肠腔内渗透压增高(渗透性腹泻),并协同腐败性毒性产物刺激肠壁使肠蠕动增加,导致腹泻、脱水和电解质紊乱。

三、临床表现

同病因引起的腹泻常具有相似的临床表现,但各有特点。

(一)急性腹泻(病程<2 周)

1.腹泻的共同临床表现

(1)轻型:常由饮食因素及肠道外感染引起。起病可急可缓,以胃肠道症状为主,表现为食欲缺乏,偶有溢乳或呕吐,大便次数增多(多在 10 次以内)及性状改变。无脱水及全身中毒症状。如及时治疗多在数日内痊愈，若处理不当可转为重型。

(2)重型：多由肠道内感染引起。常急性起病，也可由轻型逐渐加重、转变而来，除有较重的胃肠道症状外，还有较明显的脱水、电解质紊乱和全身中毒症状如发热、烦躁、精神萎靡、嗜睡，甚至昏迷、休克等。

2.几种常见类型肠炎的临床特点

(1)轮状病毒肠炎：轮状病毒是秋冬季腹泻的最常见原因，呈散发或小流行；多发生在6～24个月婴幼儿。起病急，常伴发热等上呼吸道感染症状；病初即有呕吐，常先于腹泻；大便次数多、量多、水样便，无腥臭味；口渴重，常并发脱水和酸中毒。本病为自限性疾病，病程为3～8天。大便镜检偶有少量白细胞，腹泻停止后2～5天粪便仍可有病毒排出。

(2)侵袭性细菌性肠炎：包括侵袭性大肠杆菌肠炎、耶尔森菌小肠结肠炎、空肠弯曲杆菌肠炎和鼠伤寒沙门菌小肠结肠炎等。病原菌不同，流行病学特点也不同，然而因其相似的发病机制，临床征象却都与细菌性痢疾相似。起病较急，发热、头痛、全身不适、恶心呕吐、腹痛，腹泻频繁，里急后重，严重的有全身中毒症状。粪便为水样、黏液样或脓血便。粪便镜检可见白细胞和脓细胞，须依靠粪便培养和流行病学方可确诊。

(3)抗生素等诱发的肠炎：长期应用广谱抗生素可使肠道菌群失调，肠道内耐药的金葡菌、绿脓杆菌、变形杆菌、某些梭状芽孢杆菌和白色念珠菌大量繁殖而引起肠炎。营养不良、免疫功能低下及长期应用肾上腺皮质激素者更易发病。

(二)迁延性和慢性腹泻

迁延性腹泻指腹泻病程为2周～2个月的腹泻，慢性腹泻指病程长于2个月的腹泻。病因复杂，感染、过敏、酶缺陷、免疫缺陷、药物因素、先天性畸形等均可引起。以急性感染性腹泻未彻底治疗、迁延不愈最为常见，人工喂养、营养不良儿患病率高。患儿多无全身中毒症状，脱水、代谢性酸中毒也不太明显，而以消化功能紊乱和慢性营养紊乱为主要临床特点。腹泻迁延不愈，食欲低下，吸收不良，体重下降，促发或加重营养不良、贫血、多种维生素缺乏，易并发呼吸道、泌尿道等继发性感染，并形成恶性循环。若不积极正确治疗，病死率较高。

四、实验室检查

1.粪便检查

除镜下检查和病原学检查外还应注意粪便的性状。观察粪便特殊性状也有助于病原诊断，如暗绿色海水样粪便对金黄色葡萄球菌肠炎，伪膜性粪便对难辨梭状芽孢杆菌肠炎，豆腐渣样粪便对真菌性肠炎的诊断有帮助。粪便细菌培养和其他病原学检查对肠道内感染性肠炎的病因诊断更是不可缺少。

2.血常规、血气分析和血离子测定

白细胞总数及中性粒细胞升高一般提示细菌感染，正常或降低多为病毒感染；嗜酸性粒细胞升高提示寄生虫感染或过敏性疾病。血气分析可全面了解体内酸碱平衡紊乱的程度和性质,结合钾、钠、氯等离子测定,不仅可以确定脱水的性质,有无低钾血症,还可计算出阴离子间隙,进一步分析代谢性酸中毒的成因。出现惊厥时应测定血清钙和镁,不能作血气分析时可测定血浆 CO_2 结合力。

五、治疗

治疗原则主要为调整饮食和继续饮食;预防和纠正脱水及电解质紊乱;合理用药;加强护理,预防并发症。

(一)急性腹泻的治疗

1.饮食疗法

近来多不主张禁食,应调整饮食以减轻胃肠道负担,避免不易消化的食物。以母乳喂养的婴儿继续哺乳,暂停辅食;人工喂养儿可喂以等量米汤或稀释的牛奶或其他代乳品,由米汤、粥、面条等逐渐过渡到正常饮食。有严重呕吐者可暂时禁食 4～6 小时(不禁水),待好转后继续喂食,由少到多,由稀到稠。病毒性肠炎多有双糖酶缺乏(主要是乳糖酶),对疑似病例可暂停乳类喂养,改为豆制代乳品或发酵奶。腹泻停止后继续给予营养丰富的饮食,少食多餐。

2.液体疗法

脱水往往是急性腹泻死亡的主要原因,合理的液体疗法是降低病死率的主要措施。

(1)口服补液:世界卫生组织推荐的口服补液盐(ORS)可用于腹泻时预防脱水及轻、中度脱水的治疗。轻度脱水口服液量为 50～80mL/kg,中度脱水为 80～100mL/kg,于 8～12 小时内将累积损失量补足;脱水纠正后,转入维持补液阶段,将余量用等量水稀释,按病情需要随意口服。

(2)静脉输液:适用于中度以上脱水或吐泻严重的患儿。

3.对症治疗

(1)腹泻:对急性腹泻,一般不主张用止泻剂,因其可使病原微生物和有毒物质滞留肠内而延缓排出。对于患儿一般状态好转,中毒症状消失,但腹泻不止者可试用鞣酸蛋白、次碳酸铋等。此外使用蒙脱石粉对腹泻病疗效较好。

(2)腹胀:常见原因为缺钾,应及时补钾予以防治。细菌分解产物也可引起腹胀。可采用针灸治疗,必要时肛管排气或肌内注射新斯的明。

(3)呕吐:随着脱水、代谢性酸中毒的纠正以及患儿病情好转,可逐渐缓解。也可肌内注射氯丙嗪每次 0.5～1mg/kg,或多潘立酮每次 0.2～0.3mg/kg,每日 3 次,饭前半小时及睡前口服。甲氧氯普胺(胃复安)易出现锥体外系异常症状,应慎重使用,常用剂量为每次 0.1mg/kg。

(二)迁延性和慢性腹泻治疗

(1)积极寻找引起病程迁延的原因和危险因素。如营养不良、活动性佝偻病、肠道菌群失调、免疫功能低下等。

(2)针对消化功能紊乱和慢性营养紊乱应调整饮食和增加营养。母乳喂养者应继续母乳喂养,可暂停辅食。人工喂养儿应调整饮食,小于 6 个月婴幼儿用牛奶加等量米汤或水稀释,或用发酵奶(即酸奶),也可用奶-谷类混合物,每天喂 6 次,以保证足够热卡。大于 6 个月的婴儿可用已习惯的平常饮食,如选用加有少量熟植物油、蔬菜、鱼肉末或肉末的稠粥、面条等,由少到多,由稀到稠。患儿双糖酶缺乏时,治疗宜采用去双糖饮食,可采用豆浆(每 100mL 鲜豆浆加 5～10g 是葡萄糖)、酸奶或低乳糖、不含乳糖的奶粉。

(3)积极防治各种并发症。

(4)合理用药。对于肠道内细菌感染应根据粪便细菌培养和药敏试验选择抗生素,切忌滥用,以免引起肠道菌群失调。庆大霉素口服是最常选用的抗生素。微生态制剂也常用于治疗迁延性和慢性腹泻;口服胃蛋白酶、胰酶、多酶片可以帮助消化;补充微量元素如锌、铁等及维生素 A、维生素 C、维生素 B_1、维生素 B_{12} 和叶酸等,有助于肠黏膜的修复。

六、常见护理诊断

1.腹泻

与喂养不当或炎症有关。

2.体温过高

与感染有关。

3.体液不足

与腹泻、呕吐丢失过多和摄入量不足有关。

4.潜在并发症

水、电解质及酸碱平衡紊乱。

5.有皮肤完整性受损的危险

与大便次数增多刺激臀部有关。

6.知识缺乏

家长缺乏正确的喂养知识及与腹泻相关的护理知识。

七、护理措施

1.液体疗法

为小儿腹泻最重要的护理措施。根据病情进行合理补液,纠正水、电解质紊乱及酸碱平衡失调。

2.调整饮食

限食过严或禁食过久易造成营养不良,并发酸中毒,使病情迁延不愈而影响生长发育,故腹泻脱水患儿除严重呕吐者暂禁食(不禁水)4～6 小时外,均应继续进食。因患儿存在消化功能紊乱,应根据病情适当调整饮食,达到减轻胃肠道负担、恢复消化功能的目的,原则遵循由少到多、由稀到稠、少量多餐。母乳喂养儿继续母乳喂养,暂停辅食;人工喂养儿喂以等量米汤或水稀释的牛奶或其他代乳品，随病情稳定和好转，由米汤、粥、面条等逐渐过渡到正常饮食。病毒性肠炎多有双糖酶缺乏，不宜食用蔗糖，暂停乳类喂养，改用豆制代乳品或发酵奶，以减轻腹泻，缩短病程，腹泻停止后，逐渐恢复营养丰富饮食。

3.控制感染

(1)黏液脓血便者(约占30%)多为侵袭性细菌感染，应根据临床特点，结合大便细菌培养和药敏试验选择有效抗生素治疗，可选用氨基糖苷类、头孢菌素、氨苄青霉素、呋喃唑酮、复方新诺明等；水样便者(约占70%)多为病毒及非侵袭性细菌所致，一般不用抗生素，应合理使用液体疗法，选用微生态制剂和肠黏膜保护剂(如思密达)，但对新生儿、小婴儿、体弱儿(免疫功能低下)和重症患儿可酌情选用抗生素治疗。

(2)严格执行消毒隔离制度，包括患儿排泄物、用物及标本的处置；护理患儿前后认真洗手，防止交叉感染；指导家属及探视人员执行隔离制度，特别是洗手措施。

4.发热的护理

密切观察患儿体温变化，体温过高者应给予头枕冰袋、乙醇擦浴、温水擦浴等物理降温措施或遵医嘱给予药物降温。鼓励患儿多喝水，做好口腔及皮肤护理。

5.严密观察病情

(1)监测生命体征。

(2)观察排便情况：观察并记录大便次数、颜色、气味、性状、量，及时送检，标本注意采集黏液脓血部位。做好动态比较，根据大便检查结果，调整治疗和输液方案。

(3)观察水、电解质、酸碱平衡：观察脱水、低钾血症、低钙血症、代谢性酸中毒等表现。

6.加强臀部护理，维持皮肤完整性

(1)选用吸水性强的柔软布类尿布，注意及时更换，避免使用不透气塑料布或橡胶布。

(2)每次便后用温水清洗臀部并吸干，保持会阴部及臀部皮肤干燥、清洁。

(3)局部皮肤发红处涂以5%鞣酸软膏或40%氧化锌油或鱼肝油滴剂并按摩片刻，促进局部血液循环，也可使臀部皮肤暴露于空气中或阳光下；皮肤溃疡局部可用灯泡照射，每次20～30分钟，应专人守护，避免烫伤。

7.健康教育

(1)护理指导：向家长解释腹泻的病因、潜在并发症及相关治疗措施；指导家长正确配制和使用ORS溶液，强调应少量、多次饮用；指导家长对患儿进行饮食调整及观察脱水表现，监测液体出入量。

(2)预防指导：宣传母乳喂养优点，指导家长合理喂养；注意食物新鲜、清洁，奶瓶及食具煮沸消毒；教育小儿饭前便后洗手，勤剪指甲；避免长期滥用广谱抗生素，以免造成肠道菌群失调；指导加强体格锻炼，进行户外活动；天气变化时防止患儿受凉或过热。

第八节 小儿化脓性脑膜炎

化脓性脑膜炎,简称化脑,亦称为细菌性脑膜炎,是由各种化脓菌引起的以脑膜炎症为主的中枢神经系统感染性疾病。2 岁以内发病者约占本病的 75%,冬春季好发。

一、病因

1.病原学

许多化脓菌都可引起脑膜炎,但在不同年代、不同地区,引起脑膜炎的各种细菌所占比例有很大差异。在我国,脑膜炎双球菌、肺炎链球菌和流感嗜血杆菌引起者占小儿化脑的 2/3 以上。近年来国内有人统计流感嗜血杆菌引起的化脑比肺炎链球菌引起的还多,而国外由于 B 型流感嗜血杆菌菌苗接种工作的开展,近 10 年来该菌引起的化脑明显减少。不同年龄小儿感染的致病菌也有很大差异,新生儿及出生 2～3 个月以内的婴儿化脑,常见的致病菌是大肠杆菌、B 组溶血性链球菌和葡萄球菌,此外还有其他肠道革兰阴性杆菌、李氏单胞菌等。出生2～3 个月后的小儿化脑多由 B 型流感嗜血杆菌、肺炎链球菌和脑膜炎双球菌引起,10 岁以上儿童患者的主要致病菌是脑膜炎双球菌和肺炎链球菌。

2.机体的免疫与解剖缺陷

小儿机体免疫力较弱,血脑屏障功能也差,因而小儿,特别是婴幼儿化脑的患病率高。如果患有原发性或继发性免疫缺陷病,则更易感染,甚至平时少见的致病菌或条件致病菌也可引起化脑,如表皮葡萄球菌、绿脓杆菌等。另外颅脑外伤、手术、脑脊液引流、皮肤窦道、脑脊膜膨出等,均易继发感染而引起化脑。

二、发病机制

多数化脑是由于体内感染灶(如上呼吸道炎症等)的致病菌通过血行播散至脑膜。少数化脑可由于邻近组织感染扩散引起,如鼻窦炎、中耳炎、乳突炎、头面部软组织感染、皮毛窦感染、颅骨或脊柱骨髓炎、颅脑外伤或脑脊膜膨出继发感染等。

细菌由局部病灶进入血循环后能否引起化脑取决于机体的免疫力和细菌致病力的相对强弱。在机体免疫力弱、细菌数量大以及有荚膜时,容易导致化脑的发生。另外,由细胞因子介导的炎症反应在脑脊液无菌后仍可持续存在,这可能是化脑发生慢性炎症性后遗症的原因之一。

三、病理

蛛网膜和软脑膜普遍受累。脑组织表面、基底部、脑沟、脑裂、脊髓表面等处均有不同程度的炎性渗出物覆盖。感染扩散至脑室内膜则形成脑室膜炎,在软脑膜下及脑室周围的脑实质亦可有细胞浸润、出血、坏死和变性，形成脑膜脑炎。脓液阻塞、粘连及纤维化，可使脑室间脑脊液流通不畅，引起阻塞性脑积水。大脑表面或基底部蛛网膜颗粒因炎症发生粘连、萎缩而影响脑脊液的回吸收时，则形成交通性脑积水。

病变严重时，动静脉均可受累，可引起血管痉挛、血管炎、血管闭塞、坏死出血或脑梗死。颅内压的增高，炎症的侵犯，或有海绵窦栓塞时，可使视神经、动眼神经、面神经和听神经等受损而引起功能障碍。由于血管的通透性增加及经脑膜间的桥静脉发生栓塞性静脉炎，常见硬膜下积液，偶有积脓。由于炎症引起的脑水肿和脑脊液循环障碍可使颅内压迅速增高，如有抗利尿激素的异常分泌或并发脑脓肿、硬膜下积液等，更加重脑水肿和颅内高压，甚至出现脑疝。由于血管通透性增加，可使脑脊液中蛋白增加；由于葡萄糖的转运障碍和利用增加，使脑脊液中葡萄糖含量降低，甚至出现乳酸酸中毒。

由于脊神经及神经根受累可引起脑膜刺激征。

四、临床表现

（一）急性起病

多数化脑患儿急性起病，发病前数日常有上呼吸道感染或胃肠道症状。脑膜炎双球菌脑膜炎（流行性脑脊髓膜炎）的暴发型，起病急骤，可迅速出现进行性休克、皮肤出血点或淤斑、弥散性血管内凝血及中枢神经系统功能障碍，如得不到及时治疗可在 24 小时内危及生命。

（二）全身感染中毒症状

全身感染或菌血症使患儿突起高热、头痛、精神萎靡、疲乏无力、关节酸痛、皮肤出血点、淤斑或充血性皮疹等。小婴儿表现为拒食、嗜睡、易激惹、烦躁哭闹、目光呆滞等。

（三）神经系统表现

1.颅内压增高

主要表现为头痛和喷射性呕吐，可伴有血压增高、心动过缓。婴儿可出现前囟饱满而紧张，颅缝增宽。重症患儿可有呼吸循环功能受累、昏迷、去脑、强直，甚至脑疝。眼底检查一般无特殊发现，若有视盘水肿，则提示颅内压增高时间较长，可能已有颅内脓肿、硬膜下积液或静脉栓塞等发生。

2.脑膜刺激征

表现为颈项强直、Kernig 征和 Brudzinski 征阳性。

3.意识障碍

表现为嗜睡、意识模糊、昏迷等，并可出现烦躁不安、易激惹、迟钝等精神症状。

4.惊厥

20％～30％的患儿可出现全身性或部分性惊厥，以 B 型流感嗜血杆菌及肺炎链球菌脑膜炎多见。惊厥的发生与脑实质的炎症、脑梗死及电解质代谢紊乱等有关。

5.局灶体征

部分患儿可出现Ⅱ、Ⅲ、Ⅵ、Ⅶ、Ⅷ颅神经受累或肢体瘫痪症状。新生儿特别是早产儿化脓性脑膜炎常缺乏典型的症状和体征，发热或有或无，甚至体温不升。主要表现为少动、哭声弱或呈高调、拒食、呕吐、吸吮力差、黄疸、发绀、呼吸不规则，甚至惊厥、休克、昏迷等，查体可见前囟隆起，而少有脑膜刺激征。

五、实验室检查

(一)外周血常规

白细胞总数明显增高，分类以中性粒细胞为主。

(二)脑脊液检查

1.常规检查

典型化脓性脑膜炎的脑脊液压力增高、外观混浊；白细胞总数明显增多，多在 1000×10^6/L 以上，分类以中性粒细胞为主；糖含量明显降低，常在 1.1mmol/L 以下；蛋白质含量增高，多在 1g/L 以上。脑脊液涂片找菌是明确化脑病原菌的可靠方法。

2.脑脊液特殊检查

(1)特异性细菌抗原测定：对流免疫电泳可快速确定脑脊液中的流感嗜血杆菌、肺炎链球菌和脑膜炎双球菌等。乳胶凝集试验较前者更敏感，可检测 B 组溶血性链球菌、流感杆菌、肺炎链球菌和脑膜炎双球菌。免疫荧光试验也可用于多种致病菌抗原检测，特异性及敏感性均较高。

(2)其他：脑脊液色氨酸试验阳性，乳酸脱氢酶(LDH)、免疫球蛋白如 IgM 升高等虽无特异性，但对于化脑的诊断和鉴别诊断均有参考价值。

(三)其他实验室检查

1.血培养

早期未用抗生素的患儿，血培养阳性的可能性大；新生儿化脑时血培养的阳性率较高。

2.皮肤淤点涂片检菌

是流行性脑脊髓膜炎重要的病原诊断方法之一。

3.局部病灶分泌物培养

如咽培养、皮肤脓液或新生儿脐炎分泌物培养等，对确定病原都有参考价值。

4.影像学检查

急性化脓性脑膜炎一般不必常规做 CT 扫描，疑有并发症的患儿，应尽早进行颅脑 CT 检查。

六、治疗

（一）抗生素治疗

1.用药原则

对于化脓性脑膜炎患儿应尽早使用抗生素治疗；以静脉用药为主；力争选药准确，而且所选药物应对血脑屏障有良好的穿透性，联合用药时还应注意药物之间的相互作用；用药量要足，疗程要适当；注意药物毒副作用。

2.药物选择

(1)病原菌未明时：可选用氨苄青霉素与青霉素合用，氨苄青霉素每日 200～300mg/kg，分次静脉注射；青霉素 40 万～80 万 U/(kg · d)。还可选用对血脑屏障通透性好的第三代头孢菌素，如头孢曲松钠或头孢噻肟钠，头孢噻肟钠每日 100～200mg/kg，头孢曲松钠每日 100mg/kg，分次静脉点滴。

(2)病原菌明确后：应参照细菌药物敏感试验结果选用抗生素。疗程与病原种类、治疗早晚、是否有并发症及机体的免疫力等因素有关。国内一般认为流感杆菌脑膜炎和肺炎链球菌脑膜炎治疗不少于 2～3 周，而大肠杆菌与金黄色葡萄球菌脑膜炎疗程应达 3～4 周以上。要严格掌握停药指征，即完成疗程时症状消失、热退1 周以上，脑脊液完全恢复正常后方可停药。对于无并发症的流感嗜血杆菌、肺炎链球菌和脑膜炎双球菌引起的脑膜炎，一般不需反复复查脑脊液，仅需在临床症状消失、接近完成疗程时复查一次，若已正常即可在疗程结束后停药；否则需继续治疗。若治疗不顺利，特别是新生儿革兰阴性杆菌脑膜炎，遇有治疗后症状无好转，或好转后又恶化者，应及时复查脑脊液，并进行必要的影像学检查，以指导下一步的治疗。

（二）对症和支持疗法

(1)对急性期患儿应严密观察病情变化，如各项生命体征及意识、瞳孔的改变等，以便及时给予相应的处理。要注意热量和液体的供应，维持水电解质平衡。

(2)肾上腺皮质激素的应用，减轻多种细胞因子介导的炎症反应，减轻中毒症状；可以降低血管通透性，减轻脑水肿，降低颅内压；可以减轻颅内炎症粘连。通常用地塞米松每日 0.2～0.6mg/kg，分次静脉注射，连用 3～5 天。

(3)及时处理高热、惊厥和感染性休克，高热时给予物理降温，必要时可给予药物降温。有惊厥者及时给予抗惊药物如地西泮、苯巴比妥等。流行性脑脊髓膜炎较易发生感染性休克，一旦出现，应积极给予扩容、纠酸、血管活性药物等治疗。

(4)有颅内高压者，应及时给予脱水药物，一般用 20％甘露醇每次 0.5～1.0g/kg，6～8 小时 1 次。对于颅内压增高严重者，可加大剂量(每次不超过 2g/kg)或加用利尿药物，以防脑疝的发生。

七、常见护理诊断

1.体温过高

与细菌感染有关。

2.营养失调

低于机体需要量与高热、呕吐、摄入不足有关。

3.有受伤的危险

与抽搐、昏迷有关。

4.潜在并发症

颅内压增高、水电解质紊乱等。

5.焦虑

与病情重、预后不良有关。

八、护理措施

1.维持正常体温

每4小时测体温1次,并观察其热型及伴随症状。体温超过38.5℃时,给予物理降温或药物降温,并在降温处置后30分钟测体温1次,并记录降温效果。鼓励患儿多饮水,必要时静脉补液。若小婴儿体温不升时则应注意保暖。

2.惊厥的护理

惊厥发作时,立即让患儿平卧,头偏向一侧,松解衣服和领口,及时清除患儿口鼻咽分泌物、呕吐物等,防止反流或误吸窒息。给予患儿口腔保护,防止舌咬伤。无家属陪伴的患儿应拉起床边护栏,避免惊厥发作时坠床。遵医嘱采取止惊措施,用药时注意观察呼吸和血压变化。

3.保证足够的营养

按患儿热量需要制订饮食计划,给予高蛋白质、高热量、高维生素且清淡、易消化的流质或半流质饮食,少食多餐,以防呕吐发生。频繁呕吐、不能进食者给予鼻饲或静脉营养。

4.协助降低颅内压

由于患儿对环境刺激极敏感,微小声音或光线刺激即可加重或发生颅内压增高,因此病室应尽量保持安静,避免光线刺激。患儿需要大量侵袭性治疗,最好集中进行,避免多次穿刺。

5.观察病情

(1)监测生命体征、防止并发症。需做到经常巡视并监测患儿生命体征及神志、瞳孔、肌张力变化。若患儿出现呼吸节律不规则、瞳孔不等大等圆、对光反射减弱或消失,提示脑疝及呼吸衰竭的存在,应及时给予急救处理。如患儿在治疗中发热持续不退或退而复升,前囟饱满、颅缝裂开、呕吐不止、反复惊厥发作应考虑存在并发症,应及时报告医生给予相应处理。硬膜下积液量较大时，应协助医生穿刺放液，放液量每次、每侧在15mL以内，根据致病菌注入抗生素，必要时外科引流；脑室管膜炎可行侧脑室穿刺引流，并注入抗生素；脑积水可手术治疗。

(2)做好急救准备。准备好氧气、吸引器、人工呼吸机、脱水剂、镇静剂、呼吸兴奋剂、硬脑膜下穿刺包及侧脑室引流包。

6.心理护理

对患儿及家长给予关心、安慰，多与他们沟通，取得其信任；介绍患儿的病情、治疗及护理方法，使其主动配合，树立战胜疾病的信心。及时解除患儿不适，鼓励他们说出内心的感受及需要询问的问题，并给予详细解答。

第九节　小儿麻疹

麻疹是感染麻疹病毒引起的急性呼吸道传染病，具有很强的传染性，在人口密集而未普种疫苗的地区易发生流行。临床上以皮肤出现红色斑丘疹和颊黏膜上有麻疹黏膜斑(Koplik斑)及全身斑丘疹为特征。

一、病因

麻疹病毒属副粘病毒科，呈球形颗粒，直径为100～250nm，有6种结构蛋白。在前驱期和出疹期内，可在鼻分泌物、血和尿中分离到麻疹病毒。在人胚胎或猴肾组织中培养5～10天时，细胞出现病理改变，可见多核巨细胞伴核内嗜酸性包涵体。麻疹病毒只有一个血清型，抗原性稳定。病毒不耐热，对日光和消毒剂均敏感，但在低温中能长期保存。

二、流行病学

麻疹传染源主要是急性期患者和亚临床型带病毒者。患儿从接触麻疹后7天至出疹后5天均有传染性，病毒存在于眼结膜、鼻、口、咽和气管等分泌物中，通过喷嚏、咳嗽和说话等由飞沫传播。本病传染性极强，易感者接触后90%以上均发病，过去在城市中每2～3年流行一次，1～5岁小儿发病率最高。麻疹减毒活疫苗使用后，发病率已下降，但因免疫力不持久，故发病年龄后移。目前发病者在未接受疫苗的学龄前儿童、免疫失败的十几岁儿童和青年人中多见，甚至可形成社区内的流行。

婴儿可从胎盘得到母亲抗体，生后4～6个月内有被动免疫力，以后逐渐消失；虽然绝大部分婴儿在9个月时血内的母亲抗体已测不出，但有些小儿仍可持续存在，甚至长达15个月，会影响疫苗接种。易感母亲的婴儿对麻疹无免疫力，可在分娩前、后得病。

三、发病机理

麻疹病毒侵入上呼吸道上皮细胞及局部淋巴结并在此繁殖，同时有少量病毒侵入血液；此后病毒在远处器官的单核巨噬细胞系统中复制活跃,大约在感染后第 5～7 天大量进入血液,此即为临床前驱期。在此时期,患儿全身组织如呼吸道上皮细胞和淋巴组织内均可找到病毒,并出现在鼻、咽、尿及血液等分泌物和体液中,此时传染性最强。皮疹出现后,病毒复制即减少,到感染后第 16 天,仅尿内病毒尚能持续数日。出疹后第 2 天,血清内抗体几乎 100%阳性,临床症状也开始明显改善。由于此时全身及局部免疫反应尚受抑制中,故部分患者常继发鼻窦炎、中耳炎和支气管肺炎。10%的患儿脑脊液中淋巴细胞明显增多,50%在病情高峰时有脑电图改变,但仅 0.1%有脑炎的症状和体征,其出现常在急性起病数天后,此时血清中抗体已增高,且已找不到病毒,因此考虑为自身免疫性脑炎。

四、临床表现

(一)典型麻疹表现

1.潜伏期

一般为 10～14 天,亦有短至 1 周左右。在潜伏期内可有轻度体温上升。

2.前驱期

也称发疹前期,一般为 3～4 天。这一期的主要表现类似上呼吸道感染症状。

(1)发热。见于所有病例,多为中度以上发热。

(2)咳嗽、流涕、流泪、咽部充血等卡他症状。以眼症状突出,结膜发炎、眼睑水肿、眼泪增多、畏光、下眼睑边缘有一条明显充血横线,对诊断麻疹极有帮助。

(3)麻疹黏膜斑。在发疹前 24～48 小时可于双侧近臼齿颊黏膜处出现细砂样灰白色小点,绕以红晕,称为麻疹黏膜斑,为本病早期特征,也可见于下唇内侧及牙龈黏膜,偶见于上腭,一般维持 16～18 小时,有时 1～2 日,多于出疹后 1～2 日内消失。

(4)偶见皮肤荨麻疹。隐约斑疹或猩红热样皮疹,在出现典型皮疹时消失。

(5)部分病例可有一些非特异症状,如全身不适、食欲缺乏、精神不振等。婴儿可有消化系统症状;幼儿常有呕吐、腹泻等症状。

3.出疹期

多在发热后 3～4 天出现皮疹。体温可突然升高至 40～40.5℃,皮疹开始为稀疏不规则的红色斑丘疹,疹间皮肤正常,始见于耳后、颈部、沿着发际边缘,24 小时内向下发展,遍及面部、躯干及上肢,第 3 天皮疹累及下肢及足部,病情严重者皮疹常融合,皮肤水肿,面部浮肿变形。大部分皮疹压之褪色,但亦有出现瘀点者。全身有淋巴结肿大和脾大,并持续几周,肠系膜淋巴结肿可引起腹痛、腹泻和呕吐。阑尾黏膜的麻疹病理改变可引起阑尾炎症状。疾病极期特别是高热时常有谵妄、易激惹及嗜睡状态,多为一过性,热退后消失,与以后中枢神经系统合并症无关。此期肺部有湿性啰音,X 线检查可见肺纹理增多。

4.恢复期

出疹 3～4 天后皮疹开始消退,消退顺序与出疹时相同;在无合并症发生的情况下,食欲、精神等其他症状也随之好转。疹退后，皮肤留有糠麸状脱屑及棕色色素沉着，7～10天痊愈。

（二）非典型麻疹表现

1.轻症麻疹

多见于在潜伏期内接受过丙种球蛋白或成人血注射者，或小于8个月的体内尚有母亲抗体的婴儿。发热低，上呼吸道症状较轻，麻疹黏膜斑不明显，皮疹稀疏，病程约1周，无并发症。

2.重症麻疹

发热高达40℃以上，中毒症状重，伴惊厥，昏迷。皮疹融合呈紫蓝色者，常有黏膜出血，如鼻出血、呕血、咯血、血尿、血小板减少等，称为黑麻疹，可能是DIC的一种形式；若皮疹少，色暗淡，常为循环不良表现。此型患儿死亡率高。

3.无疹型麻疹

注射过麻疹减毒活疫苗者可无典型黏膜斑和皮疹，甚至整个病程中无皮疹出现。此型诊断不易，只有依赖前驱症状和血清中麻疹抗体滴度增高才能确诊。

4.异型麻疹

为接种灭活疫苗后引起。表现为高热、头痛、肌痛，无口腔黏膜斑；皮疹从四肢远端开始延及躯干、面部，呈多形性；常伴水肿及肺炎。国内不用麻疹灭活疫苗，故此类型少见。

5.成人麻疹

由于麻疹疫苗的应用，成人麻疹发病率逐渐增加，与儿童麻疹不同处为：肝损坏发生率高；胃肠道症状多见，如恶心、呕吐、腹泻及腹痛；骨骼肌病，包括关节和背部痛；麻疹黏膜斑存在时间长，可达7天，眼部疼痛多见，但畏光少见。

五、并发症

（一）喉、气管、支气管炎

麻疹病毒本身可导致整个呼吸道炎症。由于小于3岁的小儿喉腔狭小、黏膜层血管丰富、结缔组织松弛，如继发细菌或病毒感染，可造成呼吸道阻塞而需行气管切开术。临床表现为声音嘶哑、犬吠样咳嗽、吸气性呼吸困难及三凹征，严重者可窒息死亡。

（二）肺炎

肺炎是麻疹最常见的并发症。由麻疹病毒引起的间质性肺炎常在出疹及体温下降后消退。支气管肺炎更常见，为细菌继发感染所致，常见致病菌有肺炎链球菌、链球菌、金黄色葡萄球菌和嗜血性流感杆菌等，故易并发脓胸或脓气胸。AIDS患者合并麻疹肺炎，伴有皮疹，常可致命。

（三）心肌炎

较少见，但一过性心电图改变常见。

(四)神经系统

1.麻疹脑炎

发病率为1‰～2‰,多在出疹后2～5天再次发热,外周血白细胞增多;出现意识改变、惊厥、突然昏迷等症状。脑脊液改变为:轻度单核细胞及蛋白增多;糖正常。病死率达10%～25%;存活者中20%～50%留有运动、智力或精神上的后遗症。

2.亚急性硬化性全脑炎

它是一种急性感染的迟发性并发症,表现为大脑机能的渐进性衰退,发病率约为百万分之一;在神经系统症状出现前若干年有典型麻疹史,并完全恢复。85%起病在5～15岁,开始症状很隐匿,有轻微的行为改变和学习障碍,随即智力低下,并出现对称性、重复的肌阵挛,间隔为5～10秒;随疾病进展,肌阵挛消失,出现其他各种异常运动和神经功能障碍,有共济失调、视网膜病、视神经萎缩等;最后发展至木僵、昏迷、自主功能障碍、去大脑强直等。病程快慢不一,大部分患者在诊断后1～3年死亡,个别能存活10年以上。

3.其他

格-巴综合征、偏瘫、大脑血栓性静脉炎和球后视神经炎均少见。

(五)结核病情恶化

麻疹患儿的免疫反应受到暂时抑制,对结核菌素的迟发性皮肤超敏反应消失,可持续几周,使原有潜伏结核病灶变为活动甚至播散而致粟粒型肺结核或结核性脑膜炎者不鲜见。

(六)营养不良与维生素A缺乏症

麻疹过程中由于高热、食欲缺乏,可使患儿营养状况变差、消瘦;常见维生素A缺乏,角膜呈混浊、软化,且发展极迅速,最后导致失明。

六、实验室检查

1.周围血常规

出疹期白细胞计数常降至4000～6000个/mm^3,尤以中性粒细胞下降为多。

2.分泌物涂片检查多核巨细胞

鼻、咽、眼分泌物及尿沉渣涂片,以瑞氏染色,显微镜下可见脱落的上皮多核巨细胞。在出疹前后1～2天即可阳性,比麻疹黏膜斑出现早,对早期诊断有帮助。

3.病毒学检查

应用荧光标记特异抗体检测鼻黏膜印片或尿沉渣,可在上皮细胞或白细胞内找到麻疹抗原,阳性有诊断价值。早期从鼻咽部及眼分泌物和血液白细胞中分离到麻疹病毒可肯定诊断。恢复期血清血凝抑制及补体结合抗体有4倍以上增高或发病1个月后抗体滴度大于1:60,均有助诊断。特异性IgM测定也有早期诊断价值。

七、诊断

根据麻疹接触史、前驱期出现 Koplik 斑、皮疹形态和出疹顺序、初诊与发热关系、退疹后皮肤脱屑及色素沉着等特点,诊断较容易。在出疹 1～2 天时测出麻疹抗体可确诊。

八、治疗

无特殊治疗,治疗原则是:加强护理,对症治疗,预防感染。

1.一般治疗

卧床休息,室内保持适当的温度和湿度,有畏光症状时房内光线要柔和;给予容易消化的富有营养的食物,补充足量水分;保持皮肤、黏膜清洁。

2.对症治疗

高热时可用小量退热剂;烦躁时可适当给予苯巴比妥等镇静剂;剧咳时用镇咳祛痰剂;继发细菌感染可给抗生素。麻疹患儿对维生素 A 需要量大,世界卫生组织推荐,在维生素 A 缺乏区的麻疹患儿应补充维生素 A,小于 1 岁者每日给 10 万单位,年长儿给 20 万单位,共两日,有维生素 A 缺乏干眼症状者 1～4 周后应重复。

九、预防

(一)管理传染源

对患者应严密隔离,对接触者隔离检疫 3 周;流行期间托儿所、幼儿园等儿童机构应暂停接送和接收易感儿入所。

(二)切断传播途径

病室注意通风换气,充分利用日光或紫外线照射;医护人员离开病室后应洗手更换外衣或在空气流通处停留 20 分钟方可接触易感者。

(三)保护易感人群

1.自动免疫

麻疹活疫苗的应用是预防麻疹最有效的办法。可在流行前 1 个月,对未患过麻疹的 8 个月以上幼儿或易感者皮下注射 0.2mL,12 天后产生抗体,1 个月达高峰,2～6 个月逐渐下降,但可维持一定水平,免疫力可持续 4～6 年,反应强烈的可持续 10 年以上;以后尚需复种。由于注射疫苗后的潜伏期比自然感染潜伏期短(3～11 天,多数 5～8 天),故易感者在接触患者后 2 天接种活疫苗,仍可预防麻疹发生,若于接触 2 天后接种,则预防效果下降,但可减轻症状和减少并发症。对 8 周内接受过输血、血制品或其他被动免疫制剂者,因其影响疫苗的功效,应推迟接种。有发热、传染病者应暂缓接种。对孕妇、过敏体质、免疫功能低下者、活动性肺结核均应禁忌接种。现在国家进行麻疹疫苗接种为 8 月龄初始一针,6 岁加强一针。个别省份定为 18 个月到 24 个月时复种一针。另接种剂量为 0.5mL。

2.被动免疫

有密切接触史的体弱、患病、年幼的易感儿应采用被动免疫。肌内注射丙种球蛋白 0.1～0.2mL/kg，胎盘球蛋白 0.5～1.0mL/kg，接触后 5 天内注射者可防止发病，6～9 天内注射者可减轻症状，免疫有效期为 3 周。

十、常见护理诊断

1.体温过高

与病毒感染有关。

2.皮肤黏膜完整性受损

与病毒引起皮肤出疹及黏膜感染有关。

3.营养失调

低于机体需要量与食欲缺乏、高热消耗增加有关。

4.潜在并发症

肺炎、喉炎、脑炎。

5.有传播感染的危险

与呼吸道排出病毒有关。

十一、护理措施

(一)维持体温正常

1.卧床休息

卧床休息至皮疹消退、体温正常为止。保持室内空气新鲜，每日至少开窗通风 2 次。温湿度适宜，衣被合适保持衣物清洁、干燥。

2.监测体温

高热时，可温盐水灌肠，给予小剂量退热剂降温，切忌退热幅度过大引起虚脱。

(二)皮肤护理

(1)保持皮肤清洁，勤换内衣，及时评估出疹情况，勤剪指甲，避免患儿抓伤皮肤引起继发感染。

(2)多饮水，并用生理盐水漱口，保持口腔清洁；室内应保持光线柔和，可用生理盐水清洁双眼，去除分泌物，再滴入抗生素眼药水或眼膏，同时加服鱼肝油预防干眼症；防止眼泪或呕吐物流入耳道，引起中耳炎；及时清除鼻痂，保持鼻腔通畅。

(三)合理营养

给予清淡、易消化、营养丰富的流食、半流食，如牛奶、豆浆等，少量多餐。鼓励多饮水，利于退热和加速代谢。恢复期应添加高蛋白、高能量及多种维生素的食物，无需忌口。

（四）密切观察病情变化

密切观察患儿生命体征、神志、肺部体征，及时发现并发症表现并及时处理。出现抽搐、嗜睡、脑膜刺激征等为脑炎的表现；出现声嘶、气促、吸气性呼吸困难、三凹征等为并发喉炎的表现；出现高热不退、咳嗽加剧、呼吸困难及肺部细湿啰音等为并发肺炎的表现。

（五）控制感染传播

1.控制传染源

采取呼吸道隔离至出疹后 5 天，并发肺炎者延长至出疹后 10 天。密切接触的易感儿，应隔离观察 3 周，若接触后接受过免疫抑制剂者则延至 4 周。

2.切断传播途径

病室每日通风换气，并用紫外线消毒患儿房间。患儿衣物在阳光下暴晒 2 小时，限制易感患儿探视。医护人员接触患儿前后应洗手、更换隔离衣或在空气流动处停留半小时。

3.保护易感人群

8 个月以上未患过麻疹者均应接种麻疹减毒活疫苗，7 岁时进行复种。流行期间可应急接种，体弱易感儿接触麻疹 5 天内注射丙种球蛋白可预防患病，接触 5 天后注射只能减轻症状。流行期易感儿应尽量避免去公共场所。托幼机构应加强晨间检查。

（六）健康教育

应向家长讲解麻疹的流行特点、临床表现、并发症和预后，使其有充分的心理准备，积极配合治疗。无并发症的患儿可在家中护理，指导家长做好消毒隔离、皮肤护理以及病情观察等，防止继发感染。

第十节　小儿水痘

水痘是由水痘-带状疱疹病毒（VZV）引起的急性出疹性疾病，具有高度传染性的。临床特点为皮肤和黏膜相继出现并同时存在丘疹、疱疹及结痂。感染后可获得持久免疫，多见于儿童。

一、病因和病理生理

1.病因

水痘-带状疱疹病毒属疱疹病毒科 α 亚科，人是唯一宿主。该病毒在体外免疫力弱，对热、酸和各种有机溶剂敏感，在痂皮中不能存活。

2.发病机制和病理

病毒经口、鼻黏膜进入人体，在局部淋巴结内繁殖进入血液，感染后 5 天出现第一次病毒血症，可在肝脾和其他脏器内繁殖后再次入血，引起第 2 次病毒血症而发病。病变主要损害皮肤，也可累及其他脏器，免疫低下或缺陷者更容易出现器官受损。由于病毒侵入血液往往是间歇性的，故临床表现为皮疹分批出现。多核巨细胞和核内包涵体形成是特征性病理表现。皮肤病变仅限于表皮棘状细胞层，呈退行性变和水肿，由于细胞裂解、液化和组织液的渗入，形成水疱，疱液内含大量病毒。

二、流行病学

水痘患者是唯一的传染源。主要通过呼吸道飞沫或直接接触疱疹液传播。发病前1～2天至疱疹结痂为止均有很强的传染性。人群普遍易感，多见于儿童，以2～6岁为高峰。四季均可发病，以冬春季最多。

三、治疗要点

1.一般治疗

皮肤瘙痒时可局部应用炉甘石洗剂或口服抗组胺药。高热时给予退热剂，避免使用水杨酸类药物如阿司匹林。有并发症时进行相应对症治疗。

2.抗病毒治疗

阿昔洛韦为目前首选抗VZV药物。在水痘症状出现72小时开始治疗可缩短病毒传染期和疱疹神经痛。

四、护理评估

（一）健康史

评估患儿的年龄、营养状况及既往疾病病史。了解既往有无传染病患者的接触史；如有，接触方式是什么；是否接种过水痘疫苗；近期有无接受过主动或被动免疫，如注射丙种球蛋白等。

（二）身体状况

1.典型水痘

潜伏期多为10～21天，平均2周。前驱期仅1天左右，婴幼儿多无明显前驱症状，年长儿可表现为低热、不适、厌食、流涕、咳嗽等。出疹期：皮疹初见于发际处，其特点为：①皮疹呈向心性分布，躯干头面部多，四肢少。②皮疹开始为红色斑疹或斑丘疹，迅速发展为水痘疱疹，周围伴有红晕。疱液先透明而后混浊，2～3天开始干燥结痂。各期皮疹可同时存在是水痘的特征性表现。疱疹脱痂后一般不留瘢痕。③皮疹伴有瘙痒，也可出现在口腔、咽、眼结膜、生殖器等处，易破溃形成溃疡，疼痛明显。水痘多为自限性疾病，10天左右自愈。

2.重型水痘

发生于免疫功能低下的患儿，特别是在潜伏期接受化疗后淋巴细胞绝对计数低的患儿。表现为全身中毒症状，持续高热，弥散性水痘疹，皮疹呈离心性分布，为有脐状凹陷的大疱型疱疹或出血性皮疹，可继发感染甚至引起败血症，病死率高。

3.先天性水痘

孕妇在妊娠20周前患水痘时可累及胎儿，2%胎儿可致先天性水痘综合征，导致多发性先天性畸形和自主神经系统受累，最突出的临床特征为锯齿状皮肤瘢痕，常有严重神经系统伤残，肢体发育不良，眼部异常等。

4.并发症

常见为皮肤继发性细菌感染。水痘脑炎多发于出疹后第2～6天，也可发于出疹前，临床表现与一般脑炎相似。轻度水痘肝炎也较为常见，水痘肺炎多见于免疫缺陷儿童和新生儿。

（三）辅助检查

1.血常规

病初3天内，外周血白细胞总数稍低，随后淋巴细胞增多。

2.疱疹刮片

刮取新鲜疱疹基底组织和疱疹液涂片，瑞氏染色见多核巨细胞；苏木素，伊红染色可查到细胞核内包涵体。

3.血清学检查

血清水痘病毒特异性IgM抗体检测，可早期协助诊断；双份血清特异性IgG抗体滴度4倍以上升高提示近期感染。

（四）心理-社会状况

评估患儿及其父母的心理状况、对疾病的应对方式；了解家庭对疾病的了解程度、居住环境、家庭经济状况，防治态度。评估患儿有无因进入陌生的住院环境而产生焦虑和恐惧。

五、常见护理诊断/问题

1.皮肤完整性受损

与水痘病毒感染及继发感染有关。

2.体温过高

与病毒血症有关。

六、预期目标

（1）患儿皮疹消退，皮肤完整。

（2）患儿体温降至正常范围。

七、护理措施

1.维持正常体温

（1）卧床休息至热退，症状减轻；出汗后及时更换衣服，保持干燥。

(2)监测体温,观察热型;高热时可用物理降温或退热剂,但忌用酒精擦浴,忌阿司匹林(以免增加瑞氏综合征的危险);鼓励患儿多饮水。

2.促进皮肤完整性恢复

(1)室温适宜,衣被不宜过厚,以免增加痒感。

(2)勤换内衣,保持皮肤清洁,防止继发感染。

(3)剪短指甲,婴幼儿可戴并指手套,以免抓伤皮肤。

(4)皮肤瘙痒时,可温水洗浴,口服抗组胺药物;疱疹无溃破者,涂炉甘石洗剂或5%碳酸氢钠溶液;疱疹溃破者涂1%甲紫或抗生素软膏防止继发感染,必要时给予抗生素。

3.病情观察

注意观察病情,及早发现皮肤继发性感染、肺炎、心肌炎等并发症,并予以相应的治疗及护理。

4.预防感染的传播

(1)控制传染源:患儿应隔离至疱疹全部结痂或出疹后7天;密切接触的易感儿隔离观察3周。

(2)切断传播途径:保持室内空气新鲜,托幼机构应做好晨检和空气消毒。

(3)保护易感人群避免易感者接触,对体弱、免疫功能低下及应用大剂量激素者尤应加强保护,应在接触水痘后72小时内肌内注射水痘-带状疱疹免疫球蛋白,可起到预防或减轻症状的作用。

5.健康教育

向家长宣传控制传染源的知识,说明患儿隔离的时间;指导切断传播途径的方法,如通风换气、定期消毒、用物暴晒;指导家长对患儿进行皮肤护理,防止继发感染;加强预防知识教育,流行期间避免易感儿去公共场所。

第十一节　小儿流行性腮腺炎

流行性腮腺炎是由腮腺炎病毒引起的急性、全身性感染,多见于儿童及青少年。以腮腺肿大、疼痛为主要临床特征,有时其他唾液腺亦可累及。脑膜炎、睾丸炎为常见合并症,偶也可无腮腺肿大。

一、病因

腮腺炎病毒属副粘病毒科。病毒呈球形,直径为100～200nm,包膜上有神经氨酸酶、血凝素及具有细胞融合作用的F蛋白。该病毒仅有一个血清型,因与副流感病毒有共同抗原,故有轻度交叉反应。从患儿唾液、脑脊液、血、尿、脑和其他组织中均可分离出病毒,在猴肾、人羊膜和Hela细胞中均可增殖。

二、流行病学

本病病毒通过直接接触、飞沫、唾液污染食具和玩具等途径传播；四季都可流行，以冬春季多见。目前国内尚未开展预防接种，所以每年的发病率很高，以年长儿和青少年发病者为多，两岁以内婴幼儿少见。通常潜伏期为12～22天。在腮腺肿大前6天至肿后9天从唾液腺中可分离出病毒，其传染期则约自腮腺肿大前24小时至消肿后3天。20%～40%腮腺炎患者无腮腺肿大，这种亚临床型的存在，造成诊断、预防和隔离方面的困难。

孕妇的抗体可以通过胎盘，使婴儿在出生后6～8个月不患病；母亲在分娩前1周如患腮腺炎，其婴儿在出生时可有明显腮腺炎症状，或在新生儿期发病。感染本病后可获终身免疫。

三、发病机制和病理

腮腺炎病毒经口、鼻侵入机体后，在上呼吸道上皮细胞内繁殖，引起局部炎症和免疫反应，如淋巴细胞浸润、血管通透性增加及IgA分泌等。然后，增殖后的病毒进入血循环，发生病毒血症，播散入不同器官，如腮腺、中枢神经系统等。在这些器官中病毒再度繁殖并再次侵入血循环，散布至第一次未曾侵入的其他器官，引起炎症，临床呈现不同器官相继出现病变的症状。

病理变化特征是腮腺的非化脓性炎症，包括间质水肿、点状出血、淋巴细胞浸润和腺泡坏死等。因腺管上皮细胞水肿、坏死，腺管中充满坏死细胞和渗出物而常致阻塞，唾液淀粉酶排出受阻而使血和尿中淀粉酶增加。其他器官如膀胱、睾丸等亦可发生类似的病理改变。

四、临床表现

本病前驱症状一般较轻，表现为体温中度增高、头痛、肌痛等。腮腺肿大常是疾病的首发体征，持续7～10天，常一侧先肿2～3天后，对侧腮腺亦出现肿大，有时肿胀仅为单侧，或腮腺肿大同时有颌下腺肿大，甚或仅有颌下腺肿大而无腮腺肿大。腮腺肿大的特点是以耳垂为中心，向前、后、下扩大，边缘不清，触之有弹性感，有疼痛及触痛，表面皮肤不红，可有热感，张口、咀嚼特别是吃酸性食物时疼痛加重。肿痛在3～5天达到高峰，一周左右消退。常有腮腺管口红肿，同侧咽及软腭可有肿胀，扁桃体向中线移位；喉水肿亦可发生；上胸部亦可出现水肿。腮腺肿大时体温仍高，多为中度发热，持续5～7天后消退。躯干偶见红色斑丘疹或荨麻疹。

五、实验室检查

1.血清和尿淀粉酶测定

血清及尿中淀粉酶活力与腮腺肿胀程度平行，在2周左右恢复正常。

2.血清学检查

用补体结合试验或ELISA法检测抗V和抗S两种抗体：S抗体在疾病早期就能在75%患者中检出，可作为最近感染证据，6～12个月后逐渐下降消失；V抗体在起病后1个月达高峰，维持6个月，以后逐渐下降，2年后达低水平并持续存在。在未明确诊断的急性脑膜炎患者，如S/V比值增高，应推测为腮腺炎病毒感染；若恢复期血清（14～21天后）V抗体4倍升高，而S抗体滴度改变不大则可以确诊。

3.病毒分离

患者唾液、脑脊液、尿或血中可分离出病毒。

六、治疗

本病是一种自限性疾病，抗病毒药物无效，完全为对症治疗。患者应卧床休息，适当补充水分和营养，急性期避免刺激性食物。严重头痛和并发睾丸炎者，可给解热止痛药、睾丸局部冰敷并用睾丸托支持。糖皮质激素疗效不肯定，但对重症脑膜脑炎、睾丸炎或心肌炎患儿必要时可采用中等剂量的糖皮质激素进行3～5天的短期治疗。

七、常见护理诊断

1.体温增高

与病毒感染有关。

2.疼痛

与腮腺非化脓性炎症有关。

3.有传播感染的危险

与病毒的排出有关。

4.潜在并发症

脑膜脑炎、睾丸炎。

八、护理措施

1.减轻疼痛

(1)饮食护理：给予富营养、易消化的半流质食物或软食，忌酸、辣、干、硬食物，以免因唾液分泌增多及咀嚼食物使疼痛加剧。

(2)减轻腮腺肿痛：局部冷敷收缩血管，以减轻炎症充血及疼痛。也可用中药如意金黄散、青黛散调食醋局部涂敷，或采用氦氖激光局部照射。

(3)口腔护理：用温盐水漱口，多饮水，以保持口腔清洁，防止继发感染。

2.降温

监测体温，高热者给予冷敷、温水擦浴等物理降温或服用适量退热剂；发热伴有并发症者应卧床休息至热退；在发热早期遵医嘱给予利巴韦林、干扰素或板蓝根抗病毒治疗；鼓励患儿多饮温开水以利于汗液蒸发散热。

3.密切观察病情，及时发现和处理并发症

(1)若患儿出现高热、头痛、呕吐、颈强直、抽搐、昏迷等，提示已发生脑膜脑炎，应立即行脑脊液检查,并给予降低颅内压、止惊等处理。

(2)若患儿出现睾丸肿胀疼痛,提示并发睾丸炎,可用丁字带托起阴囊消肿,局部冰袋冷敷止痛。

(3)若患儿出现上腹痛、发热、寒战、呕吐、腹胀、腹泻等,提示并发胰腺炎,应给予禁食、胃肠减压等处理。

4.预防感染的传播

(1)控制传染源:呼吸道隔离至腮腺肿大消退后3天;密切接触的易感儿隔离观察3周;流行期间应加强托幼机构的晨检。

(2)切断传播途径:居室应空气流通,对患儿呼吸道分泌物及其污染物应进行消毒。

(3)保护易感人群:易感儿接种减毒腮腺炎活疫苗。

5.健康教育

向家长宣传控制传染源的知识,说明患儿隔离的时间,不需住院者指导在家隔离治疗;指导切断传播途径的方法,如通风换气、定期消毒、用物暴晒;加强预防知识教育,流行期间避免易感儿去公共场所,托幼机构加强晨检;指导家长学会观察病情,有并发症时应即时就诊,并介绍减轻疼痛的方法。

参考文献

[1]王英.临床常见疾病护理技术与应用[M].长春:吉林科学技术出版社,2019.

[2]王慧,梁亚琴.现代临床疾病护理学[M].青岛:中国海洋大学出版社,2019.

[3]安利杰.内科护理查房案例分析[M].北京:中国医药科技出版社,2019.

[4]谢萍.外科护理学[M].北京:科学出版社,2019.

[5]刘梦清,佘金文.外科护理[M].2版.北京:科学出版社,2019.

[6]张玉兰,王玉香.儿科护理学[M].4版.北京:人民卫生出版社,2018.

[7]范玲,沙丽艳.儿科护理学[M].3版.北京:人民卫生出版社,2018.

[8]郝群英,魏晓英.实用儿科护理手册[M].北京:化学工业出版社,2018.

[9]姜梅.妇产科护理指南[M].北京:人民卫生出版社,2018.

[10]杨辉,张文光.临床疾病系统化全责整体护理[M].北京:人民卫生出版社,2016.

[11]杨辉.临床常见疾病并发症预防及护理要点[M].北京:人民卫生出版社,2015.

[12]周惠珍.妇产科护理[M].2版.北京:科学出版社,2015.

[13]黄人健,李秀华.妇产科护理学高级教程[M].北京:中华医学电子音像出版社,2016.

[14]刘文娜,闫瑞霞.妇产科护理[M].3版.北京:人民卫生出版社,2015.

[15]尤黎明.内科护理学[M].6版.北京:人民卫生出版社,2017.

[16]王莉慧,刘梅娟,王箭.消化内科护理健康教育[M].北京:科学出版社,2018.

[17]吴欣娟.外科护理学[M].6版.北京:人民卫生出版社,2017.

[18]陆静波,蔡恩丽.外科护理学[M].北京:中国中医药出版社,2016.

[19]安力彬,陆虹.妇产科护理学[M].6版.北京:人民卫生出版社,2017.

[20]秦瑛,吴欣娟.妇产科护理工作指南[M].北京:人民卫生出版社,2016.